逍遥散牵线下的师徒传承

一位姚氏医派传承人的从师路

廖成荣——编著

姚济白——主审

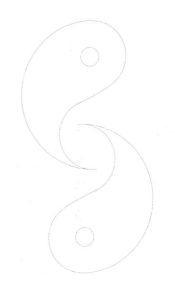

全国百佳图书出版单位

中国中医药出版社

·北京·

图书在版编目（CIP）数据

逍遥散牵线下的师徒传承：一位姚氏医派传承人的从师路 / 廖成荣编著 . —北京：中国中医药出版社，2022.4

ISBN 978-7-5132-7407-4

Ⅰ . ①逍… Ⅱ . ①廖… Ⅲ . ①中医妇科学—中医流派 Ⅳ . ① R271.1

中国版本图书馆 CIP 数据核字（2022）第 029501 号

中国中医药出版社出版

北京经济技术开发区科创十三街 31 号院二区 8 号楼
邮政编码　100176
传真　010-64405721
河北新华第二印刷有限责任公司印刷
各地新华书店经销

开本 880×1230　1/32　印张 12.25　彩插 0.25　字数 255 千字
2022 年 4 月第 1 版　2022 年 4 月第 1 次印刷
书号　ISBN 978 - 7 - 5132 - 7407 - 4

定价　49.00 元
网址　www.cptcm.com

服 务 热 线　010-64405510
购 书 热 线　010-89535836
维 权 打 假　010-64405753

微信服务号　zgzyycbs
微商城网址　https://kdt.im/LIdUGr
官 方 微 博　http://e.weibo.com/cptcm
天猫旗舰店网址　https://zgzyycbs.tmall.com

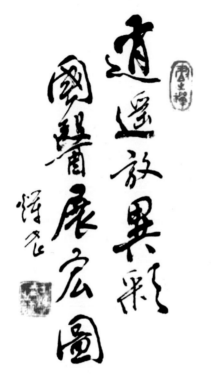

王辉武教授为本书题词

王辉武，男，教授，主任中医师，第三、四、五、六批全国老中医药专家学术经验继承工作指导老师、第一批中医药传承博士后合作导师、中华中医药学会科普分会原主任委员，2000年被评为重庆市名中医，2017年被评为全国名中医。编著《伤寒论使用手册》《老医真言》《心病条辨》等多部著作。

序言

　　姚氏医派，源于滇中，始于清乾隆年间，历经八代，名医辈出。我的父亲、第五代传承人姚贞白，为"云南四大名医"之一，集姚氏医学之大成，提出了"以阴阳气血为整体，以气化原理为辨证线索，因人、因时、因地制宜"的流派学术思想。吾承启先贤，不断探索，又在原有基础上提出"以血为本，以气为动"的妇科证治纲领，并倡导"女子多郁火，气结百病生"之病因病机论，使姚氏中医妇科诊疗体系更具特色，形成具有独特流派思想的"姚氏中医妇科疗法"。"姚氏中医妇科疗法"有别于传统妇科重在"补肾益精"之理法框架，特别强调机体气化功能，辨证首重肝脾冲任，并提出"运转机枢"的治法总旨，临证以逍遥散、保产达生丸、五子益冲汤、芪玉安泰丸等经验方为支撑，对妇科疾病等具有独特的疗效。

　　当然，除在妇科领域具有优势外，姚氏医派在内科、男科、儿科等方面均具有较大突破及影响。

姚氏医派以往以"师承带徒，口传面授"的方式传承，近现代以来亦突破同宗藩篱，吸纳有识之士入门。医派第八代传承人廖成荣自拜师姚派以来，精勤不倦，不断学习流派学术思想及经验，并在其师傅姚济白指导下，完成《逍遥散牵线下的师徒传承》一书。本书以逍遥散为切入点，从弟子角度展示姚氏医派学术思想及临证经验，为广大读者能深入了解姚派而搭建桥梁。相信本书之问世，对读者必定有所帮助！

　　数经修稿，行将付梓，余得以先睹为快，感师徒传承，代代相传，生生不息，颇有触动，欣然为序，以资鼓励！

姚克敏

2021 年仲春于昆明

姚克敏，女，主任医师，姚氏医学流派第六代传承人、姚氏妇科代表性传承人，云南省荣誉名中医，全国首批老中医药专家学术经验继承工作指导老师，国家中医药管理局第一批全国中医学术流派传承工作室"云南昆明姚氏妇科学术流派传承工作室"代表性传承人，整理编写包括《姚贞白医案》在内的多部著作。

我为何要写这本书

谈到写作，其实我并不擅长，甚至有思绪翻滚，却笔重如千钧之叹！可我为何还要写这本书呢？主要有以下两方面的原因：

其一，作为中医人，其临床经验的提高，并不是一朝一夕、一方一药的熟练运用所能达到的，必须要有矢志不渝的坚定信念，并掌握正确的学习方法，即读书、跟师、做临床，其中，跟师学习就是不可缺少的一个重要环节。

然而，从古至今，真正能够跟师学艺都是很不容易的！

对于我来说，幸运之神始终伴随着我，通过一篇文献，我与素昧平生的云南昆明姚氏医学流派结缘，并成功拜师，加入姚氏医派队伍中，其中的曲折经历或许会给大家有所启迪、借鉴。

其二，姚氏医学流派内涵丰富，特色鲜明，我虽然加入其中跟师学习的时间不长，但姚氏医派的博大包容，师傅的言传身教，加上自己的努力，还是令我收获颇丰。

我愿意把我跟师学习、传承姚氏医派学术经验过程中的所见所闻、所思所悟，以及所获整理出来，与大家分享。

一次写作，即是一次提高。在这里，要感谢我的妻子周倩女士的默默支持，感谢中国中医药出版社张钢钢编辑的反复审稿，并提出许多修改建议，感谢姚克敏、王辉武、杨廉方等全国名老中医药专家，为鼓励后学，不辞年高，审读文稿，并提出宝贵意见。王老还亲笔题词，让后学万分感动！这也更加激励我今后在自己钟爱的中医之路上，在传承姚氏医派的征途中，继续精勤不倦，扎实前行！

书中药物炮制及煎煮方法，除姚氏医派明确指出标注外，均按照规划教材《中药学》《中药炮制学》要求操作，故未做一一备注。

目录

初识姚派

逍遥散案引思考

　　毕业后，我回到家乡重庆市垫江县中医院（三甲中医院）工作。很快，我就被遴选进入全国名老中医药专家杨廉方传承工作室继续学习。在这里，我学到许多对临证有用的东西，而且，恩师杨廉方主任收我为关门弟子，并利用业余时间，将其50余年的临证经验传授给我，这些都加快了我的成长。我还经常得到医院同仁的支持，去其他科室进行中医会诊、开药，让我有了更多实践的机会，验证所学，不断提高，收获颇丰！

　　在临床众多的方子中，我更喜爱运用逍遥散治疗各科病证，而且疗效都还不错，在患者中的口碑也很好。随着时间的推移，我对逍遥散的认识、理解也在不断加深。当然，这期间我也时常会遇到一些困惑，促使我去思考，去寻求答案。2018年，我就遇到这一个病例：

　　魏某，女，59岁，农民，重庆市垫江县人。2018年12月8日首诊。

主诉：咳嗽、咳痰、全身疼痛3个月，加重伴咯血1个月。3个月前，患者无明显诱因出现咳嗽，咳痰呈脓性、量少，不易咳出，偶尔痰液中带有血丝；左侧胸背部疼痛，为间断性隐痛，偶呈刀割样痛，可忍受，有时放射至左上臂。在某大型三甲医院行经皮肺穿刺活检术，术后病检提示（右上肺）腺癌，并做基因检测，提示可服用靶向药物。患者因自身原因拒绝手术、放化疗及分子靶向药物等治疗。1个月前，患者上述症状加重，且伴有咯血，呈黑红色，并出现腰背部、髂骨等关节刀割样疼痛；伴左上肢麻木无力，难以忍受。

刻诊：面色无华，焦虑貌，口服吗啡缓释片每日40mg，咳嗽、咳痰，痰液中带有黑色血块及部分红色血液，全身关节多处疼痛，疼痛性质为刀割样，伴左上肢麻木无力。近期体重下降约10kg，饮食差，睡眠不佳，大便干燥，小便正常。舌淡红，苔薄白，脉弦细。

辅助检查：胸部CT提示右肺上叶占位，考虑为肺癌。目前合并胸骨、双侧多发肋骨、胸椎多发转移；左上肺磨玻璃结节，建议随访除外转移。

西医诊断：右上肺腺癌伴全身多处转移。中医诊断：痛证；内科癌病。辨证：肝郁脾虚，气血俱损。治法：疏肝健脾，益气养血，佐以清热解毒。主方：逍遥散合四君子汤合当归补血汤。

处方：柴胡18g，白芍30g，白术18g，茯苓18g，黄芪30g，当归15g，太子参30g，香附15g，郁金15g，延胡索15g，仙鹤草

40g，甘草 10g，半边莲 18g，半枝莲 18g，桑寄生 18g，白及 9g，浙贝母 18g。2 剂，水煎服。

以此为基础，调治 1 周。患者在未增加止痛药物剂量的情况下，疼痛明显缓解。后患者疼痛、咯血均减轻，但是出汗明显，大便未解（曾口服乳果糖），舌淡红，苔薄白，脉弦细。将方药调整为玉屏风散合生脉散、润肠丸。

处方：黄芪 30g，生白术 40g，防风 15g，龙骨 30g，牡蛎 30g，浮小麦 30g，山茱萸 30g，灵芝 20g，太子参 30g，麦冬 18g，五味子 9g，茯苓 18g，火麻仁 30g，当归 15g，生地黄 18g，枳实 12g，苦杏仁 15g。2 剂，水煎服。

服用数剂后，汗出、便秘也改善。后继续以逍遥散为主方调理 1 个月，患者诸症缓解，治疗也有信心了。随后再三劝说其服用靶向药物。在后来的随访中得知，患者在病灶缩小的同时，自觉症状均明显改善，甚至到后来恢复似正常人。

刚开始接诊这位患者时，我心里一点儿底都没有。为啥呀？止痛药都用上了，而且是吗啡，剂量还不小，仍然疼痛。其原因也是明确的，就是肿瘤及其所致的骨质破坏。中医治疗该如何入手？

这个时候，我还是很谨慎的，根据患者周身疼痛，考虑无论何种原因所致，肯定离不开"不通则痛"及"不荣则痛"这两个环节，或者兼而有之。肝主疏泄，调畅气机，肿瘤为不治之症，不可能没有肝郁的存在，故疏肝是必然的。脾胃为后天之本、气血生化之源，脾主运化，患者近期体重下降约 10kg，饮食差，大便干燥，脾虚也肯定存在。好！选什么方啊？逍遥散！在主方确定的情况下，我就以此为基础随症加减，如乏力虚损加仙鹤草、咯血加白及。这辨证处方看上去似乎很没有水平，但是结果却出乎意料。服用中药后，患者在未增加止痛药物剂量的情况下，疼痛居然明显缓解。于是，我就问自己：难道逍遥散能止痛吗？能治疗癌症吗？有没有人做过相关试验？结果如何？有没有运用的关键点……这也是我平时临证的一个习惯——多思解困惑！

文献查询获线索

　　带着这些疑惑，我上网求助于中国知网等平台，希望能找到答案，可查了半天也没有找到什么想要的内容。虽然有的文献也提到了用逍遥散治疗肝癌，但没能解答我的疑问。倒是刊登在《中国中医药报》上的一篇有关逍遥散治疗中风后遗症的文章引起了我的兴趣，这是山西中医药大学傅山学院副院长高建忠老师撰写的。文中提到，治疗中风后遗症，很多书中都用补阳还五汤，但实际临床应用时经常会碰到疗效不好的情况，他在临床上将逍遥散作为治疗中风后遗症的第一方，疗效显著提高。道理很简单，就是中风后遗症患者多郁，逍遥散方治郁，方证相合，故而有效。这与我的临证思路很接近，我平时也是这样用的！

　　我曾经在神经外科及普外科会诊时，将逍遥散用于脑出血后遗症及乳腺术后类患者，均收效不错。治疗脑出血后遗症，一般我会合用补阳还五汤之类的益气活血之品，同时增加藤类药物（如鸡血藤、络石藤、钩藤、夜交藤、忍冬藤等）。

更重要的是，我在查询资料的过程中发现了一个非常吸引我的医学流派——姚氏医派。怎么发现的呢？也是通过一篇文章——《姚克敏导师应用逍遥散治疗月经不调经验初探》，初览一遍，即感到确实是真正有价值的经验总结，再反复仔细研读，其内容则深深吸引了我，并引起了我的好奇：

①从经验介绍看，姚克敏应用逍遥散可谓得心应手，应该是掌握了运用精髓。那么其经验是源于家传还是自身临证实践总结？

②姚克敏运用逍遥散的思路是什么？其指导思想是什么？

③从文章中可以看出，姚克敏临证善于运用小方，如二至丸、失笑散、金铃子散、五子衍宗丸等，而且对小方的理解、应用也有一定高度，反映出姚克敏在中医方面的造诣非常深。

④文章的署名是流派传承工作室，看来姚克敏所带的是一个团队，说明其确实有真才实学，有自己独到的东西，而且有新的建树。

⑤文章中所介绍的经验方都以常用方为基础合方加味而成，而所加药物又似乎存在着对药、角药的关系。是不是这样的呢？姚克敏的思路是否与我的分析思路一致？

好奇心又驱使我将有关姚老中医的文献都查找出来认真阅读。渐渐地，一个流传260年之久的姚氏医学流派呈现在了我的眼前……

姚氏医派映眼帘

在中医药学数千年的漫长发展过程中，涌现出了诸多各具特色的中医学术流派，这些医学流派之间相互争鸣、相互渗透，促进了中医学术的发展。

昆明姚氏医学流派就是云南地区影响较大的中医学术流派之一。早在清光绪二十七年（1901）的《昆明县志·艺术列传》中就记载："姚方奇，字伟生，世居小西门外，为人诚笃孝友，乾隆末以武职从军西征，得异人授以岐黄术……惟闭门课子，而子时安遂尽得其传，孙曾辈相继以医闻，皆承方奇之教泽也。"这段文字证实了姚氏医学一派，自姚方奇起，就开始了"悬壶济世求精进，医德馨香两百年"的传承。

姚氏医学流派260余年来传承八代，名医辈出，所创制的"姚氏新加当归补血汤""姚氏新加五子汤""姚氏四物通经汤""姚氏七炭止血散""姚氏增液四物汤"等验方，长期用于妇科临床，颇多效验，尤其对不孕症、多囊卵巢综合征、先兆流产、习惯性流产（胎动不安、胎漏、滑胎）、不育症（少弱精子症）等有显著的疗效。姚氏医学流派以其独特的学术特色和良好的临床疗效享誉云南乃至西南地区，深受当地民众喜爱；姚氏妇科也成为国家中医药管理局第一批全国中医学术流派传承工作室、全国十大妇科流派之一，被列入云南省第四批非物质文化遗产保护名录。

姚氏医学流派第七代传承人、云南省名中医王寅教授对姚氏医派学术特色进行了总结。他指出，姚氏医学从清乾隆中末期（约1760）迄今，已有260余年的历史。其间父子、师徒相传，历经千万次的临床实践，逐步形成了以"阴阳气血为整体，以气化原理为辨证线索，因人、因时、因地为治疗特点"的医学流派。该医派的三大特色：一是时令病倡导"天人相应，三因制宜"；二是妇科病重视"肝脾冲任，运转机枢"；三是内科病以"气化原理"为辨证线索。

姚氏医派尊崇仲景之道，在治疗女科疾病时兼顾五脏，视肝脾为整体枢纽，善用逍遥散枢转气机，所谓"深得庄子逍遥游旨趣，性味平和，调治气血，行中寓补，补中有清，以平淡清灵收功"。姚氏医派又根据滇中地区环境对人体的影响以及女子气血运行的变化，在临床中灵活加减运用，处处可见"以血为本，以气为动"之精妙。

萌生拜师终遂愿

姚氏医学流派鲜明的特色、丰富的经验让我无比仰慕，也由此萌生了拜师，加入他们团队，学习、继承姚氏医派精华的念头。可我该如何与他们联系呢？他们会接纳我吗？我想到了现在的杂志不是都留有作者联系方式吗？不妨试试。果然，从有关杂志上查到了姚氏医学流派传承工作室的电话。我怀着激动的心情迅速编辑好短信，发了出去，并在惴惴不安中期待着回复……

一次，没有回复；我又先后发了两次、三次、四次，都没有回复。

是对方没收到我的信息？还是他们根本就不接收外人加入？我还要不要继续坚持，或者直接给他们打电话啊？

我有点进退两难，不知所措。这时妻子给了我很大的支持，她鼓励我继续坚持，再发短信。于是，我又发了第五个短信。而这一次，我终于等来了姚氏医派第七代传人——姚济白主任的回复！

回复的具体内容我现在已经记不太清了，大意是：你的坚持让我非常感动！感谢你对姚氏医学流派的肯定，但是由于彼此都不怎么了解，你可以先查阅相关资料学习，然后再议！

虽然收到回复我非常激动、高兴，但回复的内容却不是我想要的啊！于是，我又先后多次打电话、发短信，表达我对加入他们团队学习姚氏医学流派精华的渴望。

或许是被我的诚意所打动，姚济白主任终于松口，表示先赠送我两本书，让我学习，并写出读后感，然后根据情况再谈拜师事宜。

很快，姚济白主任的赠书就寄到了，分别是《姚克敏妇科研究》《姚氏妇科流派》和《克难敏行：姚克敏和姚氏妇科流派》。我如饥似渴，花了三天时间把这三本书看完一遍，书中的精彩内容深深打动了我，更坚定我拜师姚派的信念。我反复研读、思考，并且为了加强记忆，还将《姚克敏妇科研究》相关内容在"喜马拉雅"上进行朗读。

我把读书后的体会及感悟向姚济白主任汇报，得到了他的肯定，并被获准拜师加入姚氏医学流派团队。

心中的愿望终于实现，我激动不已。想着如何来表达我的心意。妻子给我出主意，要不你自己制作一个拜师帖，快递过去，以示郑重和诚意！这个主意不错！说干就干，马上打开电脑，制作了一个简单的拜师帖，并出去找打印店打印出来，然后签上了我的名字。但总感觉还差点什么。对，红章子！

平时，一般重要的文件最后不是都需要盖个手印的嘛。于是，

| 逍遥散牵线下的师徒传承 |

我赶紧又买了一个印泥，在拜师帖上，盖上了大大的红手印，这才快递出去。

姚济白主任收到后，我们进一步商定了去云南昆明举行正式拜师仪式的具体事宜。姚主任在电话里特意强调，拜师仪式是姚氏医学流派的一个传统，不能省略！

现在回想起整个求师过程，还是非常美好！感谢自己的坚持，感谢妻子的鼓励，感谢姚济白主任认真听我唠叨，感谢姚氏医派团队大度地接纳了我！

拜师姚派

圆满拜师踏新路

在与姚济白主任商定好行程后，我又与妻子商量，想让她和我一同前往，以表达我们的谢意及决心。妻子非常支持，欣然同意。我妻子毕业于重庆医科大学，也是医务工作者，平时临床事务比较忙碌，可她二话不说，赶快联系调班，并预订好了火车票。

临走时，我对 1 岁多的儿子说，爸爸去云南拜师学艺，有朝一日，你也要学爸爸把中医学好哟! 儿子似乎听懂了，这次没哭。

经过 4 个小时的旅途奔波，我们到达了云南昆明。姚济白主任把一切都安排好了。晚餐时，姚主任还邀请了他的好友，也是云南省名中医、云南中医药大学王寅教授一起坐陪，为我们接风。我顿时心里有点不安。王教授可是全国中医教学名师，他会不会提什么问题啊? 果不其然，饭吃到一半时，王教授突然问我:"听说你把近现代的中医经验类书籍看过了大半，那么除了中医类书籍外，还看过其他哪些书籍啊?"

我如实回答："我主要看中医类书籍，学科外的书籍很少涉及""小廖啊，这样不行哟！不晓《中庸》，不明黄老文言，是不能成为医学大家的。中医涉及很广，涉及各个学科，光看中医类书籍是不行的哟！你看《孙子兵法》等都有中医知识的体现……我们姚氏医学流派……"王教授语重心长地说。

想来惭愧，这些年我确实把精力都放在了专业内，而忽视了对专业外知识的学习和积累。回到住处后，妻子又给我说了一遍王教授的话，提醒我要重视综合知识的积累。我后来才知道，姚济白主任不仅在医学方面有较高造诣，而且还精通围棋（曾任昆明市围棋协会主席）、手风琴（云南省手风琴协会常务理事）等，曾获昆明市"棋王"称号。

根据姚主任的安排，第二天上午我跟随姚氏医派团队的徐涟主任出门诊。按规矩，徒弟必须早于师傅到诊室，而不能让师傅等徒弟。于是，我早上7点就出发了，坐半小时公交车，到了徐涟主任出诊的华龙圣爱中医集团金碧馆等候。

徐主任来后，亲切地对我说："你就是姚主任说的那个从重庆过来拜师的小廖吧……"就在这平和温馨的氛围中，我开始了跟师随诊。徐涟主任认真地诊看每一名患者，耐心倾听患者的诉说，解答患者的疑惑，还不时给我讲解她的诊治思路以及姚氏医派的学术思想等。半天跟诊下来，收获满满。

当天晚上，我们举行了简单而隆重的拜师仪式。姚氏医学流派第六代传承人、姚氏妇科代表性传承人姚克敏主任中医师，姚氏医学流派第六代传承人、姚氏内科代表性传承人姚承济主任中医师，姚氏医学流派第七代传承人徐涟主任中医师，姚氏医学流派第七代传承人、云南中医药大学王寅教授等姚氏医派前辈悉数出席，还有特邀嘉宾中国人民大学王向明博士研究生导师、华龙圣爱中医集团戴树莲副总裁等，可谓名家云集，其中王寅教授担任司仪。

仪式按讲述拜师缘由、宣读拜师帖、行拜师礼、师傅赠送弟子信物、代表性传承人讲话及总结等环节紧张有序地进行，看得出来，师傅非常高兴，也充满期待。在师傅赠送弟子信物环节，师傅将他收藏的唯一一套"中医四大经典"赠送于我，并嘱咐我传承好经典，传承好姚氏医学。那一幕幕，现在回想起来还历历在目，记忆犹新。

说到师傅赠送的这套书，还有一个不得不提的小插曲。记得那天下午，我突然接到一个电话，也没有问我是谁，就滔滔不绝地说了起来。我很快就听出来是师傅的声音。原来电话是师傅要打给他的同事的，却误拨到我这儿来了。

师傅在电话中说：医馆里好像已经没有"中医四大经典"这套线装书了，我这里也只有一套，想了想，反正我也看不了多少了，今晚就把我的这套给我的徒弟……

我听了，非常感动，连忙说道："师傅，我是小廖，您打错电话啦！师傅您的心意我全领了，书还是您留着吧，您还需要翻阅啊！"

可最终师傅还是把他这唯一的一套"中医四大经典"送给了我。

拜师仪式上，姚克敏、姚承济等姚氏医派前辈先后发言，对我提出期望。

至此，拜师仪式圆满结束，我如愿正式拜在姚氏医派第七代传人姚济白的门下，成为姚氏医派团队中的一员。此时此刻，我除了激动、感谢，就是暗下决心，一定要珍惜这来之不易的机会，牢记师傅和前辈的教诲和嘱托，精勤不倦，努力学习、继承姚氏医派的学术精髓，并使之发扬光大，不辜负前辈们的期望。

难得滇池共欢颜

第三天上午，师傅把在昆明市中医医院的门诊给停掉了，带着我和妻子前往滇池游览。师傅一边陪我们欣赏滇池的美丽风光，一边给我们讲述姚氏医学流派的演变、传承，讲述他的童年及成长经历。

师傅回忆道：自己生在一个世医家庭，耳濡目染，很早就在舅舅（姚承济）的指导下，开始接触中医，很快就能流利地背诵中医四小经典。讲到这里，师傅随口就背诵起《药性赋》来：

诸药赋性，此类最寒。犀角解乎心热，羚羊清乎肺肝……百部治肺热，咳嗽可止；栀子凉心肾，鼻衄最宜；玄参治热结毒痈，清利咽膈………

背完后，师傅还对每味药逐个进行了解析。此时的我，真是羞愧难当，虽说我也曾经背过《药性赋》，可要说对文中内容之熟悉及理解程度还远远不及师傅啊！

在滇池景区，师傅结合历史名人及文化知识给我们做生动的介绍：滇池是云南文化的代表，蕴含着丰富的人文知识，历史上许多文人墨客都曾留下赞美的诗文词话。说着，师傅脱口而出元代昆明籍诗人王升所撰的《滇池赋》：

晋宁之北，中庆之阳一碧万顷，渺渺茫茫……电光之迅兮，不足以彷其急；雷声之轰兮，未足以拟其雄………

师傅诵完，又对文赋大意进行了讲解。其强大的记忆力和渊博的传统文化知识让我惊讶，由衷敬佩。师傅说，中医药学深深根植于中国传统文化中，要学习中医，学好中医，就必须具备一定的传统文化功底！师傅的肺腑之言，我铭记在心。

最让我感动的是，师傅虽然腿脚不便，但还是全程徒步陪同我们。在我看来，这已经不是一次普通的游览、漫步，它饱含着师傅对徒弟的深情和期待，是师傅在用自己的言行把徒弟领上新的、漫长的传承之路！

姚派传承

姚氏医派代有传人

关于姚氏医派的源流，通过查阅文献，最早见于清光绪二十七年（1901）编著的《昆明县志·艺术列传》，里面记载了姚氏医派开山鼻祖姚方奇的事迹，从此开启了姚氏医派 260 余年的传承。

经过第二代姚时安，第三代姚灿章、姚质斋、姚炳南，第四代姚静仙等传人的积累、沉淀，至第五代传人姚贞白（云南"四大名医"之一），通过长期的医疗实践，逐步总结出一整套"以阴阳气血为整体，以气化原理为辨证线索，因人、因时、因地为治疗特点"的学术思想，形成了姚氏医派的学术特色，为姚氏医家之集大成者。

第六代传人姚克敏（姚贞白之女），在继承家学的基础上，重点传承了姚氏医派前辈医家在妇科方面的独特理念和经验，在妇科领域独树一帜；其弟姚承济则在内科领域承前启后，颇有建树。

第七代传人姚济白（姚克敏之子）、徐涟、林莉、陈静、曹晓鸣、姚佩兰、王寅、徐波、张仕平、张先华、张晓琳、阮圣翔等，已经成为姚氏医派传承的中坚力量。

第八代传人姚芹、冯绮、高春泽等，也在不断汲取姚氏医派学术精髓，并尝试不断创新。

在"姚克敏国医名师行医 70 周年纪念会"上，第六代传人姚承济透露，目前姚氏医派已有数位第九代传人，只是还未正式拜师入门……

姚氏医派正是在这一代代传人的辛勤耕耘、不懈努力下，不断成熟，日益壮大，为人民的健康、为中医药的发展贡献着一份力量。

师徒对话话姚派

拜师后，我除了跟师、自己学习、研究、临床实践外，还不时通过微信和师傅对话，向师傅请教。师傅无论多忙，都会挤出时间认真答复，使我对姚氏医派有了更全面、深刻的认识。有关姚氏医派的学术特色、精髓，我和师傅曾有过这样一次对话。

我：姚氏妇科流派作为全国十大妇科流派之一，与其他流派比较有何不同？

师傅：姚氏妇科注重肝脾、冲任，重中焦气化，所谓"血生于中，统于脾，藏于肝，注之冲宫，任阴为养。然血不独行，必因气而动，气血之所以有运动升降之能，乃缘肝有疏泄条达之功，脾有温煦散精之力，冲有渗灌之能，而任具当养之权，此四者，气血和调之要旨也"！

治疗方面，在遵肾－天癸－冲任－胞宫轴的经典理论基础上，独重肝脾、冲任，强调调肝健脾，调益冲任渗灌，充养肾中精气，濡养胞宫；并通过调理肝脾、冲任，使中焦气化所生之精微回补有序，所化生之气血津液不断渗灌肾中精气，以调治妇科诸疾。

我们虽然注重肝脾、冲任的功能，但并没有忽略肾的地位哟！这一点也得注意。

我：姚氏医派学术思想的核心、精髓是什么？

师傅：姚氏医学流派以阴阳气血为整体，以气化原理为辨证线索，因人、因时、因地为治疗特点。主张"天人相应"的观点，推崇三焦理论，倡导气化学说，注意阴阳气血的生理病理变化。

我：就这么简单？

师傅：对的，就这么简单！但是其中的道理需要你慢慢参悟哟！比如阴阳、气血、三焦气化及三因治宜，似乎说起来很简单，但是如何贯穿于整个学术思想体系和临证诊疗过程，需要反复参悟及实践应用，方有收获！

我：姚氏医学流派临床诊治特色是什么？

师傅：辨证机要，首重肝脾冲任；因证立法，旨在运转机枢；详审病因，强调郁火为患；熟谙标本，治分层次缓急。

我："强调郁火为患？"对"郁火"是如何认识的？

师傅：这个要说起来就比较多了！你先学习，后面有时间再详细讲讲这个话题！

我：姚氏妇科有哪些学术观点？

师傅：姚氏妇科未囿于"补肾益精"的理法框架，特别强调机体气化，辨证重视肝脾、冲任的生理病理，并提出"运转机枢"的治则！具体而言，强调"以血为本，以气为动"，强调"女子多郁火，气结百病生"，强调"女子多瘀"等！"动"这个字特别好，既体现出用，又体现出灵的一面！

我：那姚氏男科的诊治纲领是什么呢？

师傅：以精为体，以气为用！

我：姚氏医学流派临床最常用的方是哪首？

师傅：逍遥散！

最后师傅总结：由清乾隆末年至今传承八代，历时260余年的云南昆明姚氏医学流派，本着"以阴阳气血为整体，以气化原理为辨证线索，因人、因时、因地为治疗特点"的独特学术观点，以"辨证机要，首重肝脾冲任；因证立法，旨在运转机枢；详审病因，强调郁火为患；熟谙标本，治分层次缓急；善用逍遥，循古而有创新"等为诊治特色。姚氏医学流派尤擅妇人病诊治，历代均有造诣颇高的传人，享誉云滇。师傅不求你有多大创新，在身体健康的前提下，扎实做好继承工作就已经很不错啦！

姚氏医派与逍遥散

姚氏医派认为，女子以血为本，以气为动，机体功能正常，贵在气血调和。医派注重气化在体内的演变过程，并将"运转机枢"作为医派治病疗疾的宗旨；而其辨证机要，则首重肝脾（冲任），善用逍遥，循古而又创新。究逍遥散之微妙，在于全方性味平缓，以"和"为治，寓四君、四物气血双补之义，而无党参、熟地滋腻难化之弊；具四逆散疏肝理气之功，而无枳实燥烈破气之性；有丹栀之清泻郁火（这里是指丹栀逍遥散），而无石膏、大黄之苦寒伤阴。全方肝脾并治，气血兼顾，有补有疏，有清有养，补而不滞，行而不破，寓补于调之中，是一个运转机枢的有效方剂！

贞白逍遥二十方

姚氏医派第五代传人姚贞白是云南四大名医之一，在长期的临床实践中，逐步形成了一套"以阴阳气血为整体，以气化原理为辨证线索，因人、因时、因地为治疗特点"的学术思想。

姚贞白深悟"余知百病生于气也"之旨，治病疗疾注重机体三焦气化的演变过程。其指出：上焦如雾受气而营诸阳，宣散肃降精微，有如雾露之弥漫大地；中焦如沤，变化蒸泌，如汩汩泉水永无休止；下焦如渎，似江河沟渠，使津液糟粕各归其道。三焦气化，必有机枢，调和机枢者，重在肝脾也！

姚贞白认为：《局方》逍遥散深得庄子《逍遥游》旨趣，性味平和，调治气血，行中寓补，补中寓清，以平淡、清灵收功。他抓住逍遥散"舒泄宣和"这个核心，借鉴先辈之临床经验，结合自己的临证体悟，加减化裁为二十方，不仅扩大了原方的治疗范围，而且从中可以窥见姚氏医派的学术观点和经验。

1. 姚氏丹栀逍遥散

姚氏丹栀逍遥散即丹栀逍遥散去煨生姜，加醋香附而成。

本方为目前姚氏医派应用最多的方剂，可以说为后世逍遥散的运用树立了典范。其主治肝气不舒、肝郁气滞诸证，尤其是对女性心烦意乱、胸腹胀闷、口苦咽干、略有郁热及黄褐斑等有很好的治疗效果，既能缓解女性的工作压力，又能在潜移默化中，调整女性身体的阴阳平衡，散热清凉，令其心情舒畅。

方中柴胡入肝经，疏肝解郁，调气清热，通达表里；香附疏肝解郁，调经止痛，与柴胡共为君，增强理气疏肝功效。当归、白芍养血和营敛阴，滋养濡润肝木；茯苓、白术健脾益气，培育中土，使营血生化有源，土旺木达，木气得升，气机通畅，升降有节，四味药共为臣药。佐以牡丹皮、栀子清热凉血，泻火除烦；薄荷疏散气郁，透达郁热。甘草调和诸药，生用亦可清热为使药。全方共奏疏肝理气、散郁调经之功。

诸多理气药，为何去煨姜，独选香附呢？去煨生姜者，乃因其性温动火之弊；加香醋者，乃源于《滇南本草》"香附……调血中之气也，开郁气而调诸气，忧郁开而疾病不生，开郁调气要药，女人之至宝也"的记载及体悟也！

姚氏丹栀逍遥散组方首重肝脾冲任，旨在运转机枢。方中诸药多入肝脾两脏，以治肝为中心，养肝、调肝、疏肝、健脾，兼清郁火，使气机通畅，升降有节，木达土旺，气血和顺，脏腑功能藏泻有序。

姚氏丹栀逍遥散中加醋香附，旨在理血中之气，利三焦，解六郁，以求能和能降，而香附为"气病之总司，女科之主帅"，颇为对口！

姚氏丹栀逍遥散体现了姚氏医派调益肝脾冲任、稳恒升降之枢、和畅气血阴阳的学术思想——调肝"疏泄调达之功"，助脾"温煦散精之力"，益冲脉"渗灌之能"，实任脉"当养之权"。运转机枢法则，中焦气化正常，升降之枢有序：上可"散精于肺""毛脉合精，行气于腑，腑精神明，流于四脏，气归于权衡"；下可荣养肝体肝用，渗灌肾精肾气，使下焦气血充盛，益后天以实先天，使机体"动力充足"。

姚氏丹栀逍遥散既是疏肝健脾、调达冲任的首选方剂，也是运转机枢的有效方剂，对不同疾病在一定病变阶段所表现出的肝郁脾虚、郁火内蕴等病理改变，均可"异病同治"用本方进行治疗。

姚氏丹栀逍遥散能治疗以下疾病：①月经不调，包括月经先期、月经过多、月经后期、月经过少、闭经，伴明显心烦易怒、经前乳房胀痛、两胁胀满等肝经郁热症状。②乳腺增生症（乳癖）。③经行头痛，症见逢经期或经前、经后头痛，伴随情志抑郁、心烦易怒、头晕目眩、口干口苦、胸胁苦满，舌红苔薄黄，脉弦。④更年期综合征，见面色潮红、心悸、失眠、乏力、情绪不稳定、心烦易怒等症状，舌红苔黄或少，脉弦细。⑤皮肤科疾病，如痤疮（郁火内蕴型）、黄褐斑（肝经郁热型）、银屑病（肝郁血热型）。

2. 香砂逍遥散

香砂逍遥散即逍遥散原方加木香 5g，砂仁 6g。本方具有醒脾开胃、调肝健脾之功；主治肝木犯胃，脘闷痞痛，气滞食少，舌苔腻。

肝主疏泄，脾主运化，胃主受纳，肝脾功能正常，则消化有常。如果肝旺乘脾，克伐脾土，则出现痞闷胀痛、食少等，用逍遥散疏肝健脾，加对药木香、砂仁醒脾开胃行气，以求中焦气化正常，升降之枢有序。

3. 四逆逍遥散

四逆逍遥散即逍遥散原方加枳实 6g，木香 3g。本方具有疏肝理气健脾之功；主治气滞偏盛，胸胁腹胀，肢厥。

本法以逍遥散疏肝健脾，加枳实，即取四逆散之意疏肝理气，增加理气强度；又以木香行气醒脾，以复中焦升降之职。注意此处的肢厥类似于四逆散证所述肢厥，而非《伤寒论》所记载的当归四逆汤所表达的肢厥！

4. 白薇逍遥散

白薇逍遥散即逍遥散原方加白薇 6g，薏苡仁 15g，莲须 12g。本方具有疏肝健脾、祛湿泄浊之功；主治湿热不清，带浊淋漓。本法以逍遥散养血疏肝健脾，合莲须清心，加白薇通淋、薏苡仁祛湿，而增逍遥散导下祛浊之力。

莲须为姚氏医派常用药物，其味甘、涩，性平，归心、肾经；

能清心，益肾，涩精，止血；用于遗精滑精、带下、尿频等。白薇味苦、咸，性寒，归胃、肝、肾经；能清热凉血，利尿通淋，解毒疗疮；用于温邪伤营发热，阴虚发热，骨蒸劳热，产后血虚发热，热淋，血淋，痈疽肿毒。祝谌予先生常用本药30g以除烦止梦，可资参考。

5. 荆防逍遥散

荆防逍遥散即逍遥散原方加炒荆芥6g，绣防风6g，细生地12g，粉牡丹皮6g，绿小豆10g。本方具有疏肝健脾、养血祛风之功；主治血燥风热发疹。

肝气不舒，则气机郁结，不能协助肺将脾所化生的精微物质转输于皮以荣养皮肤，致其失于濡润而化燥；肝气不舒，气郁于内，不达肌表，则易感受风热邪气。本方以逍遥散疏肝解郁，以荆芥、防风祛风，以生地黄、牡丹皮清热凉血，以绿小豆清热。

6. 温胆逍遥散

温胆逍遥散即逍遥散原方加醋炒法半夏12g，枳壳6g，竹茹1团，天麻6g，荷叶顶3个。本方具有疏肝理气、祛风降浊之功；主治湿痰眩晕，舌苔腻。

本方实为逍遥散与温胆汤合方化裁而成。用逍遥散，一则疏肝理气，二则（白术、茯苓）健脾益气利湿。同时取温胆汤方中的法半夏、枳壳、竹茹三味：半夏味辛性温而燥，为燥湿化痰之要药，兼有降逆和胃之功；枳壳涤痰下气，使气顺而痰自消；竹茹清热除烦止呕。另加天麻，即定风草止眩。

此外，荷叶顶一味，亦为姚氏妇科常用药物之一。本药出自《本草纲目拾遗》，其味苦，性平，无毒，归脾、肝、大肠经；能清暑祛湿，和血安胎；用于治疗血痢，泄泻，妊娠、胎动不安等。姚贞白常取其轻灵、祛湿之效用，喜将荷叶顶与竹茹同用。其理是根据荷秆、竹茹具有通气、理气之效演化而来，具有"轻灵""于平淡中见神奇""轻药治大病"的特点。

7. 决明逍遥散

决明逍遥散即逍遥散原方加潼蒺藜10g，黑小豆15g，谷精草10g，石决明12g。本方具有疏肝健脾、益肾明目之功；主治水不涵木，视力不足。

人的视觉，依赖于五脏六腑精气的滋养，"肝开窍于目，受血而能视"。肝血充足，肝气通达，气顺血足，则人耳聪目明。肝主目，肾主瞳，脾为气血生化之源，五脏六腑之气皆上注于目而为之精。如肝脾不和，肾精不充，则导致视力不足。

本法选用逍遥散疏肝养血，健脾益气；潼蒺藜温补肝肾明目；黑小豆滋阴清热，补肾明目；谷精草入肝、脾二经，为清热明目之品；石决明平肝潜阳，清肝明目。诸药合用，共奏疏肝健脾、益肾明目之功。

8. 养阴逍遥散

养阴逍遥散即逍遥散原方加银柴胡 10g，醋炒青蒿 10g，地骨皮 12g，炙鳖甲 12g。本方具有疏肝养血、养阴清热之效；主治肝阴不足，潮热虚热。

本法适用于辨证属于血虚肝郁，肝阴不足，虚热内扰者。肝气不舒，情志抑郁，日久化火生热，暗耗阴津，阴虚生内热。本方选逍遥散疏肝养血；同时取青蒿鳖甲汤之意，用青蒿、鳖甲滋阴清热，内清外透，使阴分伏热有外达之机；银柴胡、地骨皮透热除蒸。诸药合用，恰中病机。

9. 广义逍遥散

广义逍遥散即逍遥散原方加佛手 9g，炒鸡内金 6g，鸡骨草 15g。本方具有疏肝解郁、健脾和胃、理气祛湿之功；主治肝胃湿热不化，胁痛，湿热发黄。

鸡骨草味甘、微苦，性凉，有利湿退黄、清热解毒、疏肝止痛之功；常用于湿热黄疸，胁肋不舒，胃脘胀痛，乳痈肿痛等。贞白先生在逍遥散的基础上选取鸡骨草、鸡内金、佛手三味，意在疏肝理气、健脾和胃的同时，增加理气祛湿之力。

10. 散结逍遥散

散结逍遥散即逍遥散原方加炒橘核 9g，荔枝核 5 枚，炒小茴香 6g，炒川楝子 9g。本方具有疏肝解郁、理气散结之功；主治肝肾气脉郁结，疝瘕、结肿。

肝主疏泄，主藏血，主筋，其经络"循股阴，入毛中，过阴器，抵小腹"，如肝气不舒，气行不畅，则可出现疝瘕、结肿等。本方以逍遥散疏肝解郁；以橘核配荔枝核，行气散结止痛；川楝子与小茴香配伍，疏肝理气温下。本方巧用，能使郁散痛消而病愈。

11. 瘰疬逍遥散

瘰疬逍遥散即逍遥散原方去甘草、白术；加昆布 10g，海藻 10g，醋炒牡蛎 15g，醋香附 6g。本方具有疏肝解郁、消痰散结之功；主治肝郁之瘰疬、瘿瘤。

《四圣心源》载："瘰疬者，足少阳之病也……少阳逆行，经气壅遏，相火上炎，瘀热抟结，则瘰疬生焉。"本法即来源于此，方中取逍遥散疏肝解郁，调顺经气；加海藻、昆布消痰软坚，牡蛎咸寒散结，香附行气解郁。

12. 桂附逍遥散

桂附逍遥散即逍遥散原方加炙附片 15～30g，炒官桂 6g（或者上肉桂 3～5g）。本方具有调肝健脾、振奋肝阳之功；主治肝阳不振、下焦寒湿或者妇女寒湿痛经等，辨证为阳气不足，日久累积而发病者。

气是维持人体生命活动的最基本物质，而气化作用是生命活动的基本特征。如气不足，推动、防御、固摄等功能减退，则出现相应的病证。也就是说，本方的运用虽然有逍遥散的适应证，也符合姚氏治疗所提倡的气化原理，但是阳气不足为先决条件，为发病的始动因素！

本方以逍遥散疏肝健脾，为后天之源的充盛奠定基础；加附片、肉桂补充阳气，以除阴霾。

13. 丹参逍遥散

丹参逍遥散即逍遥散原方加紫丹参 15g，延胡索 6g。本方具有疏肝健脾、理气养血之功；主治肝郁血瘀型痛经、闭经。

肝为藏血之脏，脾胃为生化之源，肝喜条达，恶抑郁，脾喜燥而恶湿；若肝血不足，肝体失养，失于疏泄，影响及脾，脾失运化，气血乏源，又加重肝血不足，日久则有瘀血之象。故选用逍遥散疏肝健脾；加丹参祛瘀止痛，活血通经，清心除烦。《日华子本草》记载："（丹参）养神定志，通利关脉。……调妇人经脉不匀，血邪心烦。"本法对肝郁血瘀型闭经，疗效显著。至于其辨证要点，必然存在血瘀之象，或伴有痛经、血块、排出后痛减、月经色黑等，或伴有舌质紫暗、舌下脉络淤曲等。

14. 桃红逍遥散

桃红逍遥散即逍遥散原方加桃仁 6～9g，红花 3～6g。本方具有疏肝解郁、养血活血之功；主治瘀结成形，闭经，痛经，瘀物难下者。

《类证治裁·郁证》记载："七情内起之郁，始而伤气，继必及血。"气郁影响血，以致血行不畅，脉络瘀滞，终成血瘀证候。而妇女有其独有的生理特点，由上所扰，则出现闭经、痛经、瘀物难下等。本方选取逍遥散解郁疏肝；加桃仁、红花养血活血，使郁气得散而瘀血得活，病根得治而病症得解。当然，本法也可用于肝气不舒，日久成瘀所致的胸胁刺痛等。

15. 三七逍遥散

三七逍遥散即逍遥散原方加三七 3～5g。本方具有疏肝理气解郁、活血化瘀止痛之功；主治肝郁血瘀，胁腹刺痛，外伤气血瘀诸痛证。

外伤或者气滞血瘀重者，与肝的疏泄关系密切。外伤损络，导致气滞血瘀，瘀血停留，故选用逍遥散疏肝理气，加三七散瘀消肿定痛。

三七为云南的道地药材，也是姚氏医派的常用之品。《玉楸药解》记载："（三七）和营止血，通脉行瘀，行瘀血而敛新血。凡产后、经期、跌打、痈肿，一切瘀血皆破；凡吐衄、崩漏、刀伤、箭射，一切新血皆止。"此也是姚氏医派应用三七的要点！

16. 胶艾逍遥散

胶艾逍遥散即逍遥散原方加阿胶 15g，炒艾叶 6g。本方具有疏肝养血止血之功；主治肝郁血虚，胞宫虚寒，如经行量多、崩漏等。

本方为逍遥散合胶艾汤而成：逍遥散疏肝养血，健脾和胃；胶艾汤中阿胶善于补血止血益阴，艾叶善于温经止血补阳，两药合用，调经安胎，为治疗胎漏的要药。二方合用，共奏疏肝养血止血之功。姚氏妇科家传经验方——姚氏保产达生丸，即选用阿胶、艾叶二味为佐药，养血止血、温宫调气以固胎。

17. 金乌逍遥散

金乌逍遥散即逍遥散原方加醋炒郁金6g，炒台乌9g，青皮5g，陈皮5g。本方具有温肝解郁、理气止痛之功；用于寒气痞结作痛，如胃痛、腹痛、疝气作痛等。

肝主疏泄，主藏血，主筋，如肝气郁滞，气郁阳郁不能外展，一则血行迟涩，一则寒邪易伤，易直中肝脉；寒性收引，郁遏阳气，气血凝滞，不通则痛，寒邪伤筋，则筋脉挛急，可见疝气疼痛，或胸胁少腹冷痛。本方选用逍遥散疏肝理气，健脾和胃；选青皮、陈皮温中燥湿理气，乌药温中，郁金疏肝行气。

18. 槟香逍遥散

槟香逍遥散即逍遥散原方加槟榔9g，广木香6g，青皮6g，桃仁6g，乌梅3个。本方具有疏肝理气、健脾活血之功；主治瘀血鼓胀。

瘀血鼓胀，类似于西医学的肝硬化腹水而伴有明显瘀血征象者。肝主疏泄而藏血，具有条达气机，调节情志之功，情志不遂或外邪侵袭肝脉则肝气郁滞，疏泄失职，故情绪抑郁或急躁，胸胁胀闷、走窜疼痛；气为血帅，肝郁气滞，日久不解，必致瘀血内停，渐成胁下痞块、刺痛拒按，而成瘀血鼓胀之象。此外，肝主藏血，为妇女经血之源，肝血瘀滞，瘀血停滞，积于血海，阻碍经血下行，经血不畅则致经闭、痛经等。

本方选用逍遥散疏肝理气，健脾养血；加木香调气，青皮破气，槟榔去积推陈；加桃仁活血祛瘀；更加乌梅酸敛肝阴，防理气太过之弊。

19. 甲珠逍遥散

甲珠逍遥散即逍遥散原方加炙穿山甲 9g，王不留行 6g，蒲公英 6g。本方具有养肝健脾、通经下乳之功；主治乳汁不下、乳胀、乳结等。

产后乳汁不下病因有二：一者平素气血不足，产时耗气损血，气虚血少，不能蒸化乳汁而致缺乳；二者性躁多怒，肝失条达，气滞血瘀，脉络不畅而致乳汁运行受阻。张景岳说："妇人乳汁乃冲任气血所化，故下则为经，上则为乳。若产后乳迟乳少，由气血不足而忧，或无乳者，其为冲任之虚弱无疑。"

本方运用逍遥散顺肝条达之性，开其郁遏之气，养营而健脾，以达到养肝健脾之功；同时加穿山甲、王不留行通络下乳，加蒲公英清其郁热。其方有疏有补，补而不滞，行而不伤正，肝脾同治，气血双调，故乳汁必畅。本方对辨证属肝郁脾虚，乳络郁滞者尤佳。

20. 乌贝逍遥散

乌贝逍遥散即逍遥散原方加煅乌贼骨（海螵蛸）15g，浙贝母6g，地榆炭10g。本方具有疏肝健脾止血之功，主治肝郁胃络受损之便血、肠风下血等。

海螵蛸配浙贝母即乌贝散，是由民国时期王药雨所创制的效方。其中海螵蛸咸而微温，所含的碳酸钙为吸着性抗酸药，具有制酸止痛、止血、促进溃疡愈合的功效。其配伍浙贝母，开始是为了克服钙剂容易引起便秘的缺点。现代药理研究表明，浙贝母所含的甲种生物碱，具有阿托品样缓解平滑肌痉挛作用，而无阿托品之毒性。地榆炭性微寒，味苦酸涩，归肝、大肠经，功能可凉血止血、解毒敛疮。贞白先生用此三药配合逍遥散，疏肝健脾止血，用于治疗肝郁脾虚之便血。

姚氏医派第五代传人姚贞白善用逍遥散一方，并在此基础上结合自身实践经验，总结出一系列具有姚氏医派特色的组方。1984年7月，由黄文东主编的《著名中医学家的学术经验》一书，就记载了姚贞白应用逍遥散的诸多经验。姚贞白组方选药思路紧扣姚氏医派特色，重视三焦气化，重视运转机枢法则。如疾病偏于上焦者，多选用天麻、荷叶顶、荆芥、防风、白蒺藜等；偏于中焦者，多选用木香、砂仁、枳实、槟榔、郁金、陈皮、青皮等；偏于下焦者，则多选用莲须、薏苡仁等；气化不及，瘀血丛生者，则选用桃仁、红花、丹参、三七、延胡索等。或问何病何时选用何药？上载二十方已有范例，展示了姚贞白的选药思路，然无墨守成规之规矩，临证时须灵活选用。

克敏逍遥二十二方

姚氏医派第六代传承人姚克敏（姚贞白之女），为流派代表性传承人、全国首批名老中医药专家学术经验继承工作指导老师，在继承家学的基础上，重点传承了姚派历代在妇科方面的独特疗效和特色，在妇科领域独树一帜。姚克敏继承父亲姚贞白运用逍遥散的经验及思路，经70余年的探索，又总结出自己应用逍遥散的部分特色。读者切莫轻视所总结的二十二方，也别小看其中的细微增减，这里面蕴含着多年的艰辛探索及实践！

得其经验，并非闭门造车，乃求师问道所得！记得师傅曾告诉我，他母亲姚克敏从小跟随姚贞白先生学习，14岁开始独立行医，在继承家学的基础上，积极实践，对姚氏丹栀逍遥散更是理解深刻。当然，这也是基于对《局方》逍遥散的深刻理解。70余年的临证生涯，积累了丰富的应用逍遥散的经验，姚克敏创制了不少以逍遥散为基础的经验方。现根据师傅的传授整理如下：

1. 香乌逍遥散

香乌逍遥散即逍遥散去煨生姜，加醋香附 12～15g，台乌药 10～12g，郁金 9～12g。本方具有疏肝解郁、行气止痛之功；主治胞宫虚寒，经行腹痛，如原发性痛经等，尤其对青春期、中年期痛经，效果显著。

常用剂量：醋香附 15g，台乌药 10g，郁金 12g，炒柴胡 10g，当归 18g，炒杭芍 10g，炒白术 10g，茯苓 18g，薄荷 6g，甘草 3g。

青春期少女，肾气未充，天癸初至，处于女子稚阴稚阳之初，加之课业繁重，情绪波动较大，性格易偏执，且年少生性贪食生冷；中年女性迫于生活压力，为生计奔波，常形成肝郁脾虚、气血郁滞之证。月经的主要成分是血，血由脏腑所化生，然气为血之帅，血的生成、统摄、运行有赖于气的生化与调节。血又为气之母，气的充盛及其功能发挥离不开血的濡养，气又须依赖血之运载而运行全身。在产生月经的机理中，血是月经的物质基础，气是运行血脉的动力，气血和调，才能使月经正常。肝郁气滞使气血运行不畅，胞宫经血流通受阻，"不通则痛"；脾胃虚弱，化生不足，导致行经前后冲任、胞宫失于濡养而"不荣则痛"。

本方以醋香附、台乌药为君。醋香附疏肝解郁，理气止痛；台乌药散寒止痛。炒柴胡、郁金为臣。炒柴胡疏肝解郁；郁金行气化瘀，通经止痛。当归、炒杭芍、炒白术、茯苓、薄荷为佐。当归为生血活血之主药，而又能宣通气分，使气血各有所归；白芍有缓中止痛功效；炒白术、茯苓健脾益气；薄荷增强柴胡升散条达，疏泄通畅之效。甘草为使，调和诸药；与芍药同用则调和气血，缓急止痛，善治腹痛。全方共奏疏肝解郁、行气止痛之功。

加减：①偏于气滞者，表现为胀甚于痛、经血行而不畅等，加佛手 15g，青皮 10g，增强疏肝行气止痛之功。②偏于血瘀者，表现为痛甚于胀，甚则刺痛，血块排出则疼痛减轻等，加苏木 10g，五灵脂 10g，增强活血化瘀之功。③寒盛者，表现为下腹冷痛、得热痛减、喜温喜按，以及月经量少、色黯红等，加吴茱萸 10g，官桂 10g，艾叶 10g 温经散寒。④有郁热者，表现为下腹灼痛，唇红，月经量偏多、色深红质稠浓等，加牡丹皮 10g，炒栀子 6g 清肝经郁热。⑤夹湿者，表现为平素带下量多、苔白腻等，加炒苍术 15g，佩兰 10g 健脾燥湿。⑥肝肾不足者，表现为下腹绵绵作痛伴腰骶酸痛、经色暗淡及量少质稀薄等，加菟丝子 15g，女贞子 15g，茺蔚子 15g 补益肝肾。

2. 二至逍遥散

二至逍遥散即逍遥散去煨生姜，加女贞子 15g，旱莲草 15g。本方具有滋肾精、调肝脾、疏气机之功；主治月经后期，经量稀少，或月经过期不行而见头晕心烦、口苦咽干、腰膝酸软，属肝肾阴虚者。

常用剂量：女贞子 15g，旱莲草 15g，炒柴胡 10g，当归 18g，炒杭芍 15g，炒白术 15g，茯苓 18g，薄荷 6g，甘草 3g。

二至丸出自《医方集解》，具有补益肝肾、滋阴养血之功，为平补肝肾之阴的经典方剂。如经色黯黑有块伴少腹疼痛者，加川芎、香附、荔枝核以行气止痛，气血顺畅，冲任调和，经水得行。

3.续桑逍遥散

续桑逍遥散即逍遥散去煨姜，加续断12g，桑寄生15g。本方具有疏肝健脾、调摄冲任之效；主治肝脾冲任不调之月经后期、月经量少、月经先后不定期、痛经等。

常用剂量：醋柴胡10g，炒白术10g，炒白芍10g，茯苓18g，酒当归18g，续断15g，桑寄生18g，炙甘草3g。

续桑逍遥散方中醋柴胡疏肝解郁，调经止痛，升发郁火；炒白术、茯苓、甘草益气健脾，助土培本；炒芍药、酒当归养血活血，补血以滋木；续断、桑寄生补肝肾，助冲任；炙甘草调和诸药。诸药合用，达到疏肝健脾、调摄冲任之效，使肝疏泄有常，脾胃运化有序，冲任以滋养，肝脾冲任调和，气血畅利。

加减：①如小腹冷痛，加醋香附15g，乌药10g行气温通。②如肝气不舒，月经排出不畅，加川芎10g，醋香附15g，取越鞠丸之意，以增强柴胡疏肝解郁之力。③如气虚而月经量少色淡，加黄芪30g，仙鹤草30g，与方中当归相合，取当归补血汤之意以益气养血。④如肝血不足，月经量少，加熟地黄24g，川芎10g，合为四物汤，以增强养血活血之力；⑤如脾胃素有疾患，运化吸收不及，加党参30g，取四君子汤之意，以健脾益气，培补后天之本。⑥如肝郁化火，加牡丹皮10g，炒栀子10g以清热。⑦如肾阳不足，加仙茅15g，淫羊藿（仙灵脾）18g，取二仙汤之意以补肾。⑧肝肾不足，加女贞子 18g，旱莲草 30g，取二至丸之意以滋补肝肾。

4. 香乌二至逍遥散

香乌二至逍遥散即逍遥散加醋香附 15g，郁金 15g，乌药 10g，女贞子 15g，旱莲草 15g。本方具有疏肝解郁、行气止痛、滋肾益精之功；主治逍遥散证偏于肝肾不足，寒邪凝滞者。

常用剂量：醋香附 15g，郁金 15g，台乌药 10g，女贞子 15g，旱莲草 15g，炒柴胡 10g，当归 18g，炒杭芍 15g，炒白术 15g，茯苓 18g，薄荷 6g，甘草 3g。

本方实为香乌逍遥散与二至逍遥散合方，故不赘言。

5. 黄芪逍遥散

黄芪逍遥散即逍遥散加黄芪 30g。本方具有疏肝健脾、益气养血之功；主治冲任不调，气虚不摄之经期延长、月经先期、经间期出血等，也治疗逍遥散证偏于气血不足者。

常用剂量：黄芪 30g，炒柴胡 10g，炒杭芍 15g，炒白术 15g，当归 18g，茯苓 18g，薄荷 6g，甘草 3g。

《本草新编》载："黄芪，味甘，气微温，气薄而味浓，可升可降，阳中之阳也，无毒。专补气。入手太阴、足太阴、手少阴之经。其功用甚多，而其独效者，尤在补血。夫黄芪乃补气之圣药，如何补血独效？盖气无形，血则有形；有形不能速生，必得无形之气以生之。黄芪用之于当归之中，自能助之以生血也。夫当归原能生血，

048　　　　　　|逍遥散牵线下的师徒传承|

何借黄芪，不知血药生血其功缓，气药生血其功速，况气分血分之药，合而相同，则血得气而速生，又何疑哉。"

本方实际是逍遥散与当归补血汤合方而成，用于肝郁脾虚、气血不足者效果显著，其应用范围已超姚老所述。

6. 黄芪艾附逍遥散

黄芪艾附逍遥散即逍遥散去煨姜，加黄芪、炒艾叶、醋香附、续断、桑寄生、官桂、荔枝核。本方具有疏肝健脾、益气养血、调养冲任之功；主治月经后期、闭经、痛经等属肝脾冲任气血失调，胞宫虚寒气滞证显者。

常用剂量：黄芪 30g，炒艾叶 10g，醋香附 10g，炒柴胡 10g，炒杭芍 15g，炒白术 15g，当归 18g，茯苓 18g，续断 10g，桑寄生 15g，官桂 10g，荔枝核 15g，薄荷 6g，甘草 3g。

本方实为在黄芪逍遥散的基础上，增加三组对药而成。

第一组：香附、艾叶。香附具有理气解郁、调经止痛之功效，为气中之血药，常用于气滞型痛经；艾叶具有温经散寒、理气暖宫之功，为血中之气药，常用于寒凝证型痛经。两药配伍，一气一血，气血并调，其温经散寒、调经止痛功效显著。故主治月经不调，经行腹痛，宫冷不孕，胎动不安，常用于寒凝气滞血瘀型痛经的治疗，为姚氏妇科的常用对药。

第二组：续断、桑寄生。桑寄生味苦、甘，性平，入肝、肾二经；功长补肝肾，强筋骨，除风湿，通经脉，益血安胎。续断味苦、辛，性微温，入肝、肾二经；功长补肝肾，续筋骨，通血脉。两药合用，是补肝肾、调冲任、养血安胎之良药，具备补而不滞、行而不泄之优点，治疗妇科经、带、胎、产病中，属肝肾亏损、冲任失调所致的月经不调、不孕、崩漏、滑胎，效果显著。

查阅文献得知，北京中医药大学马龙伯教授生前治妇科疾病，最习用的也是这对药，顿时感到名医思路息息相通！马教授针对胎漏引起的胎动不安，选用胶艾四物汤配合续断、桑寄生、生苏梗、砂仁，既能止血，又能保胎；对习惯性流产之胎元不固者，每重用续断以补肾固胎，常能收到足月生产之效。姚氏妇科也有类似经验！

第三组：荔枝核、官桂。官桂，即肉桂中品质优良者，味辛、甘，性温，入心、肺、膀胱经；能解肌发表，调和营卫，温阳化气，利水消肿。荔枝核味甘、微苦，性温，归肝、肾经；能行气散结，祛寒止痛。二药合用，取官桂温阳化气之力，取荔枝核行气止痛之功，治疗妇科疾病，体现了姚氏医派重视气化，"以气化原理为辨证线索"的诊疗特点。

7. 三子逍遥散

三子逍遥散即逍遥散去煨姜，加菟丝子、女贞子、茺蔚子、皂角刺、白蒺藜。本方具有调养冲任、养肝柔肝健脾、通络散结排脓之功；主治女性冲任失调型痤疮。

常用剂量：炒滇柴胡 10g，炒白术 15g，炒杭芍 15g，茯苓 18g，当归 18g，女贞子 15g，菟丝子 15g，茺蔚子 15g，皂角刺 15g，刺蒺藜 15g，薄荷 6g，炙甘草 3g。

女性冲任失调型痤疮的发生与肝、肾、脾、冲任关系密切。本方实际为逍遥五子汤去车前子、覆盆子，加入通络散结排脓药物皂角刺、刺蒺藜而成。方中女贞子、菟丝子、茺蔚子充益精气，以助冲任，调润滋养主疏利，且三子皆入肝、肾经，均为植物种仁，味厚质润，轻扬流动，蕴含萌动之气，又能滋补精血。柴胡、当归、白芍、白术、茯苓养肝、疏肝、调肝、健脾，与三子合用，使气机通畅、升降有节，肝疏脾健，冲任条达，对经前乳房胀痛、烦躁易怒、痛经、月经周期和经量异常均有一定的调节作用。皂角刺味辛、咸，性温，咸能下、能坚，取其软坚散结之功效；刺蒺藜味辛、苦，性微温，能平肝疏肝，散郁结；薄荷辛凉，入肺经，能疏散肺经风热。三药合用，平肝疏肝，疏散风热，通络散结排脓。甘草为使药，调和诸药。全方旨在使肝脾冲任正常，气血和顺，脏腑平秘。

8. 五子逍遥散

五子逍遥散即逍遥散去煨姜，加菟丝子、覆盆子、车前子、女贞子、茺蔚子、续断、桑寄生各 15g。本方具有疏肝健脾、益肾调冲之功；主治肝脾不足，冲任失养，肾精不充，不孕症及月经后期、月经过少、闭经等。

常用剂量：炒柴胡 10g，炒杭芍 15g，炒白术 15g，当归 18g，茯苓 18g，续断 12g，桑寄生 15g，菟丝子 15g，覆盆子 15g，车前子 10g，女贞子 15g，茺蔚子 15g，薄荷 6g，甘草 3g。

本方实为逍遥散与姚老中医的经验方"姚氏新加五子汤"合方而成。"姚氏新加五子汤"是姚老在治疗男性不育的经典处方"五子衍宗丸"基础上去掉了"守而不走"、偏于滋腻的枸杞子、五味子，而新加直入肝肾两经的茺蔚子、女贞子。方中菟丝子补肾填精益髓，强腰安胎止遗。本药补肾益精，既补肾阳又益肾阴，温而不燥，补而不滞。覆盆子补肾益精，固精涩遗，"主男子肾精虚竭，女子食之有子"（《药性论》）。车前子利尿通淋，渗湿止泻，主淋沥癃闭、赤白滞浊、血闭产难。《本草新编》载："用车前以小利之，用通于闭之中，用泻于补之内，始能利水而不耗气，水窍开而精窍闭。自然精神健旺，入房始可生子……"茺蔚子，《本草经疏》载："妇人胎产调经之要药。此药补而能行，辛散而兼润者也。"本药可通血脉，填精髓，使胎前无滞，产后无虚，以其行中有补也。女贞子补肝肾之阴，乌须明目，其益肝肾之阴，补而不腻不燥。以上五子补肾益精，使冲任固摄，上渗下灌正常，精气顺盛，经孕正常。五子与逍遥散合用，具有疏肝健脾、益肾调冲之功，能治疗不孕、闭经、月经过少等多种疾病，也为姚老治疗多囊卵巢综合征的常用基础方。

9. 四物逍遥散

四物逍遥散即逍遥散去煨姜，加川芎、熟地黄。本方具有疏肝健脾、养血活血之功；主治单侧卵巢多囊样改变，月经周期基本正常而月经量少者。

常用剂量：炒柴胡 10g，炒杭芍 15g，炒白术 15g，当归 18g，茯苓 18g，川芎 10g，熟地黄 15g，薄荷 6g，甘草 3g。

本方实为四物汤与逍遥散合方而成。四物汤补血调血、养血调经，与逍遥散合用，具有疏肝健脾、养血活血之功，既扩大了其应用范围，又避免壅滞之弊。

10. 四物五子逍遥散

四物五子逍遥散即逍遥散去煨姜，加菟丝子、覆盆子、车前子、女贞子、茺蔚子、熟地黄、川芎。本方具有疏肝健脾、养血活血、调补冲任之功；主治肝脾不足，冲任失养，肾精不充，血虚胞宫失养，不孕症及月经过少、闭经等。

常用剂量：炒柴胡 10g，炒杭芍 15g，炒白术 15g，当归 18g，茯苓 18g，菟丝子 15g，覆盆子 15g，车前子 15g，女贞子 15g，茺蔚子 15g，熟地黄 10g，川芎 10g，薄荷 6g，甘草 3g。

本方实为四物逍遥散与五子逍遥散相合而成，凡兼两方证候者均可应用。

11. 桃苏逍遥散

桃苏逍遥散即逍遥散去煨姜，加桃仁、苏木。本方具有疏肝养血、活血祛瘀之功；主治肝郁脾虚，气血失调，痰瘀阻络型多囊卵巢综合征。

常用剂量：炒柴胡 10g，炒杭芍 15g，炒白术 15g，当归 18g，茯苓 18g，桃仁 10g，苏木 10g，薄荷 6g，甘草 3g。

苏木性平，味甘、咸，无毒，归心、肝、胃、大肠经；能活血祛瘀，消肿定痛；主治妇人血滞经闭，痛经，产后瘀阻心腹痛，产后血晕等。桃仁味苦、甘，性平，归心、肝、大肠经；能活血祛瘀，润肠通便；用于经闭，痛经，癥瘕痞块，跌仆损伤，肠燥便秘。两药为姚氏妇科临床常用的相须配伍，取其活血祛瘀之效，与逍遥散合用，气血并调而力专。

12. 二核逍遥散

二核逍遥散即逍遥散去煨姜，加橘核、荔枝核、浙贝母、王不留行、夏枯草。本方具有疏肝理气散结之功；主治肝郁脾虚偏于气滞，妇女乳腺小叶增生，子宫肌瘤，卵巢囊肿，痛经，不孕等。

常用剂量：炒柴胡10g，炒杭芍15g，炒白术15g，当归18g，茯苓18g，橘核10g，荔枝核15g，浙贝母15g，王不留行15g，夏枯草15g，薄荷6g，甘草3g。

本方所加的橘核、荔枝核、浙贝母、夏枯草，均有较好的散结作用；王不留行则能行血通经，消肿敛疮，从而增强了原方逍遥散行气散结之功。

13. 艾附逍遥散

艾附逍遥散即逍遥散去煨姜，加炒艾叶、醋香附、续断、桑寄生、官桂、荔枝核。本方具有疏肝健脾、温养冲任之功；主治肝脾冲任气血失调，兼夹寒凝瘀滞者。

常用剂量：炒艾叶 10g，醋香附 10g，炒柴胡 10g，炒杭芍 15g，炒白术 15g，当归 18g，茯苓 18g，续断 10g，桑寄生 15g，官桂 10g，荔枝核 15g，薄荷 6g，甘草 3g。

本方实为在续桑逍遥散的基础上，融入艾叶、香附及官桂、荔枝核两对药对而成，以增强温养气化之功。

14. 失笑逍遥散

失笑逍遥散即逍遥散去煨姜，加五灵脂、炒蒲黄、续断、益母草、藕节。本方具有疏肝健脾、养血止血之功；主治肝脾不调夹瘀者，如经期延长、淋漓不尽、经间期出血等。

常用剂量：炒柴胡 10g，炒杭芍 15g，炒白术 15g，当归 18g，茯苓 18g，五灵脂 10g，炒蒲黄 6g，续断 12g，益母草 15g，藕节 10g，薄荷 6g，甘草 3g。

失笑散出自《太平惠民和剂局方》，"治产后心腹痛欲死，百药不效，服此顿愈"。方中五灵脂味甘性温，入肝经，主入血分，《本草经疏》谓其长于破血行血，故凡瘀血停滞作痛者在所必用；蒲黄味甘性平，亦入血分，《本草正义》谓其以清香之气兼行气分，故能导瘀结而治气血凝滞之痛。两药相须为用，气血兼调，活血祛瘀，散结止痛。李克绍指出，失笑散既能活血，又能燥湿化痰，对于痰瘀混杂者最为对证。

本方选用逍遥散疏肝健脾，选用失笑散活血祛瘀，加续断补肝肾、强筋骨、止崩漏，藕节止血、消瘀，益母草活血调经、利尿消肿。全方合用，共奏疏肝健脾、养血止血之效。

15. 失笑艾附逍遥散

失笑艾附逍遥散即逍遥散去煨姜，加炒艾叶、醋香附、五灵脂、炒蒲黄、续断、桑寄生、官桂、荔枝核。本方具有疏肝养血，健脾祛湿、活血止痛之功；主治下焦虚寒兼有瘀血类病证，如痛经等。

常用剂量：炒艾叶 10g，醋香附 10g，炒柴胡 10g，炒杭芍 15g，炒白术 15g，当归 18g，茯苓 18g，续断 10g，桑寄生 15g，官桂 10g，荔枝核 15g，五灵脂 10g，炒蒲黄 6g，薄荷 6g，甘草 3g。

本方由艾附逍遥散合失笑逍遥散化裁而成，也是姚氏妇科常用的效方之一。

16. 四物艾附逍遥散

四物艾附逍遥散即逍遥散去煨姜，加炒艾叶、醋香附、生地黄、熟地黄、川芎、续断、桑寄生、官桂、荔枝核。本方具有疏肝健脾、暖宫养血、调补冲任之功；主治肝脾失调，气血冲任不足所致的月经过少、闭经、不孕等。

常用剂量：炒艾叶 10g，醋香附 10g，炒柴胡 10g，炒杭芍 15g，生地黄 10g，熟地黄 10g，川芎 10g，炒白术 15g，当归 18g，茯苓 18g，续断 10g，桑寄生 15g，官桂 10g，荔枝核 15g，薄荷 6g，甘草 3g。

本方由艾附逍遥散合四物逍遥散而成，凡具备两方证者，均可考虑应用。济白师傅强调，本方是姚老中医常用的经验方之一。

17. 四物二至逍遥散

四物二至逍遥散即逍遥散去煨姜，加川芎、熟地黄、女贞子、旱莲草。本方具有疏肝健脾、养血活血、补益肝肾之功；主治肝郁血虚，肝肾不足，冲任失养所致的月经过少、闭经、不孕等。

常用剂量：女贞子10g，旱莲草15g，炒柴胡10g，炒杭芍15g，炒白术15g，当归18g，川芎10g，熟地黄15g，茯苓18g，薄荷6g，甘草3g。

本方由二至逍遥散合四物逍遥散而成，凡具备两方证者，均可考虑应用。

18. 艾附二至逍遥散

艾附二至逍遥散即逍遥散去煨姜，加炒艾叶、醋香附、女贞子、旱莲草。本方具有疏肝健脾、补益肝肾、暖宫活血之功；主治肝脾冲任气血失调，偏于肝肾不足，兼夹轻微瘀滞者。

常用剂量：炒艾叶10g，醋香附10g，炒柴胡10g，炒杭芍15g，炒白术15g，当归18g，茯苓18g，女贞子15g，旱莲草15g，薄荷6g，甘草3g。

本方由二至逍遥散合艾附逍遥散而成，凡具备两方证者，均可考虑应用。

19. 两地逍遥散

两地逍遥散即逍遥散去煨姜，加生地黄、地骨皮、玄参、麦冬、阿胶。本方具有疏肝健脾、滋阴清热之功；主治肝脾不调，兼阴虚血热之月经先期、经期延长、经间期出血等。

常用剂量：炒柴胡 10g，炒杭芍 15g，炒白术 15g，当归 18g，茯苓 18g，生地黄 10g，地骨皮 15g，玄参 10g，麦冬 12g，阿胶 10g，薄荷 6g，甘草 3g。

两地汤来源于《傅青主女科》："又有先期经来只一二点者，人以为血热之极也，谁知肾中火旺而阴水亏乎……先期而来少者，大热而水不足也……治之法不必泻火，只专补水，水既足而火自消矣，亦既济之道也。方用两地汤。"指出月经先期量少的病因病机，不是实热，而是阴水不足，虚热内生。治当"壮水之主，以制阳光"。方中生地黄、地骨皮能清骨中之热，骨中之热由于肾经之热而发，清其骨髓则肾气自清而又不损伤胃气。其中生地黄滋阴清热而不腻，配玄参补肾水降虚火，二者可补肾经；地骨皮清骨中之热，固肾生髓。麦冬养阴增液，清心除烦；白芍养血敛阴；阿胶补血滋阴，可滋阴清热，以达到培本清源之目的。诸药合用，共奏滋阴清热、凉血调经之功。故此方专为阴虚血热的月经先期量少而设。

本方即逍遥散合两地汤而成，用于阴虚血热，且肝脾不和所致的多种病证。

20. 玄麦逍遥散

玄麦逍遥散即逍遥散去煨姜，加玄参、麦冬。本方具有疏肝养血、生津润燥之功；主治经期咽喉疼痛，口渴便秘者，也可治疗津液不足，经期阴虚血虚感冒者。

常用剂量：炒柴胡 10g，炒杭芍 15g，炒白术 15g，当归 18g，茯苓 18g，玄参 10g，麦冬 10g，薄荷 6g，甘草 3g。

玄参味甘、苦、咸，性微寒，归肺、胃、肾经，能凉血滋阴、泻火解毒；麦冬味甘、微苦，性微寒，归心、肺、胃经，能养阴生津、润肺清心。两药合用，养阴生津润燥，与逍遥散合用，具有疏肝养血、生津润燥之功。

21. 生地逍遥散

生地逍遥散即逍遥散去煨姜，加生地黄。本方具有养血疏肝、健脾和中之功；主治经行不畅，先后不定期，量多色红，质地黏稠，伴心烦口干者。

常用剂量：炒柴胡 10g，炒杭芍 15g，炒白术 15g，当归 18g，生地黄 15g，茯苓 15g，薄荷 6g，甘草 3g。

生地黄味甘，性寒，归心、肝、肾经，具有清热凉血、养阴、生津之功。合入逍遥散方中，能增强养血滋阴之力。

22. 苏核逍遥散

苏核逍遥散即逍遥散去煨姜，加苏木、荔枝核。本方具有疏肝理气活血之功；主治气机郁滞，胞脉不疏，痰瘀留阻之月经后期、闭经、不孕、痛经、癥瘕等。

本方为桃苏逍遥散合二核逍遥散，具有两方相应证候时，均可酌情选用。

姚克敏运用逍遥散经验举隅

姚老中医临床上常以逍遥散为基础，灵活调整药物，广泛运用于妇科疾病的治疗中，积累了丰富的经验。

1.调经周期疗法

《素问·上古天真论》曰："女子……二七而天癸至，任脉通，太冲脉盛，月事以时下，故有子……七七，任脉虚，太冲脉衰少，天癸竭，地道不通，故形坏而无子。"由此可见，女子从二七之期至七七之年的气血盛衰，可引起经汛的正常与否，反之，月经是否正常也会影响气血的盛衰。因此，调畅月经则成为治疗妇科疾病的基本法则。《金匮要略·脏腑经络先后病脉证》曰："五脏病各有所得者愈，五脏病各有所恶，各随其所不喜者为病。"故调经之法，依月经的周期规律，顺其态势，因势利导，随其所喜，按期施药。

①经汛将至之时及行经之期，以逍遥散（炒柴胡10g，当归

18g，炒杭芍 10g，炒白术 10g，茯苓 15g，薄荷 6g，炙甘草 3g）助肝疏泄，充盈血海；加炒艾叶 10g，醋香附 10g，桑寄生 15g，续断 10g，温宫行血，调摄冲任。

②经净之后，冲任血海空虚，用逍遥散合四物汤调养气血；加桑寄生 15g，续断 10g 引药入经，行血助冲，滋养胞脉。

依此法调摄 3 个月经周期为 1 个疗程。

2. 治疗月经病

月经病表现为月经周期、经期和经量的异常，或伴有其他症状，其涉及的范围广泛，病证有月经先期、月经后期、月经先后无定期、月经过多、月经过少、经期延长、经间期出血、闭经、崩漏、痛经、经期杂病等。病证虽复杂多样，但多因气血不调所致，或七情失畅，或生活无度，或环境改变，或气候变化等因素均可诱发。临床一般辨证为气血失调，以疏肝健脾、调和气血为治疗法则。基础方用逍遥散（炒柴胡 10g，当归 10g，炒杭芍 10g，炒白术 10g，茯苓 15g，薄荷 6g，炙甘草 3g）调和气血，疏畅气机；加入桑寄生 15g，续断 10g，调摄冲任，引药入经。

（1）月经先期，加牡丹皮 10g，炒栀子 6g，凉血除热；月经后期，加女贞子 18g，旱莲草 15g，养阴益冲；月经先后无定期，加炒艾叶 10g，醋香附 10g，温宫散寒，行气解郁，调畅气血。

（2）月经过多，属郁火内蕴者，去桑寄生、续断补益助热之品；加牡丹皮 10g，炒栀子 6g，地骨皮 10g，生地黄 10g，凉血养阴，活血解郁。气虚不摄血者，加黄芪 15g，太子参 10g，益气摄血。月经过少，加熟地黄 15g，川芎 10g，养血和血。

（3）经期延长，加黄芪 18g，木蝴蝶 10g，益气调血，养阴止血。

（4）经间期出血，加木蝴蝶 10g，藕节炭 15g，凉血养阴止血。

（5）闭经，加菟丝子 15g，女贞子 18g，茺蔚子 15g，车前子 10g，覆盆子 10g，川芎 10g，醋香附 10g，荔枝核 15g，助冲益肾，行气活血。

（6）崩漏，加黄芪 30g，川芎 4g，白术生用并加量至 15g，杭白芍生用并加量至 12g，炙甘草加量至 6g，益气健脾生血，和血柔肝止漏。

（7）痛经，加醋香附 10g，台乌药 10g，炒艾叶 10g，砂仁 10g，法半夏 12g，益母草 10g，温宫散寒，行气活血。

（8）经期杂病以辨证治疗为主。宫寒者，加炒艾叶 10g，官桂 10g，炮姜 6g，醋香附 10g，温宫散寒；郁热者，加牡丹皮 10g，炒栀子 6g，生地黄 10g，地骨皮 10g，凉血解郁；气滞者，加醋香附 10g，荔枝核 15g，疏肝解郁；气虚者，加黄芪 15g，太子参 10g，益气建中；血虚者，加熟地黄 15g，川芎 10g，养血和血；血瘀者，加桂枝 8g，牡丹皮 10g，益母草 10g，茺蔚子 15g，温经散瘀，活血行滞；肾虚者，加菟丝子 15g，女贞子 15g，茺蔚子 15g，覆盆子 10g，车前子 10g，补肾益冲；阴虚者，加女贞子 15g，旱莲草 15g，养阴助冲；阳虚者，加淫羊藿 15g，菟丝子 15g，补阳助冲；发热者，加炒黄芩 6g，柴胡生用，薄荷加量至 10g，解热散邪；头痛者，加荷叶顶 10g，藁本 10g，蔓荆子 10g，疏经止痛；身痛者，加桂枝 10g，葛根 15g，通络解肌止痛。

3. 用于带下病的治疗

带下病是以带下增多或带下量少，颜色和质地出现异常，或伴有异常气味，阴部的局部不适为临床表现。带下量多，主要病因为湿邪侵犯。夹热者，属湿热带下，色黄，质黏稠，有异味；夹寒者，为寒湿带下，色白，质清稀，一般无异味；也可因感受毒邪，直犯冲宫而引起带下异常。带下量少，多因肝肾不足、冲任失养所致。带下量多，湿邪为患，虽多责之于脾，但仍与气血失调关系密切。治疗以调和气血，健脾利湿为治则。方用逍遥散疏调肝脾，既能调气血，又可健脾渗湿。

（1）湿热带下，加佩兰 10g，芸香草 10g，薏苡仁 18g，败酱草 10g，茯苓加量至 30g，健脾化湿，清热利湿。

（2）寒湿带下，加炒艾叶 10g，醋香附 10g，炒续断 10g，淫羊藿 15g，莲子 15g，芡实 15g，温宫散寒，健脾止带。

（3）虫毒侵袭，阴部瘙痒，加椿根皮 10g，蛇床子 15g，地肤子 10g，燥湿祛风，杀虫止痒。

（4）带下量少，加桑寄生 15g，续断 10g，菟丝子 15g，女贞子 15g，茺蔚子 15g，覆盆子 10g，车前子 10g，滋养肝肾，调助冲任。

4. 用于调治不孕症

不孕之症病因复杂，肾气虚弱、冲任失养、胞脉不通，或因男精亏虚，均能导致不孕。西医学分为排卵障碍性不孕、输卵管阻塞性不孕、免疫性不孕和男性不育导致的不孕等。《素问·上古天真论》说："女子……二七而天癸至，任脉通，太冲脉盛，月事以时下，故有子。"肾气依赖气血的充盈，肾气盛则任脉通，太冲脉盛，气调血充，经汛如期而来，两精相搏，故能有子。气血灌注于冲任血海，下输胞宫，摄精成孕，濡养胞胎。种子需调经，调经实乃调气血，气血充盈而能孕子。逍遥散调和气血为治本之剂，加桑寄生15g，续断10g，助养冲任，补肝益肾，引诸药入经，临证中可根据辨证灵活加减。

（1）血虚者，加当归15g，川芎10g，熟地黄15g，杭白芍10g，益阴养血。

（2）冲任不足、肾精亏虚者，加菟丝子15g，女贞子15g，茺蔚子15g，覆盆子15g，车前子15g，助冲益肾。

（3）肝肾不足、冲任失养者，加女贞子10g，旱莲草10g，滋助肝肾，调养冲任。

（4）宫寒气滞、少腹疼痛者，加醋香附10g，台乌药10g，炒艾叶10g，行气解郁，温宫散寒。

（5）胞络不通者，加桂枝8g，牡丹皮10g，桑枝15g，丝瓜络10g，路路通15g。

（6）癥瘕者，加川楝子、炒小茴香、浙贝母各10g，行气通络，疏肝解郁，化痰消瘤。

（7）肝气郁结，七情不畅者，加炒艾叶 10g，醋香附 10g，荔枝核 15g，川芎 10g。

5. 用于妊娠病的治疗

妊娠期妇女因机体处于一个特殊的生理时期，身体常常出现各种不适的症状，皆与气血灌注胞宫濡养胎儿，致气血失调、阴阳失衡关系密切，或与饮食不调、七情不畅、劳逸过度和房事不节等息息相关。临床治疗应辨明阴阳、虚实、表里、寒热，随病情的轻重缓急，处方用药。

以逍遥散调和气血为治疗法则，依前法加桑寄生、续断；当归易当归身，加强养血之功，减少活血之弊；茯苓易茯神，宁心安胎，降低渗泄之效，固其本则乱自平。本方调肝脾，生气血，助疏藏，摄胎气，既能养血柔肝、健脾益气，又能疏畅气机、调畅七情，具有补虚不纳滞、调气不伤正的阴摄阳生之效。

（1）胎漏，加阿胶 15g，炒艾叶 10g，黄芪 18g，太子参 10g，菟丝子 15g，莲须 10g，大枣 10g，温宫养血，益气摄血，健脾止血。

（2）胎萎不长，加太子参 15g，大枣 10g，菟丝子 15g，女贞子 15g，炒杜仲 15g，养血助孕，益肾养胎。

（3）呕吐，加竹茹 10g，砂仁 10g，姜半夏 10g，和中降逆止呕。

（4）感受表邪，加荆芥 10g，防风 10g，苏梗 10g，薄荷加量至 10g，疏风解表。

（5）贫血，加黄芪30g，益气生血。

6. 用于产后病的治疗

产后妇人在胎孕、生产的过程中，耗气伤阴，损伤气血，会处于血不足、气亦虚的状态。《金匮要略·妇人产后病脉证并治》曰："新产妇人有三病，一者病痉，二者病郁冒，三者大便难。"《女科经论·产后证》说："产后之证多端，其源有三：曰血虚火动；曰败血妄行；曰饮食过伤。"古代典籍中所论述的产后病都与产后亡血津伤、元气受损密切相关，恰好说明了"女子以血为本"的关键所在。产后妇女精血亏虚，气津不足，筋脉失养，阴虚阳亢，津枯肠燥，常易出现"痉挛抽搐""头晕目眩""大便干结"之产后三病；气血亏虚也可见发热，自汗、盗汗，少腹冷痛，恶露不净，乳汁缺少，小便不通等。

治疗以逍遥散调气养血，疏畅气机，以此恢复血气，输布精微，濡养脏腑。

（1）发热，加黄芪18g，鸡血藤15g，益气养血除热。

（2）自汗，加黄芪15g，太子参10g，益气固表止汗。

（3）盗汗，加女贞子15g，旱莲草15g，浮小麦30g，养阴敛汗。

（4）少腹冷痛，加官桂10g，炒艾叶10g，温宫散寒。

（5）恶露不净，加官桂10g，牡丹皮10g，川芎10g，桃仁10g，藕节15g，温宫活血，消腐除秽。

（6）乳汁缺少，加鸡血藤15g，荔枝核15g，通草10g，养血行气通络。

（7）小便不通，加小茴香、泽泻各 10g，桂枝 8g，茯苓加量至 30g。

（8）血虚劳热，加地骨皮 12g，青蒿 10g，鳖甲 12g，养阴清热。

7. 用于乳房疾病的治疗

乳房疾患与肝脾的关系密切，足厥阴肝经上膈，过胸胁，绕乳头而行，足阳明胃经贯乳中，属胃络脾，与脾为表里关系。乳房属脾胃，乳头属肝，肝气郁结、气血失调常易发生乳房的病变，可致乳络不疏，引起经前乳胀、乳癖、乳痈等。

逍遥散疏肝健脾，化滞解郁，调和气血，恰中乳房病变之基本病机。

（1）经前乳胀，加荔枝核 15g，醋香附 10g，行气解郁。

（2）乳癖，加橘核 12g，荔枝核 15g，醋香附 10g，桑枝 15g，浙贝母 10g，行气通络，化痰散结。

（3）乳痈，加蒲公英 10g，金银花 10g，皂角刺 15g，桑枝 15g，通草 10g，清热解毒，通络排脓。

8. 用于多囊卵巢综合征的治疗

多囊卵巢综合征是一种多因性、多态性、异质性的常见妇科疾病。近年来，医学界认为其临床特征是雄激素过多和持续无排卵，表现为月经不调，不孕，面部、胸前、后背发痤疮，多毛，肥胖，脱发，男性化特征等。经过多年的临床观察、实验室检查发现，在中国妇女的患者中雄激素增高者并不十分普遍。多囊卵巢综合征属于中医的月经先期、月经后期、月经先后无定期、月经过少、月经过多、经期延长、闭经、漏下、崩漏、经间期出血、不孕、癥瘕等病证范畴。此病一般青春期发病，其病情的发展可贯穿女子一生。现在认为，及早发现、及早治疗，对稳定病变有很大的帮助。因本病临床复杂多变，累及全身气血、脏腑，单纯的靶点治疗并不能完全解决疾苦，而中医对本病的治疗具有较大的优势。

姚老指出，治疗本病，在处方用药时，须辨证明确，持有足够的耐心，谨慎用药，切记过早使用补益滋腻之品，否则反会阻碍气机，产生反效果。

本病患者常因肝气郁结，脾虚失运导致气血失调、月经紊乱、七情扰神等。逍遥散疏肝解郁、健脾助运，能调和气血、疏畅情志，可作为治疗多囊卵巢综合征的基本方，并随个体差异，临证加减应用。

（1）月经后期，加用二至丸（女贞子 18g，旱莲草 15g）治疗。

（2）若延治、误治，则进而发展为闭经，则需改用姚氏新加五子汤（菟丝子 15g，覆盆子 10g，车前子 10g，女贞子 15g，茺蔚子 15g）。

（3）痤疮频发，加白芷 10g，牡丹皮 10g，刺蒺藜 10g，皂角刺 15g，凉血消疮，祛风排脓。

济白师傅再三强调，对于逍遥散开始应用时要注意有方有义，熟稔于胸后就要达到无方有义的境界！"我们应用逍遥散，要融会于姚派心法之中，于法中体现方义，而不是于方义体现法度！"

女子以阴为养，以阳为助，以血为本，以气为动，阴阳调和，气血充盈，有赖于肝脾机枢、冲任血海、肾精肾气等的相互协调和功能旺盛。妇科疾病虽复杂多变，但只要抓住关键所在，纵然临床表现多样，亦可灵活应对，按证施药，均能达到良好的疗效。《局方》逍遥散通过对肝体用并调，对脾则健旺其运，万变不离人体之气血大纲，来调和肝脾二脏之关系，主治肝脾失调证，而运用于众多妇科疾病的治疗中。临证处方时，需掌握病情的发展阶段，不可过急妄投重剂，应随其所喜、按部就班而因势利导地处方用药；也需谨审病机，根据证情的发展灵活调整，如证危药重时，不宜过度谨小慎微而延误病情。临证用药时，可以"调经周期疗法"为基本思路，根据不同病种、不同辨证，再以加减用药为参照，结合自身经验，综合施治。

后学逍遥十三方

在结识姚氏医学流派之前，我就非常关注逍遥散的应用。拜师后，在学习继承姚氏医学流派精华、掌握姚派应用逍遥散经验的同时，我也梳理了一下自己临床应用逍遥散的思路、方法，以冀融会贯通，相互促进。

1. 逍遥甘麦汤

逍遥甘麦汤即逍遥散去煨姜，加浮小麦、大枣。本方具有养血宁心安神、调肝健脾养心之功；主治肝脾不调，兼心神不安之证，也用于更年期综合征的调理。

常用剂量：醋柴胡 18g，当归 15g，炒白芍 18g，炒白术 18g，茯苓 18g，薄荷 6g，浮小麦 30～90g（有时也用生麦芽 30～60g 代替），大枣 18～30g，甘草 6～20g。

心主血脉而藏神，肝主疏泄而藏魂，脾主运化而为气血生化之源。如脾虚健运失常，则气血化源不足，心肝血虚，心失其养，神失其守，则出现精神恍惚、悲伤欲哭、不能自主、情绪易于激动等。逍遥甘麦汤中逍遥散疏肝养血，健脾安神；甘麦大枣汤补中缓急，调养心脾。

2. 四君逍遥散

四君逍遥散即逍遥散去煨姜，加党参。本方具有健脾疏肝、调和肝脾之功；主治肝脾不调而偏重于脾虚者，如痞满、胃痛等。

常用剂量：醋柴胡 18g，当归 15g，炒白芍 18g，党参 30g，炒白术 18g，茯苓 18g，薄荷 6g，炙甘草 6g。

正常情况下，肝主疏泄，脾主运化，肝脾互不克制，如果脾胃虚弱或者脾气不健，则容易导致肝旺乘脾，而出现或者加重胃脘痛、痞满等症状。本方实为逍遥散合四君子汤，以逍遥散疏肝健脾，以四君子汤健脾实脾。

3. 逍遥安神汤

逍遥安神汤即逍遥散去煨姜，加龙骨、牡蛎。本方具有疏肝健脾、重镇安神之功；主治肝脾不调而致睡眠障碍者。

常用剂量：醋柴胡 18g，当归 15g，炒白芍 18g，炒白术 18g，茯苓 18g（有时也用茯神 30g 代替），薄荷 6g，生龙骨 30g，生牡蛎 30g，炙甘草 6g。

失眠与心、肝、脾关系最为密切，心藏神，肝藏魂，脾藏意，神不潜藏，魂不守舍，则诸症作矣。龙骨、牡蛎质重能镇，合用功擅镇惊安神、镇肝安魂，用治神魂不安所致的入睡困难、多梦易醒、寐中恶梦、胆怯易惊、惊悸、恐惧、紧张、虚烦等，并以逍遥散疏肝健脾以治本。

4. 芎芷逍遥散

芎芷逍遥散即逍遥散去煨姜，加川芎、白芷。本方具有养血疏肝解郁、活血通络止痛之功；主治血虚气郁，肝脾不调型头痛。

常用剂量：醋柴胡 18g，当归 15g，川芎 6～30g，白芷 12g，炒白芍 18g，炒白术 18g，茯苓 18g（有时也用茯神 30g 代替），薄荷 6g，炙甘草 6g。

本方实为逍遥散合佛手散加味而成。方中川芎辛温香窜，走而不守，尤能上行头目，为治头痛要药，对风寒、肝火、痰浊、瘀血等引起的顽固性头痛，均可用之以活血通络；白芷入阳明经，阳明多气血，与川芎相伍，功擅祛风行气、活血止痛，古人所云"伤于风者，上先受之，治风先治血，血行风自灭"即为此意。本方以逍遥散疏肝养血健脾，以佛手等行气活血，以川芎配白芷祛风止痛，相辅相成。

5. 芎芷丹栀逍遥散

芎芷丹栀逍遥散即逍遥散去煨姜，加川芎、白芷、牡丹皮、焦栀子。本方具有疏肝理气、养血活血、通络止痛、清解郁热之功；

主治肝脾不调而偏于肝郁气滞，日久有热兼血瘀型头痛者。

常用剂量：牡丹皮 10g，焦栀子 10g，醋柴胡 18g，当归 15g，川芎 6～30g，白芷 12g，炒白芍 18g，炒白术 18g，茯苓 18g（有时也用茯神 30g 代替），薄荷 6g，炙甘草 6g。

本方是在芎芷逍遥散的基础上，加牡丹皮、焦栀子而成。其目的在于牡丹皮、焦栀子皆能清热凉血，其中焦栀子入营分，能引上焦心肺之热下行，尚可泻火除烦。

6. 芎附逍遥散

芎附逍遥散即逍遥散去煨姜，加川芎、香附。本方具有疏肝养血、理气解郁之功；主治肝气不舒，肝气郁结而出现的胸胁刺痛、梅核气等病证。

常用剂量：醋柴胡 18g，当归 15g，川芎 10g，醋香附 15g，炒白芍 18g，炒白术 18g，茯苓 18g，薄荷 6g，炙甘草 6g。

本方实为逍遥散合越鞠丸化裁而成。川芎性味辛温，其辛散温通，既能活血，又能行气，从而达到止痛之效，为血中气药，善治血气瘀滞于胸胁腹诸痛；其辛温升散，能"上行头目"，祛风止痛，为治头痛要药；其活血调经，"下调经水"，又为妇科要药。不同剂量的川芎效果也各不相同：小剂量（3～6g），祛风止痛；中剂量（9～12g），行气活血，止痛安神；大剂量（15g 以上），通络止痛。香附，味辛、微苦、微甘，性平，归肝、三焦经，具有疏肝行气、调经止痛之功，《本草纲目》称之为"气病之总司，女科之主帅"，与川芎配伍，既可行气疏肝，又可活血调经。

本方选取越鞠丸中的川芎、香附，理气解郁、活血止痛，配合逍遥散疏肝养血健脾，灵活运用，收效颇捷。

7. 逍遥酸枣汤

逍遥酸枣汤即逍遥散去煨姜，加炒酸枣仁、川芎、知母。本方具有疏肝解郁、养血安神之功；主治肝郁血虚，心神不宁而出现胸胁不适，或者心烦失眠，或者夜卧不安。

常用剂量：醋柴胡 18g，当归 15g，川芎 6 ～ 15g，炒白芍 18g，炒白术 18g，茯苓 15g（或茯神 30g 代替），炒酸枣仁 30 ～ 90g，知母 15g，薄荷 6g，炙甘草 6g。

心主血脉而藏神，心血充足则神安；肝主藏血，体阴而用阳，肝得血的濡养则体健而疏泄正常，血少则失其濡养而易抑郁。血虚不足，心肝俱不得养，而出现心神不宁、夜卧不安等。本方选取逍遥散疏肝解郁；加酸枣仁、知母、川芎，实则取酸枣仁汤养肝血，宁心神。其中酸枣仁一味，《名医别录》记载其"主烦心不得眠，脐上下痛，血转久泄，虚汗烦渴，补中，益肝气，坚筋骨，助阴气，令人肥健"。

此外，笔者应用本方，常常在辨证前提下加用夏枯草 30g，半夏 9 ～ 30g。至于半夏是选用法半夏、姜半夏还是清半夏，则多根据辨证选用。

8. 逍遥白蒺散

逍遥白蒺散即逍遥散去煨姜，加白蒺藜。本方具有疏肝解郁振痿之功，主治肝脾不调型阳痿。

常用剂量：白蒺藜 30g，醋柴胡 18g，当归 15g，炒白芍 18g，炒白术 18g，茯苓 18g，薄荷 6g，炙甘草 6g。

本方所治之阳痿，乃系肝郁而致者，肝主筋，前阴为宗筋所聚，肝气郁，则气滞血瘀，血不养筋而致痿。白蒺藜既能疏肝，又能泄降，以治阳痿，实为肝郁致痿的治本之品，合逍遥散疏肝健脾以治痿。

9. 逍遥蒲金丹

逍遥蒲金丹即逍遥散去煨姜，加石菖蒲、郁金、丹参。本方具有解郁醒脑开窍之功；主治平素情志抑郁不舒，日久致痰瘀蒙蔽清窍，而出现癫痫、神昏、呓语等，常伴有肢体麻木或不用、胸腹胁肋诸痛等。

常用剂量：醋柴胡 18g，郁金 15g，当归 15g，丹参 18g，炒白芍 18g，炒白术 18g，茯苓 18g，石菖蒲 15g，薄荷 6g，炙甘草 6g。

气有推动血液运行、促进津液输布之功，如果气滞则可出现血行滞涩，津液凝聚为痰，日久则易阻塞脉道，不能上奉于脑，或者郁遏清窍，而出现癫痫、肢体麻木等诸多症状。本方选取逍遥散养血疏肝，以石菖蒲、郁金涤痰开窍，化瘀醒神，以丹参养血活血安神，从而使脑窍得清，神归其用。

10. 逍遥桂苓汤

逍遥桂苓汤即逍遥散去煨姜，加桂枝、赤芍、桃仁、牡丹皮。本方具有疏肝健脾、消癥通经之功；主治肝脾不调，瘀留经络诸症，如月经不调、不孕、子宫肌瘤、卵巢囊肿、乳腺增生等。

常用剂量：醋柴胡18g，酒当归15g，炒白芍18g，赤芍9g，桃仁9g，牡丹皮9g，炒白术18g，茯苓18g，桂枝9g，薄荷6g，炙甘草6g。

本方实为逍遥散合桂枝茯苓丸而成。桂枝茯苓丸出自《金匮要略》。方中桂枝温经散寒，活血通络；茯苓益气养心；牡丹皮、桃仁、赤芍活血化瘀，其中赤芍还具有养血和营之功，以蜜为丸，取其缓消癥积而不伤正之义。诸药合用，具有下其癥瘕、化瘀生新、调和气血之效。

本方取逍遥散疏肝健脾，取桂枝茯苓丸活血化瘀、缓消癥积。两方合用，蕴含数法，治疗肝脾不和、血瘀阻滞的多种病证。

11. 生脉逍遥散

生脉逍遥散即逍遥散去煨姜，加太子参、麦冬、五味子。本方具有疏肝健脾、补阴养血之功；主治抑郁症、慢性疲劳综合征属心肝脾共病者。

常用剂量：醋柴胡18g，当归15g，炒白芍18g，太子参30g，炒白术18g，茯苓18g，麦冬18～30g，五味子9g，薄荷6g，炙甘草6g。

本方实为逍遥散合生脉散而成。生脉散原方中人参甘温，可益元气、生津液，但肝郁极易化火，故换为太子参，取其性凉，亦补亦清；麦冬甘寒，起清热养阴之效；五味子酸温，具敛肺止汗、生津止渴之用。此三药，补、润、敛皆具，益气养阴，敛阴止汗，生津止渴，使汗止而阴存、气复而津生、气充盈而脉复。

本方取生脉散以益气养阴，敛阴止汗，生津止渴；选取具有疏肝健脾的逍遥散。两方合用，照顾全面。

12. 逍遥柔肝降脂汤

逍遥柔肝降脂汤即逍遥散去煨姜，加生山楂、泽泻、丹参、决明子。本方具有疏肝健脾、祛湿泄浊之功；主治脂肪肝、高脂血症属肝脾同病者。

常用剂量：醋柴胡 18g，丹参 18g，当归 15g，炒白芍 18g，炒白术 18g，茯苓 18g，泽泻 10g，生山楂 18g，决明子 18g，薄荷 6g，炙甘草 6g。

柔肝降脂汤（即山楂、泽泻、丹参、决明子）为陕西王焕生老中医的一张治疗高脂血症、脂肪肝的经验方。笔者临证发现，部分患者除检查提示本病外，还有肝脾不调的表现，故而试着与逍遥散合用，效果尚可。

13. 逍遥软肝汤

逍遥软肝汤即逍遥散去煨姜，加党参、丹参、黄芪、茵陈、板蓝根、鳖甲、莪术、女贞子、五味子。本方具有疏肝健脾、活血软坚、解毒祛邪之功；主治慢性肝炎、肝硬化辨证属于肝郁脾虚，气滞血瘀者。

常用剂量：醋柴胡 18g，当归 15g，炒白芍 18g，丹参 18g，黄芪 30g，党参 30g，炒白术 18g，茯苓 18g，茵陈 30g，板蓝根 18g，鳖甲 18g，莪术 10g，女贞子 18g，五味子 9g，薄荷 6g，炙甘草 6g。

本方实际为四君逍遥散加味而成。因受恩师杨廉方老中医"慢性肝病的病机是肝郁脾虚"的学术思想影响，故以四君逍遥散为基础，加黄芪、丹参益气活血，鳖甲软坚散结，莪术破血逐瘀，茵陈、板蓝根、五味子清热解毒降酶，女贞子滋补肝肾。

此外，方中黄芪与丹参为一组对药。黄芪味甘，气微温，为补气之圣药；丹参味苦，性微寒，具有活血祛瘀、通经止痛之效。两药合用，补中有动，动中有补，广泛用于治疗癥瘕积聚等疾患。笔者加入姚氏医派后，留意到此药对在姚派妇科、男科中应用都非常普遍。

当然，以上介绍的是笔者的部分经验，欢迎广大读者应用验证！在临证中，笔者选用的组方更为广泛，远远超过以上介绍的十三方。

如笔者以滋水清肝饮为主治疗更年期综合征，鲜有不效者。在笔者看来，滋水清肝饮就是丹栀逍遥散与六味地黄汤合方而成，具有滋阴养血、清热疏肝之功，主治肝肾阴虚、肝火旺盛诸证，临证以胁肋胀痛、咽干口燥、舌红少苔、脉虚弦或细软为应用要点。

笔者曾治疗一患者，具体情况如下。

刘某，女，49岁，工人，山东省淄博市人，2019年11月24日初诊。主诉：睡眠障碍伴烘热汗出2年。诉2年来，夜晚入睡困难，睡后易醒，醒则再难入睡；伴手脚心发热，不自主汗出，晨起醒时遍身微汗，数分钟后消失，夜尿频。追问素体情况，告知终日自觉周身疼痛且痛无定处，长期自觉头有微热感伴偏头痛，曾服用甘麦大枣汤原方，服后自觉手脚心热稍缓，余症同前；舌苔白腻，舌体素有齿痕，脉沉细。中医诊断为脏躁。辨证为肝肾阴虚，气血不足。治当以疏肝清肝，滋阴补肾。遂给予滋水清肝饮加减。

处方：焦栀子10g，当归12g，白芍18g，白术18g，柴胡18g，生地黄18g，山茱萸15g，山药18g，茯苓18g，泽泻10g，牡丹皮10g，炒酸枣仁30g，夏枯草30g，法半夏9g，甘草6g，地骨皮18g。3剂，水煎服。

2019年11月29日二诊：诉服药1剂，当晚即顺利入睡，且热退，汗出减少。3剂后睡眠明显改善，头痛止，手脚心热退，夜间汗出明显好转，但出现牙龈肿痛，舌苔薄白，有齿痕，脉沉细。故在原方基础上，加石膏以清热。

处方：焦栀子10g，当归12g，白芍18g，白术18g，柴胡18g，生地黄18g，山茱萸15g，山药18g，茯苓18g，泽泻10g，牡丹皮10g，炒酸枣仁18g，夏枯草30g，法半夏9g，甘草6g，地骨皮18g，石膏30g（先煎）。3剂，水煎服。

2019年12月15日三诊：患者诉诸症消失，查体见苔薄白，脉细。原方减酸枣仁剂量继服以巩固疗效。

处方：焦栀子 10g，当归 12g，白芍 18g，白术 18g，柴胡 18g，生地黄 18g，山茱萸 15g，山药 18g，茯苓 18g，泽泻 10g，牡丹皮 10g，炒酸枣仁 18g，夏枯草 30g，法半夏 9g，甘草 6g，地骨皮 18g。6 剂，水煎服。

3 个月后，患者因家人患病电话联系求诊，告知上方 6 剂服用后停服，现一切安好，至今未复发。1 年后随访，告知安稳度过更年期，至今无任何症状反复，非常感激。患者在这一年间曾多次介绍类似患者就诊，笔者以滋水清肝饮为主治疗，均反映疗效不错。

刨根问底话"郁火"

在之前的师徒对话中，师傅讲到姚氏妇科"强调郁火为患"，我本想刨根问底，但被师傅婉拒了。过了一段时间，借着周末问候师傅的机会，我旧话重提。也许是师傅认为我对"郁火"已经有了一定的理解，欣然跟我详细聊了这个话题。现整理如下：

姚氏妇科"强调郁火为患"是基于师傅的母亲，也就是姚氏医派第六代代表性传承人姚克敏的"郁火"理论。姚老在总结先辈学术经验的基础上，结合历代文献，提出"郁火"为患的病机理论，认为郁火是导致多种妇科疾病的常见病机。

她指出：女子以血为本，以气为动，气血之盛衰、升降、出入、转枢是维持其生理功能的源泉和动力。气血又赖五脏之和调以生化运行，而其至要者，肝、肾、脾、胃者也！肾主藏精，以生殖为本；肝主藏血，有疏泄之权；脾胃者，为气血生化之源又司统摄。气血调和，脏腑平秘，经脉通顺则妇女身体健康，经调而能孕育子嗣。

若先天不足，或后天失于调养，或外感六淫，或内伤七情，或劳累过度，或饮食偏胜等因使脏腑功能失常，气血不调，气机转枢不畅，不畅则阻滞不通而成郁。虽朱丹溪总结有六郁，但就女子而言以肝郁最为多见。盖女子以肝肾为先天，肝藏血，主疏泄，以血为体，以气为用，属木而以敷和为荣。肝脉绕阴器，循少腹而布两胁。冲脉隶属于肝肾，肝血充实，下注冲脉，血海盈满，月经方能来潮。疏泄是疏通血脉，枢转气机，使气血畅通调和。若肝失调养，气血不调，郁遏不畅则成郁证。

女子一生中，又常数伤于血。月经为血所化，妊娠时需精血养胎，分娩时最易失血伤血，乳汁亦由血转化而成，因此女子常"有余于气而不足于血"，阴血常处于不足的状态。肝为将军之官，风木之脏，需血充盈濡养方能发挥其正常功能。其他脏腑、冲任、胞络等亦无不需要阴血的濡润滋养。概言之，女子特点为阴血不足而多郁。郁则气机不畅，久而化火，阴血不足，则虚热内生，郁、火、热相合，则结为"郁火"。此"火"非实火也，亦非虚火，乃虚中有实，实中有虚。

翻翻《傅青主女科》，其中就有"妇人有怀抱甚郁，口干舌渴，呕吐吞酸，而血下崩者""妇人有经前腹疼数日，而后经水行者……而肝中之郁火焚烧，内逼经出……"的记载，均提及郁火病机。

姚氏妇科还提出"以气为动"的学术观点，其"动"即灵动、活动，这与姚氏医派重视三焦气化原理是一脉相承的！相比"以气为用"中的"用"，更具有流派特色。

姚老指出：青春期少女，正处在生理发育的特殊阶段，其肾气方盛而真阴不足，天癸初泌而形质不充，属女子冲任的稚阴稚阳期，随着月经来潮，女性第二性征的发育，性格最易偏执，且喜食辛辣、香燥、酸冷之物，易使肝郁血虚而生郁火。产育期妇女，虽筋骨完坚，身体壮盛，但经、孕、产、乳，无一不损精、伤血、耗气，同时又集工作、家务劳累于一身，还有人际、社会关系等复杂因素，使其血易伤而气易滞，郁火滋生。更年期妇女，肾气日衰，天癸将绝，冲任渐虚，精血日渐不足，阴阳平衡失调，脏腑功能衰退，阴血不足，气机不畅致易生郁火。总之，女子一生之中任何时期，都易生郁火而引起病变。

概言之，"郁火"之成因有二：一是女子"气有余，而血不足"，二是女子"多郁"。女子"以血为本"，月经为血所化，妊娠需精血养胎，分娩最易失血伤血，且乳汁由血转化而成。若动血耗血则气血失衡，气有余则阳气偏盛，血不足则阴血亏虚而成"郁火"。此外，女子若七情过激、情志失调，则气机郁结不畅，导致损伤脏腑精气，阴阳平衡失调，气血运行失常，气有余、血不足则成"郁火"。

郁火既成，上扰神明，下迫血海，灼精动血，伤气耗津，使血海不足，阴精匮乏，肝气郁结，脾失健运，冲任失和，诸脏俱损，气血同病，虚实错杂。至于"郁火"之表现，可以利用三焦的划分来加以概括。如在上焦，表现为头昏头晕，或头目胀痛，双目干涩，唇干口苦，咽燥咽痛；如在中焦，表现为胸闷气短，乏力懒言，乳房胀痛，胁肋胀满，脘痞嗳气，嘈杂吞酸，纳少不饥；如在下焦，表现为阴中灼热，带下色黄，尿道不适，尿频短黄，大便干结或不爽等。

"郁火"之治法，也有两个：一是清润疏达法，二是移情悦志法。

所谓清润疏达法："清"者，禀辛凉清透之性，达清热保津，截断传变，毋绝化源之目的；"润"者，择濡养培津之能，与清者相和，润泽肝木，养阴生水，热潜火灭；"疏"者，具疏浚疏导之功，可疏利调气，解郁行滞，和顺气血，藏泄有序；"达"者，通达通透之意，使气机调畅，血行循轨，运化如常，郁热自平。

本此大法，在临床之中常具体运用疏肝、清肝、柔肝、养血、调益冲任、和胃运脾等方药。

移情悦志法，即让患者宽怀释疑、乐观自信。医者在使用药物治疗的同时，配合心理疏导。诊疗时，尽量用通俗易懂的语言，详细解释疾病发生的病因病理，分析各种可能影响疾病的因素，使患者了解病情与预后转归，并告之简便易行的自我保健手段，建立合理的治疗方案，引导其树立战胜疾病的信心。患者及家属对病情有了初步的了解，心情好转，积极配合治疗，常能取得事半功倍的疗效。

治疗"郁火"之具体方药，常选用姚氏丹栀逍遥散。本方即在原逍遥散基础上去掉性温动火的煨生姜，加凉血灵动的牡丹皮、炒栀子及疏肝理气止痛的醋香附，而具有清肝柔肝疏肝、和胃健脾、养血润燥、调益冲任之功。

牡丹皮，《滇南本草》有记载："牡丹皮，味酸、辛，性寒，破血，行血，消癥瘕，破血块，除血分之热，坠胎。"

栀子，《本草汇言》记载："卮子（即栀子），味苦，气寒，气薄味厚，轻浮上行。气浮而味降，阳中阴也……清气凉血。朱丹溪云：散三焦火郁之药也。方氏云：盖栀之为性，可升可降，气味虽居苦寒，而气本轻清……所以三焦浮游之火，六郁气结之火，皆可清也。"

当然临证时，也要随证加减：如须清火散热者，加竹茹、白薇、荷叶顶、绿豆以味薄透邪；如须理气解郁者，加苏梗、佛手、川楝子、荔枝核，取其疏而不燥之性；如须养阴生津者，加玉竹、百合、芦根、麦冬，取其滋而不腻之性；如须补益气血者，加黄芪、太子参，取其补而不滞之性；如须健脾除湿者，加薏苡仁、白豆蔻、白扁豆，取其和胃悦脾之性；如须化瘀行滞者，加苏木、藕节、桃仁，取其行而不破之性。

血虚者，常与四物配合使用；气虚者，则与自拟的新加当归补血汤（黄芪 30g，当归 15g，茯苓 15g，白术 15g，炒白芍 10g，川芎 6g，生甘草 3g）同用。

总之，临证配方以达到阴阳平秘、冲任气血调和为其目的。

下面我们就举几个例子，来看看郁火与月经不调、崩漏、胎漏、胎动不安、乳癖、更年期综合征等之间的关系。

1. 郁火与月经不调

女子以气血调和为贵，冲任气血调和，月信方能潮止如期。如因郁火而使气机不畅，火热扰动冲任、胞脉，则出现月经不调。其临床表现为月经先期或后期，或先后不定期，经量或多或少，或经行延长，头痛，咽干痛而红肿不甚，烦躁易怒，神疲纳差，乳房或胸胁作胀疼痛，腰酸腹痛，经色暗红质稠，脉细滑或细弦或数，舌红，苔薄白或薄黄。治疗时，姚老以调为主。调者，调阴阳、调气血、调冲任、调肝脾等，不拘用何法、何方、何药。轻清火热，疏达气机，使冲任气血恢复正常则病除体健。

2. 郁火与崩漏

崩漏为经乱之甚，前贤对其病机论述颇多。姚老认为，因"郁火"而导致此病者尤为多见。郁而气滞，气滞而血瘀，热扰冲任，冲任不调，血不能行；热扰血海，迫血妄行；郁火伤脾，脾失统摄；郁火伤肾，肾阴虚不能制火，扰动胞脉血海导致崩漏。临床表现：经来无定期，经量少，淋漓不尽，或骤然经量增多，色暗红有块；口苦咽干咽痛，烦躁易怒，少寐，便干尿黄，少腹、乳房及两胁胀痛不适，神疲乏力，少气懒言，脉细数，细弦或有濡象，舌红，苔薄白或黄腻少津。治疗时，急则治标，缓则治本，但不能"见血止血"，需于塞流之中寓澄源之法，重点在于恢复脏腑、气血、冲任功能的协调，使其能重新建立正常的月经周期。

3. 郁火与乳癖

乳头属肝，两胁为肝之分野，肝脉绕阴器，循少腹而布两胁，所以郁火为患，最易导致乳房疾病。姚老认为，妇女妊娠之时，精血下注胞宫以养胎，上丽胃经以营乳。当此之时，最需血充气和则乳络宣通疏达，为哺乳创造条件。若因郁火使肝气不疏，热伤乳络则郁结而成乳癖。更有因堕胎、小产、人工流产等终止妊娠，使刚得发育的乳络骤然停止，未经过哺乳的正常生理过程，乳络阻滞不疏，与郁火相搏更易发为本病。若在室女，或因情志不遂，或因饮食偏胜所伤致生郁火，气滞于乳络则成乳癖。其症为乳房胀痛，或有包块可及，或两胁胀痛，头痛，口干咽干，烦躁少寐，便干尿黄，脉细弦，舌红苔薄白。治疗此类疾病，须以柔肝养血、疏达肝木为主，兼佐消癖散结之药，不过用辛热温燥及苦寒泻火之药。姚老认为辛热温燥则助郁火更盛，苦寒泻火则使气血凝结而不通，且均易伤正。肝脾调和，肝血得充，肝木得润，疏泄有度则郁火散而疾病除。

最后，师傅总结：初跟姚派医家出诊学习者，印象最深的就是姚派医家最喜欢用逍遥散，似乎什么都可以用逍遥散来解决，此为对姚氏医派学术思想理解不深所致耶！你结合我刚刚讲的来理解，再对应跟师病例做分析，相信思路能进一步打开！用方重要，而为啥用此方更为重要，否则就只学到皮毛而已，而未学到精华，切记！

精准辨证提疗效

疗效是检验中医药真理的唯一标准，不断提高疗效是每一位临床医生的追求。这不，刚好利用周六济白师傅休息之际，我们师徒又进行了一次视频对话，谈论的核心就是如何提高临证疗效！

我：师傅，临证中如何提高疗效啊？

师傅：综合辨证，务求其准！

我：如何理解这简单的八个字呢？

师傅：我的母亲姚老曾经说过，最佳的治疗效果来源于准确的诊断。而准确的诊断，来源于准确的辨证。故为医者，必先明视听，察因果，析常变，而后断证用药。而于临床之际，无论病之大小、轻重，均以析理、论证为其首要。

姚老还说："明理而治者为上，治而不明其理者为下。"现代中医疗效的取得，离不开辨证与辨病有机结合。她指出中医的辨证论治，既讲辨证，也讲辨病。"证"是临床辨证论治的依据，证的确立和特点在"病"的发生和发展过程中。辨证和辨病相结合,是正确诊断的需要,是评价疗效的需要,也是实现中医药现代化的需要!并且强调:辨证是中医的临床指导核心,舍此则失却特色;辨病是中医临床的现代发展,无此则停滞不前。从目前来看,这仍具有很好的指导意义!

我: 姚老中医是全国首批老中医药专家学术经验继承工作指导老师,在妇科方面有很深的造诣,您能从妇科疾病治疗方面举例来说明如何认识刚才所讲吗?

师傅: 可以从以下几方面来认识。

1. 重视妇女生理特长,从整体观念出发正确辨证

人体以脏腑经络为本、以气血为用。妇女的经、带、胎、产都是脏腑经络气血的化生功能作用于胞宫的表现,以此构成了妇女的生理特点。宗姚氏医派"从气血根本出发,首重肝脾冲任"的学术思想,姚老认为"治疗妇科诸疾,以血为本,以气为动":在病机方面要充分重视妇女三期脏腑、气血、冲任的变化特点;在病因方面要着意剖析其与妇科生理、病理的特殊联系及其临床表现;在辨证诊断的过程中,要重视社会环境的变化对妇女身心及疾病的影响。

她认为,中医的整体观,是中医学的理论思想基础,是全面分析病情,指导妇科临床辨证的重要方法。人是一个有机的整体,要重视人的机体本质,重视人与生活环境、发病因素之间的密切关系,这就是人与自然环境的统一性。外因和内因的关系,实际上就是正

气和邪气的关系，二者互为因果，互相作用，应强调人体正气对妇女疾病的作用。妇女的疾病，不论局部和全身，都会有病理反应，局部可影响全身，全身也可反映于局部，内部的病可表现于外，外部的病也可传变入里。情志变化可影响内脏功能，内脏的病变也可引起情志的改变。临床时既要诊察局部，也要注重全身。

2. 辨证与辨病相结合

辨证，是综合患者的各种临床表现，以分析并判断其性质；这里的辨病，既包括中医学所指的"病"，也包括西医学所指的病，虽然表述不一样，但其实质是一样的。

可以说，中西医各有其辨证和辨病的方法。中医辨证，建立在中医学整体观的思想体系基础之上，强调因时、因地、因人治疗，将病和人密切结合为一个整体，故比较全面、深入和细致。西医对症，是以单个症状为对象，而相同的症状，又常具不同的性质，故有其局限性。中医的辨病建立在经验的基础上，几乎完全以临床表现为依据，有与西医对症同样的局限性。西医的辨病建立在现代自然科学发展的基础上，以病因学、病理学、病理生理学、解剖组织学为基础，以实验室检查及现代化检查手段为依据，故诊断较为确切。姚老精湛技术的取得，就在于其能够把辨证与辨病密切地结合起来，各取所长，各弃所短，正确的诊断决定了正确的治疗，最后获得良好的疗效。

中西医对"病"的认识有所差异，但是其实质均是针对的

"人"，这也就为西为中用奠定了基础。姚老常将西医的微观辨证引入中医临证。她认为，中医传统诊疗方法是从宏观现象出发，用整体观，将人体与环境、气候、心理情志相结合，辨证论治。而在医疗技术高度发展的今天，也应重视微观辨证，将中医辨证引入以往肉眼看不到的病变。如部分浆膜下子宫肌瘤、卵巢小囊肿等开始往往无自觉症状；或临床化验无结论而四诊可以明确辨证，如阴痒带下，症状明显，但往往白带化验并未查出滴虫、霉菌，妇科检查也无异常。此时就要采取无证从病，或无病从证的方法。

辨证与辨病密切相关，但诊病还需善察病证之标本，以定治法之逆从。例如子宫内膜息肉引起的崩漏，辨证多属血热、脾虚，可按此辨证施治，往往疗效并不好，若诊刮送检确诊后加以活血化瘀药则疗效甚佳。

看着我似懂非懂的表情，师傅就结合姚老既往一个真实案例，做了进一步讲解。

1991 年，姚老曾治疗一名 28 岁郑姓患者。患者 1985 年 5 月生一胎，顺产，但是小孩 2 岁时因病死亡。1986 年人工流产 1 次，次年离婚后再婚，至今未再怀孕。询问得知其月经周期和色量均尚可，但是长期情绪抑郁不畅，且近两年腹痛明显，渐有加重，经后腰痛，少腹胀坠，带下色黄，偶有赤带，食少眠差，头昏头痛。末次月经：1991 年 3 月 10 日。曾在某院诊断为"盆腔炎"，久治不愈。诊脉细弦，舌淡红，苔白。妇检：外阴阴道（－），宫颈肥大轻糜，宫体后倾，大小坚度正常，附件（－）。

这样一个患者，姚老怎么认识其病症的呢？她认为此为冲任肾气受损，天癸不足为本，肝郁气滞为标。生育期妇女，应以养血调血、补其损耗为主来调治肝肾，方用艾附逍遥散加味。

处方：炒柴胡10g，当归10g，薄荷6g，白术10g，茯苓15g，炒杭白芍10g，炒艾叶10g，醋香附10g，桑寄生10g，续断12g，荷叶顶3个，莲须10g，木蝴蝶10g，砂仁10g，甘草3g。5剂，2日1剂，水煎服。

除开药外，姚老还询问患者夫妻生活等情况，给她解释病情，解除其思想顾虑，耐心做心理疏导。

随访患者，服药后次月月经即未来潮，停经40天后感恶心呕吐，检查为早孕。1991年12月中旬顺产一子。

本案辨病为继发不孕症，证属冲任受损，血虚气滞，肝脾不调。患者由于产育、人流手术等使冲任受损，加之小孩不幸夭折，忧虑过度，盼子心切，肝郁不舒，久而不孕。中医辨证的同时，姚老还结合西医学妇检，排除"盆腔炎"，正确辨病，并重视心理调治，解除患者思想顾虑。这就是辨证与辨病结合，准确诊治，从而获佳效。

师傅还强调，逍遥散、艾附逍遥散、四物五子汤等均为姚氏医派的临床常用方，虽然看似差别不大，但是需要明白并掌握它们之间的区别！

姚氏妇科特色彰

一、贞白三十余年承家学

在拜师当日，济白师傅曾向参加拜师会的成员"炫耀"其毕业时所撰写的一篇论文，其内容就是关于姚贞白先生治疗妇科方面的特色，后经润色，在《云南中医杂志》发表。据师傅介绍，该篇文章着眼于整体，对姚贞白先生治疗妇科疾病的临床特色进行总结。近日，我借着师傅讲解姚氏医派学术经验的机会，再次向师傅请教。现将师傅讲解姚贞白先生治疗妇科的四个特色整理如下：

1. 辨证机要，首重肝脾冲任

张景岳论妇科，专从阴血立说，谓："女子以血为主，血旺则经调而子嗣……故治妇人之病，当以经血为先。"叶天士则尤重肝与冲脉，言："女子以肝为先天。""女子月水，诸络之血，必汇集血海而始下，血海者，冲脉也，男子藏精，女子系胞，不孕经不调，冲脉病也。"

姚贞白先生在继承先贤学术经验的基础上，谨遵《内经》"余闻百病皆生于气"之旨，从姚派"以气血阴阳为整体，以气机变化为辨证线索，因人、因时、因地制宜"的传统学术思想出发，认为：妇科疾病，其病机源于气血失调；其辨证当首重肝脾冲任。尝谓："妇女以血为本，血生于中、统于脾、藏于肝、注之冲宫、任阴为养。"然血不独行，必因气而动，气血所以有运动升降之能，乃缘"肝有疏泄条达之功，脾有温煦散精之力，冲有渗灌之能而任具当养之权。此四者，气血和调之要旨也"。

倘因心思繁紊，情志抑郁，或产育频多、饮食劳倦等，则每致耗血伤肝，生热化火，或内伤脾胃，下及冲任。肝脾冲任既伤，疏调、温养、渗注无权，则气乱血逆，气滞血瘀，气弱血亏，气耗血脱……气血之生化、调摄、升降失司，诸恙乃变化而生。

姚贞白先生在重视病变矛盾特异性的同时，并不忽视矛盾诸方面的普遍联系。他认为妇科辨证，肝脾冲任固为要，然人体乃有机的整体，气血之和调顺畅，是机体内各脏腑经络器官协同作用的结果。肾为先天之本，为气化之始动，肾气充盛，天癸乃至，冲任方有温运渗灌之力；心为血脉之宗，脏腑之主，主明则气血调畅，经汛如潮，主不明则气血乖戾，胞脉壅闭。因此，在辨证中更当注重整体，综合分析，要在整体观的基础上抓病变矛盾的中心环节。

2. 因证立法，旨在运转机枢

基于对妇科疾病病变特点的认识和阐发，姚贞白先生在立法遣方时，不过用辛燥，不偏于寒凉，不骤施峻补，不妄行攻破，而是注重肝脾冲任的特性，从平秘气血阴阳，调节机体气化功能着手，以"枢转气机、调益冲任、温宫养血"为基本治疗大法，并将此疏和、条达、温养的治疗法则，概之为"运转机枢"。所谓"机枢"，即气血生化、运化、升降、调摄之机要、枢纽是也。

此外，他也十分赞许清代名医唐容川之"治血必治气""生新宜祛瘀"的学术观点，常引《血证论》中"凡治血者必调气，使气不为血之病，而反为血之用""瘀血在身，不能加于好血，反阻新血之化机，故凡血证，总以一祛瘀为要"等阐发治气、祛瘀与治血之辩证关系的精辟论述，告诫、启发子女门人，并时时作为临证之借鉴。

姚贞白先生常说："临证用药之妙，不在乎数量之多，分量之重，贵在辨证立法准确精当，按法制方，则平和之剂也能奏奇效，此即四两所以能拨千斤之理。"

3. 熟谙标本，论治讲求层次

《内经》云："知标本者，万举万当，不知标本，是谓妄行。"姚贞白先生悟其意而明其理，临证中十分强调审辨病证标本缓急的重要性。尤其是在诊治一些疑难重症时，他每以阴阳气血为纲，表里、寒热、虚实为目，详询细辨，求本探源，务必辨清其新病旧病的主次、标病本病之缓急、脏腑经络的归属、七情六淫之由来，从而拟出一系列井然有序的治疗方案。然"言标与本，易而勿及"，故他进一步认为，要真正把握住标本缓急在病变过程中的规律性，就必须紧紧抓住证候机理之间内在的线索，注重初期、中期及后期的治则和方药的机转权变，各诊次之间，在治法上既要有显明的程序，又要注意一定的衔接性和连贯性。

标病急而浅，浅则易治；本病缓而深，深则难图。故姚贞白先生于妇科临证每以"治标为先导，意在清理层次，剖露本质，孤其病势，为治本创造条件"。然纵"急则治其标"，却也很讲究分寸，以免蹈过犹不及之弊，致伤其本；"缓则治其本"，则更注重"标本相移"之理，辨治尤为灵活。

4. 善用逍遥，循古而有创新

逍遥散首见于宋代《太平惠民和剂局方》，就其原始方义来看，属滋阴养血之剂，多用治"女室血弱阴虚""血热相搏，月水不调""血虚劳倦，五心烦热"等阴虚内热诸疾。随着临床医学的不断发展，本方的运用范围日渐广泛，现已成为妇科临床上广为流行的方剂了。

以肝脾冲任为辨证机要，结合妇女善感而多郁的性格特点，从"运转机枢"的治法着眼，姚贞白先生喜用逍遥散一方广治多种妇科病证。他认为，此方之所以命名曰"逍遥"，乃在于它能畅达肝木，遂其曲直之性，使木郁达之。故其效能是调理肝脾而又以柔肝、养肝、疏肝为中心。全方药物性味平和，轻灵疏缓，寓意有四君、四物气血双补之妙，而无党参、熟地滋腻不化之弊；有四逆散疏肝理气之功，却无枳实燥烈下气之性；行而不破，补而不滞，行中有补，补中有清，寄补益之意于调和之中。其养血柔肝，使木气得以滋涵；健脾和营，使木气得以培育；疏肝解郁，使木气得以条达。全方终使木疏土运，肝平脾旺，气血顺畅，冲任调和。

故凡因七情内伤，肝郁气滞，肝郁血虚，肝脾不和所致之月经不调、痛经、经闭、崩漏、带下、癥瘕不孕以及胎前产后诸疾，皆可以本方为基础化裁调治。但也正如先生所强调指出的那样，逍遥散于妇科诸疾，固有其佳良之效能，然并非万病皆治，必须在辨证的前提下，灵活变化，正确使用，方具显效，所谓"有是证则用是药"。若舍此而欲图其神效，则枉然矣。

正确的治则，来源于正确的诊断，正确的诊断，必基于对机体证候客观的病理病机分析。在疾病的诊断过程中，辨证是最基本也是最重要的环节，而针对不同特性的疾病，其辨证的重心亦当有所侧重。譬之咳喘、痰饮诸疾，在辨证上即应注重肺、脾、肾，盖因此三脏在机体的气化升降及水液代谢过程中，发挥着重要的调节作用。妇女以血为本，气为血帅，血为气母，经、孕、产、乳无气血不行，经、带、胎、产诸疾又每每耗伤气血，而与气血之生化、调摄、升降、敷布等联系最为紧密的脏腑经络，乃是肝脾冲任。因之妇科辨证，理当首重此四者。

最后，济白师傅总结道：姚贞白先生于妇科临证，谨守气血升降之机，以肝脾冲任之生理病理为辨证机要，并据此而拟定出疏和、条达、温养之运转机枢的治法总旨，这正是抓住了病变矛盾的中心环节。因之始能客观地分析、明辨疾病证候产生的病理机制，从而对疾病做出正确的诊断并施以正确的治则和方药。可以说，以气血阴阳、脏腑经络为整体，以肝脾冲任为辨证机要，以运转机枢为治疗大法，以轻灵疏和为用药特点，重视病变的标本传化，因地、因人、因病制宜，理、法、方、药一线贯穿，乃是姚贞白先生在妇科临床的诊治特色，值得借鉴应用。

二、调经要旨心传

姚氏妇科治疗月经不调颇有心得，师傅将其家传心法概括为以调为主，疏气血、调冲任为调经之首务。

1. 月经病以调为主

行经乃妇女之正常生理，月经的正常与否，反映了这一时期妇女机体的健康状况。李时珍《本草纲目·妇人月水》载："月经，经者，常也，有常轨也……妇人之经，一月一行，其常也；或先或后，或通或塞，其病也。"所谓常，即月经的期、量、色质正常。女子以血为本，以气为动，气血的盛衰、升降、出入、转枢是维持此生理功能的泉源和动力，气血又赖五脏之和调以生化运行，而其至要者乃肝、肾、脾、胃。肾主藏精，为生殖之根本，肝主藏血，为疏泄之权要，此两脏为女子之先天；脾胃者，化源之主，又司统摄，为后天仓廪之要冲。气血和顺，脏腑平秘，其经信如常，若脏腑生克失制，气血失调则发为月经不调，即月经先期、后期、先后不定期，月经过多、过少，经期延长，经间期出血等有经而失信之病，至于崩漏、闭经乃不调之极，此时已无期可循，量不可纲。

所以经信可一分为三：一为常；一为失调；一为极。临证最多见月经失调，由失调而调，则返病为常，不至于崩、闭。调顺月经是妇科医者之首功，祛病孕育无一不在调经之中。

2.疏气血、调冲任为调经之首务

（1）疏肝解郁，和血健脾，调畅经气：姚氏妇科在治疗月经不调时，特别注重疏肝健脾、调畅经气之法，而逍遥散则是其代表方。逍遥散是和法中调理肝脾的重要方剂，以疏肝解郁、和血健脾、调畅经气立法，一切都围绕着"疏肝、调肝、养肝"，使气机通畅，气血调和，脾运恢复。肝体阴而用阳，藏血而行气，主谋虑，主疏泄，其生理功能的正常发挥对脏腑的活动具有一定的促进作用。脾胃为后天之本，气血生化之源，脾胃运化失健则荣血虚少，肝失所养，木郁不达，则肝脾不调。在临床上肝脾不调之病证颇多，尤其妇女更是常见，而逍遥散则广泛用于肝脾不调证的治疗。

妇女的月经以一月为一周期，在月经的周期变化中，不同阶段具有不同性质的矛盾，必须按脏腑阴阳动态变化的规律，分期立法用药。

行经后期，经水适净，精血耗伤，血海空虚，正待修复，精血属阴，肾为经水之源，肾中真阴充实，产生天癸，天癸充盛，方能促使经水按时而至，故在行经后期的调治应以补养肝肾、养血助冲任为原则。

月经中期，天癸渐充盛，属阴转阳的过渡阶段，为适应阴阳消长，除滋阴养血外，应加入调助冲任之剂。

行经前期，天癸充而冲任盛，为阳气活动的旺盛时期，待行经即为阳转阴，故此期治宜用因势利导，以通为主，活血通络，调畅经气。

治疗月经病特别要注重服药的时机，用逍遥散调经每于行经前一周服药，而对月经中后期的调治则如下述。

（2）补血调经，滋养肝肾，调助冲任：补血调经、滋养肝肾、调助冲任之法，多用于行经后或月经中期，选方多以四物汤为基础方，配合姚氏新加五子汤、二至丸、四君子汤等加减应用。四物汤首载于《太平惠民和剂局方》，清代武之望的《济阴纲目》将本方列于调经诸方之首。

方中熟地黄性味甘温，滋肾养血以益胞宫，当归补血调经，补中有行，川芎温经活血，杭白芍和血平肝，四物配合补而不滞，使营血旺盛，周流无阻，虚损得以恢复，可用于治疗月经不调诸证。姚氏医派常用的四物汤加减变化有：

①四物汤合姚氏新加五子汤（菟丝子、茺蔚子、女贞子、车前子、覆盆子）：此为姚老对月经中期调经之验方，既补先天之精，又益后天之血，调助冲任，多用于因肝肾气血不足引起的月经后期、

月经过少、月经先后不定期。

②四物汤合二至丸：既补养肝肾气血，又滋阴清热，多用于肝肾气血不足兼夹虚热者，如月经不调中的经期延长、月经先期、经间期出血等。

③四物汤加续断、醋香附、蒲黄、藕节、益母草等活血行瘀药，多用于气血不足兼夹瘀滞之月经过少、月经后期。

④四物与四君合为八珍汤：多用于气血两虚引起的月经过少、经期延长（气不摄血、气血两虚型）、月经后期；对于长期月经过多而致气血不足者，行经后用于调补气血。

⑤四物汤加阿胶、炒艾叶：有温经养血之功；再加木蝴蝶、莲须、仙鹤草有固摄冲任之用。多用于月经淋漓缠绵之经期延长或月经过多之症。

在以上 5 个四物汤加减验方中，不论气虚、血虚、宫寒、夹热、肝肾不足者均勿忽视加入续断、桑寄生、茺蔚子等调理冲任之药，并常配醋香附以行气活血。

最后，师傅总结道：姚氏妇科在治疗月经不调中，注重肝脾气血及冲任二脉，突出一个"调"字，用药轻灵，用凉不留滞，用温不动血，补血不滋腻，益气不助火，活血不伤正，不骤补猛攻，于平淡中建奇功。

三、痛经重在温化和顺

有关痛经的治疗，济白师傅谈道：虚、实、寒、热均可导致气血运行不畅，胞脉、冲任气机郁滞，使经脉不通或经脉失养而经行腹痛。姚氏医派治疗妇科疾病以调理气血为主，首重肝脾冲任，尊"和"为贵，善用和法。根据女子肝气抑郁，脾气易虚之特点，以及痛经多因寒邪凝涩，气机郁滞，冲任不利，胞脉瘀结所致，拟"和"为先，以温、化、和、顺为治疗大法。

1. 姚氏妇科对痛经病因病机的认识特色

姚氏医派认为，胞宫为奇恒之腑，受肾精、冲任、气血、肝气、脾气的调控，由冲、任二脉虚实之转化而形成月经，月经之行乃胞宫实则泄之、虚则自补的一个良性循环。行经过程中疼痛的发生及治疗都有其独特之处。

（1）病因病机方面：痛经一证，多由起居不慎、六淫所伤、情志不调所引起。病位在冲任、胞宫，变化在气血、肝脾。主要病机为寒凝胞宫，气郁冲任。

①寒凝胞宫：女子胞宫喜暖而恶寒。行经之期，血海由满盈渐转为溢泄，气血由充盈骤变为虚乏。血海空虚，外邪尤其是寒邪常乘虚而入，客于胞宫。血遇寒则凝，滞于胞中，经脉失于温煦，经血运行受阻，或素体阳虚，冲任虚寒，经水运行迟滞，血行不畅，阻塞不通而致经行腹痛。还有因经行产后，血室开启，摄生不当，

感受寒邪，寒湿相凝，衍生癥瘕，胞宫滞涩，也会引起腹痛。

②气郁冲任：原发性痛经者多见于青春期女子。此时正值冲任方盛的生长发育期，易虚易实，易寒易热，而且性格易偏执，喜食辛香冷，易致肝气郁结，脾胃受损。若值经期肝气不疏，脾弱失运，且遇寒邪，即致冲任升降失司，经脉郁滞，通行不利，出现腹痛等症，或体质素弱，气血不足，冲任不实，胞脉失荣，气虚血滞，无力流通，而致腹痛。

继发性痛经多发生于育龄期妇女。常见情怀不舒，肝气郁结，气机不畅，日久瘀积，形成癥瘕；或劳逸不均，思虑过度，脾气受损，生湿聚痰，血行受阻，痰瘀互结，致生癥瘕；或多产、房劳、大病久病，后天损伤，脉络不疏，血海不充，血行不畅，瘀阻结癥。诸因皆致冲任不利，胞脉阻滞，痛证遂生。正如《傅青主女科》所言："夫寒湿乃邪气也。妇人有冲任之脉，居于下焦，冲为血海，任主胞胎，为血室，均喜正气相通，最恶邪气相犯。经水由二经而外出，而寒湿满二经而内乱，两相争而作疼痛，邪愈盛而正气日衰。"

痛经患者因每月必受疼痛之苦，心生惧怕，精神紧张，经临之前即焦虑忧愁，情绪不稳，更加重了气机郁滞，胞脉不利，经血不畅，而致腹痛加剧。

（2）症状方面

①疼痛表现：经行之期，腹痛之时，痛状多样，如绞痛、掣痛、刺痛、胀痛、隐痛、冷痛、灼痛……但以冷痛腹胀，按之痛增，得暖痛缓者多见。同时形体多为蜷缩状，或喜屈膝、弯腰、下蹲。继

发性痛经者常痛引腰骶，或放射至肛门、阴道、会阴、大腿等部位。

②常见症状：恶寒，喜暖，手足欠温甚则冰凉，冷汗阵出，多衣厚被，恶心泛呕或呕吐，纳减，或大便稀溏，或便秘，或肛门坠胀。经量或多或少，经色偏黯，或夹血块，块下痛缓。舌红或泛青，苔薄白或白腻，脉细滑或弦滑。

因寒性收引，寒客胞宫血脉，则气血凝滞，血脉挛缩而致腹痛。《素问·举痛论》说："寒则气收。"故而痛经者常见蜷缩屈蹲、手足冰凉、冷汗淋漓之状，甚则寒凝气闭，痛剧而气厥昏晕。症见腹胀、血块等，乃寒滞经脉，阻碍气机，肝失条达，冲任不利，血气凝涩，不能流行所致。经行不畅，血凝成块，待气行块下后则疼痛明显缓解。

2.临床治疗特色

（1）温、化、和、顺四法：姚氏医派治疗妇科疾病以调理气血为主，首重肝脾冲任，尊"和"为贵，善用"和"法。根据女子肝气易郁、脾气易虚之生理特点，以及痛经寒邪凝涩、气机郁滞、冲任不利、胞脉瘀结的主要病因病机，治疗以"和"为先，予温、化、和、顺四法。

①温：温经散寒。温则寒消凝融，血气流动，冲任胞宫气机得以运转。药用吴茱萸、官桂、乌药、川花椒、小茴香、炒艾叶等。

②化：解郁行滞，消散凝结，逐化痰湿。药用当归、川芎、三七、苏木、桃仁、生蒲黄、五灵脂等。

③和：调和、疏达、燮理。或调和阴阳，或调理气血，或调助冲任，或调和肝脾，或调畅气机，或调节寒热等。药用苏木、荔枝核、橘核、佛手、青皮等。

④顺：顺畅气机，调顺气血，顺应潮汐。药用当归、川芎、醋香附、台乌药、延胡索、佛手、小茴香等。施以此法，因势利导，使寒邪温化，凝滞消散，肝木条达，脾气斡旋，冲任和谐。待气血调畅，则病痛得瘳。

（2）用药特点：姚氏妇科认为，女子疾病，其病机源于气血失调，治疗当重视疏肝健脾，调助冲任，治痛经亦如此。遣方时要注重女子"以血为本，以气为动""气有余而血不足"的生理特点，处处顾及阴阳的平衡协调、避免精血的损耗伐伤，务使气血、肝脾、冲任畅达调和。用药讲究轻清透达，灵动流散，不过用辛燥，不妄行攻破，反对妄投重剂，慎用厚重之品。

3. 常用治法及验方

姚氏妇科指出，女子经行之时所排出之血乃宿血，宿血不除，新血不生。若此宿血、恶血不循经，不归络，走窜于胞宫胞络之外，则形成瘀滞之根源。行经一度，瘀滞加深一分，久而成形成聚，坚而不化，成为癥瘕，或在胞宫，或在胞脉，或流注于整个腹腔。故治疗须分层次步骤。

（1）化滞祛瘀，活血通络，辛温理气

主方：桃苏化滞汤。

处方：桃仁 10g，苏木 6g，当归 15g，川芎 10g，生蒲黄 6g，五灵脂 10g，川花椒 3g，小茴香 6g，生三七 10g（有时也加荔枝核 15g，橘核 12g）。

经后 1 周，月经中期开始服用，每日 1 剂，至经前 3 日停用。

我将桃苏化滞汤编写成歌诀方便记忆：桃苏化滞失笑茴，归芎三七花椒配。

（2）温经祛寒，活血调气，通络止痛

主方：温经止痛汤。

处方：醋香附 10g，乌药 10g，炒艾叶 10g，当归 15g，川芎 10g，生蒲黄 6g，五灵脂 10g，官桂 10g，延胡索 10g，三七 10g（有时也加吴茱萸 10g，佛手 10g，青皮 10g）。

经前 3 日接服上方，每日 1 剂，经期可继续服用，经净即停药，或腹痛止停服。

温经止痛汤歌诀：温经止痛失笑桂，芎延艾附乌七归。

加减：①月经过多者，加炮姜炭、仙鹤草，通涩兼之，行滞止血；②恶心呕吐者，去荔枝核，加砂仁、茯苓、陈皮、姜半夏等健脾助运，温中和胃降逆；③大便稀溏者，加炒白扁豆、炒麦芽、炒白术、炒苍术等益气健脾，运脾止泻；④腹痛拒按，有灼热感者，去官桂，加川楝子、杭白芍等清郁化热，疏理肝气。

（3）气血亏虚，冲任不足，胞脉失养

主方：四物五子汤。

处方：当归 15g，川芎 15g，熟地黄 15g，杭白芍 15g，女贞子

15g，菟丝子 15g，芫蔚子 15g，覆盆子 10g，车前子 10g。

本方为月经后期、中期辨证常选用之经验方，经净后 3 日开始服用，每日 1 剂，连服 3 周。

加减：①偏于气血不足，冲任失养者，表现为月经量少、淡红清稀，神疲乏力，经期或经后小腹隐隐作痛，喜按空坠者，加白术、黄芪、苏梗、吴茱萸、醋香附等以益气健脾，养血柔肝，补益冲任，温经止痛；②偏于冲任空虚，肾精不足者，表现为月经量少、经色淡褐，头昏眠差，经期及经后小腹绵痛不止、腰骶酸痛等，加桑寄生、炒续断、炒杜仲、炒艾叶、醋香附、佛手等以资助冲任，濡养精血，温润胞宫，疏调气机，补益止痛。

济白师傅指出，妇科各流派的指导思想虽然有所差异，但是均是在中医理论框架下发挥的，姚氏医派治疗痛经，重在运用"温、化、和、顺"四法，读者须加以理解运用，不可轻视。

四、补益疏导疗闭经

姚氏妇科治疗闭经，善于应用补益疏导法，济白师傅归纳为以下四方面。

1. 精、气、血为行经之三要素

姚氏妇科指出：经者，由精之所化、血之所聚、气之所动而成，是女子脏腑、气血、经络协调活动的结果，为女子生理健康之标志。

精者生之本，乃生命之本及生殖之本。其温而动者是为阳，其凝而聚者是为阴，阴阳平秘，天地化生是为癸水，故《内经》云："女子二七而天癸至。"无此则冲任不旺，经无所生。

血者经之形。女子以血为本，经、胎、产、乳无血不行，血下注冲任胞宫而为经。故《内经》云："冲为血海，任主胞胎。"无此形质则血海不充，任虚胞无所荣则经不行。

气者生命之动力，功能之外现。而女子尤以肝气为重，以其藏血、调气之功能作用于冲任，故有"肝为女子之先天"之说。

女子"二七"以后，肾气渐盛，天癸渐充，脏腑气血生化渐旺，汇聚于冲任，贯注于胞宫血海，而使经行。其后经历盛壮之期，冲和之期，至"七七"，肾气虚，天癸竭，脏腑功能衰减，气血生化不足，血海空虚，胞宫失养而经绝。精、气、血为行经之三要素。

2. 虚实夹杂是闭经之主要病机

经之行，是精、气、血三者相生相濡、协同作用的结果。精化为气，精血互生，气血相依，冲任通调则月事潮止如期，此其常也。及其变，月经或先，或后，或愆期；或多，或少，或崩漏不止，或停闭不至。女子生而不潮，或潮而复止，皆谓经闭。经闭者，经病之甚也。古今立论繁多，证型各异，但究之本旨，终不外"源不足"与"流不通"两端。

姚老曾比喻：冲任者如湖海之聚，胞脉者如河川之泄。湖海盈满则河川自通，即稍有滞涩，治之较易；若本源虚或枯竭不生，甚则涓滴皆涸，决堤亦有何用？今有医者，见闭即通，以桃红为先锋，以棱、术为雄兵，此治经闭之大忌。她潜心研究本病机理，特别对妇女的生活、工作、社会环境、生理病理特点的演变极为重视，常深入基层进行调查并结合妇女各期脏腑气血的变化提出新的认识。她认为，月经、胎孕既是妇女的两大生理特点，也是导致妇科诸病的主要因素。13～50岁是女子一生的重要时期，由于经、胎、产、哺乳等活动，极易造成损精、伤血、耗气。此外，当代妇女有职业之负担，又有家庭之劳累，常致精神压力大而出现情绪波动。尚有部分室女经闭者，无特殊病因，无明显症状，面华体健而经不行。故对闭经患者，必详审病史及病因，除重视脏腑证候表现外，还需配合相关现代方法检测。在四诊中尤其要重视问诊及切诊。姚老综合近年闭经患者的临床特点，提出她们的群体证候表现是以虚为主，虚实相兼为其主要病机。

3. 治疗以精、气、血虚为本，兼顾夹杂因素

针对闭经，姚氏妇科提出以"补益"为主，"补益疏导"同用的治疗法则。精、气、血虚，有以精为主者，有以血为主者，有以气为主者，如精血两虚或气血两虚，则论治较难；更有精、气、血俱虚，互为因果，至脏腑俱累，化源无权，或正虚而兼寒湿、郁热为患，发为"风消""息贲""石瘕""瘝瘵"者，则为重症，治当别论。

精虚者，或禀赋不足，或后天损伤，或药物（如避孕药等）所

至，或他病所累，而致经闭不行，常伴腰酸、头昏、耳鸣、脱发、易倦、性功能减退等肾虚精弱之症。脉多细或细沉，舌淡红苔薄。检查可有子宫发育不良，基础体温无双相，性激素测定不正常。

血虚者由多产失血，或暴崩漏下，或他病损伤脾胃，气血化生不足所致，见经闭不行、腰腹坠痛、带下色白、面色不华、爪甲不荣、头昏心悸、肢酸麻木、纳少眠差等症状。脉细滑或虚滑无力，舌淡苔白或薄白。检查可见血象和有关营养指标低下等。

气虚者，多由他病所及，脏腑功能不足或精血失后所累，见经闭不行、腰酸腹坠胀、面黄、自汗、气短、心慌、纳少、肢酸等症。脉沉细或缓弱。

精、气、血虚可兼见或并见，则病程及病情也随之而加深、加重。精、血、气虚，乃此病之源，治当以补益为本。

闭经之兼夹因素多为气滞、瘀阻、郁热，寒湿等，多由精、气、血虚所生，或其他直接因素所致，使其冲任胞脉受阻，精、气、血不能下导，或运动无力，气滞不疏。临床兼见胸胁、少腹、乳房胀痛，情绪不畅、易怒心烦等；主脉兼见弦象，舌变化不显。

瘀阻不化者，兼见腹痛或定点疼痛。主脉兼弦或滞涩，舌质偏黯或有瘀象。检查可见子宫、附件炎症或有包块。

痰湿内蕴者，则可见带多而稠浊，并伴有苔腻、胸闷、体肥肿胀等。主脉兼弦滑。

郁热者，兼见口苦咽干，烘热，潮热，或手足心热，夜卧不宁，心烦。主脉兼细数，舌质偏红，苔薄或薄黄少津。

寒湿者，兼见少腹冷或冷痛，腰酸肢凉，带下清白，纳少，神疲无力。主脉兼沉缓，舌多白腻。

诸兼夹因素又可互见，视病情深浅轻重而定，但其虽为滞而不通之因，却非本病之源，故治疗当分别运用理气、行气、活血化滞、解郁清热、温经散寒，疏之导之，而忌用攻破、清凉温燥之重剂，以免伤及精、气、血之本源，是为舍本而治标也。

故治疗闭经，常以姚氏新加五子汤为主方，即女贞子、茺蔚子、菟丝子、覆盆子、车前子五味药补益精血，滋养肝肾，配合四物、逍遥养血柔肝，调和疏导，而不论补益或疏导，均特别强调冲任二脉的调畅，故用药时如桑寄生、川续断、杜仲、鹿角霜、牛膝等常灵活配用。精气重损者加二仙、肉苁蓉、巴戟天、参、芪、枸杞子之属。而壮阳辛温之品，宜慎用。

其常用加减法则如下：

①兼气滞者，加醋香附、乌药、砂仁、苏梗；②兼瘀阻者加益母草、丹参、牛膝等。对于桃、红、棱、术之类则慎用；③兼郁热者加黄芩、青蒿、牡丹皮等；④夹寒湿者加艾叶、吴茱萸、官桂之品。

总之，闭经只可先培本源，再缓缓疏导之。为医者勿好奇、勿求速、勿偏执，则为得当。

4. 典型案例

姚老曾治疗这样一例患者。

张某，女，26 岁，农民，已婚，无生育史。2016 年 5 月 2 日首诊。

主诉：月经停闭 5 年未行。患者 13 岁月经来潮，平素经期规律，周期（5～6 天）/（28～31 天），2011 年突发闭经，2012 年在云南某院检查诊断为"子宫内膜结核""盆腔结核""双侧卵巢多囊样改变"，按疗程服用抗结核等药物治疗后结核痊愈，但是月经未潮，多次于某医院进行妇科检查及治疗，月经仍不来潮，末次宫腔镜检查提示"宫腔粘连、未见子宫内膜"。因其月经已 5 年未来潮，故求诊于中医。望其体型消瘦，询其无带下，纳食、夜寐可，二便正常。舌红润，苔白，脉沉细滑。

中医诊断：闭经。辨证：冲任受损，气血失调。治法：补益冲任，调养气血。主方：逍遥散合姚氏新加五子汤。

处方：醋炒柴胡 10g，全当归 15g，炒杭芍 10g，炒白术 10g，茯苓 20g，薄荷 6g（后下），桑寄生 15g，炒续断 12g，女贞子 15g，菟丝子 15g，茺蔚子 15g，覆盆子 10g，车前子 10g，醋香附 10g，甘草 3g。每日 1 剂，水煎服。

同时告知患者病程长，须坚持中药调理，保持情绪舒畅。

2016 年 6 月 7 日二诊：坚持服药 30 剂，自觉周身轻松，但不能具体描述。现有带下，但量不多，偶有腰酸、乳房胀痛。舌红润，苔白，脉沉细滑。药已奏效，继续予逍遥散合姚氏新加五子汤调治。

处方：醋炒柴胡 10g，炒白术 15g，炒杭芍 15g，全当归 15g，茯苓 15g，菟丝子 15g，覆盆子 10g，车前子 10g，女贞子 15g，茺蔚子 15g，醋香附 10g，炒续断 12g，桑寄生 15g，薄荷 6g（后下），甘草 3g。每日 1 剂，水煎服。

再次告知患者病程长，虽已奏效，但还须坚持中药调理，同时保持情绪舒畅，避免情志刺激。

2016 年 10 月 25 日三诊：上方连续服药 120 余剂，月经尚未再潮，患者较为急切。细询带下较前周期性增多，腰酸痛已不明显，仍偶有乳房胀痛，肢冷。舌红润，苔薄白，脉沉细滑。当日于某院行彩超示：子宫内膜 0.4cm，回声不均匀，宫腔粘连可能；盆腔少量积液 1.3cm；宫腔少量积液 0.3cm。调整主方为四物汤合姚氏新加五子汤。

处方：熟地黄 15g，全当归 15g，杭白芍 15g，川芎 10g，女贞子 15g，菟丝子 15g，茺蔚子 15g，覆盆子 10g，车前子 10g，炙鳖甲 10g，醋香附 10g，甘草 3g。每日 1 剂，水煎服。

2017 年 4 月 26 日患者告知，月经复行，经期 3 日，色红有块，量偏少；无明显腰腹痛等不适。嘱继服上方调治。

2017 年 5 月 9 日四诊：舌红润、苔白，脉细滑。继予逍遥散合姚氏新加五子汤加减治疗。

处方：女贞子 15g，菟丝子 15g，茺蔚子 15g，覆盆子 10g，车前子 10g，炒柴胡 10g，当归 15g，炒杭芍 15g，炒白术 15g，茯苓 15g，续断 15g，桑寄生 15g，薄荷 6g（后下），甘草 3g。9 剂，每日 1 剂，水煎服。

服药 8 剂，月经来潮。后于经前 1 周再予逍遥散合姚氏新加五子汤，经后5日改服四物汤合姚氏新加五子汤，连续调治5个月，月经恢复正常，应时而下。

按语：患者月经停闭5年，西医诊为"子宫内膜结核""盆腔结核"，属中医"干血痨"病范畴。干血痨为虚火久蒸、干血内结所致经闭不行、骨蒸潮热、身体羸瘦等一系列虚损病症。虚火久蒸，干血内结，瘀滞不通，致新血难生，津血不得外荣，肝血暗耗，冲任亏败，源断其流则经闭不行，身体羸瘦；长期经闭不行，气机郁滞，胞络不疏而难以孕子。投以逍遥散合姚氏新加五子汤加减治疗。方中柴胡疏肝解郁，使肝气得以条达；当归养血和血；白芍养血敛阴，柔肝缓急；当归、杭芍与柴胡同用血和则肝和，血充则肝柔。白术、茯苓健脾补中，使运化有权，气血有源；薄荷透达肝经郁热，助柴胡舒达肝气；甘草益气补中，缓肝之急。诸药合用使肝郁得舒，血虚得养，脾弱得复，气血兼顾，肝脾同治。

再以四物汤合姚氏新加五子汤加减（即姚老经验方五子益冲汤）治疗半年，经汛复潮。方中熟地黄滋养阴血、补新血；当归补血调经兼活血，助熟地黄增强养血之功；杭芍养血敛阴、滋阴养血、柔肝缓急止痛；川芎入血分理血中之气，调畅气血；当归、川芎辛甘以化阳；熟地黄、杭芍酸甘以化阴；四物汤可加强养血柔肝之力，在调助冲任时调血和营，使气血和畅，藏泄有制。菟丝子阴阳皆补，养阴通络，且可补脾以资化源；女贞子安五脏，疏肝通经活血；茺蔚子流散滋润，直达下焦；覆盆子益肾固精，补虚续绝；车前子清热分利，引药下行，防诸药滋腻恋邪。炙鳖甲滋阴潜阳，退热除蒸，软坚散结，与五子合用补血益阴，以滋养经血之源，补肾益精，交通三焦，活血分利，守而能走，补而不滞，使冲任固摄，上渗下灌正常，精气顺盛，经行正常。全方滋阴养血，和营养肝，调助冲任，活血行滞。冲任气血调和，月经复行。后以周期疗法巩固而愈。

五、经间期出血宜固摄调冲

经间期出血，临证较为常见，济白师傅强调治疗时应固摄调冲。

1. 病因病机认识

姚氏妇科认为，经间期出血多因冲任受损，阴血不固所致。其病因既有传统中医妇科学所认识的肾阴虚、湿热、血瘀，又有肝郁、血热、脾虚等病因参与。《徐灵胎医书全集·医学源流论》载："冲任二脉皆起于胞中，为经络之海，此皆血之所从生。而胞之所由系，明于冲任之故，则本源洞悉，而后所生之病，千条万绪，以可知其所从生。"盖冲脉起于胞中，涵蓄十二经气血，与任、督、足阳明经等皆有联系，故称"血海"，阴血蓄于其中，一旦冲脉受损，胞中阴血无以维系，血溢脉外，故见经间期出血；任脉妊养六阴经，调节全身阴气及精血，故称"阴脉之海"，任脉失约，则精血不固，不循常道而行，也可见经间期出血。经间期为阴阳转化之机，冲任督带逐渐充盈，阳气渐盛，患者因冲任受损，阴血无以维系，此时各种病因扰动，导致阴血、阳气妄动，出现阴血下注胞宫，从而出现本病。

故本病治疗大法为以固摄调冲为主，同时针对病因，辅清兼挟之邪。

2.固摄调冲的具体方法

所谓固摄就是固守封藏、调引控制。固摄调冲，即具体运用益气、健脾、和肝、调冲等法，使机体阴阳平秘，气旺血顺，冲任藏泄有序，而达到止血的目的。姚老常教导："此虽非时之血，终为离经之血，不可强行止塞，致生瘀滞隐患。"

（1）益气："益气"是固摄的主要方法，气为血帅，旺则能统摄。常用黄芪一味，以其补气而益血。气虚无热滞者，可加用党参，更多用太子参，以其补调而不浮躁，少用辛温补气之品。本病与肝、脾、肾密切相关，所以益气还应从这三脏考虑，补脾可加强气的升举，补肝可加强气的调顺，补肾可加强气的收摄，从而发挥脏腑间的协同作用。

（2）健脾：脾既为气血生化之源，而又具统摄气血之功。脾气健旺，中气上举，则经血不致妄行。故本病治疗中常兼顾脾胃，所谓"治血必治脾"。常用白术、茯苓，配合人参、黄芪补气健脾；用山药、芡实、莲米等健脾补肾肾而兼固藏；或径用六君子汤、补中益气汤之类。个别重症患者还可重用炙升麻等升举药物，也能起到良好效果。

（3）和肝：和是调和濡润滋养之意。肝为藏血之脏，主全身气机和血量的出入调节，肝和则气顺血调，使经汛行止有序，藏泄有时。故本病要以和肝为治，而逍遥散就是主方之一，临床灵活运用，常有显效。

（4）调冲：姚氏妇科治妇科诸病，极重冲任，或为主或为辅，治皆不遗。氤氲之期，冲任得气血天癸之充而复盛，血海胞宫应为满而不溢之态，违此者经血不藏，外泄为患。用药多加桑寄生、川续断、杜仲、木蝴蝶、菟丝子、鹿角霜等。

3.固摄调冲法主方

组成：黄芪15g，薄荷6g，柴胡10g，当归15g，白术10g，茯苓15g，杭白芍10g，桑寄生15g，川续断12g，木蝴蝶10g，甘草3g。

本主方实际上是黄芪逍遥散与续桑逍遥散合方而成，具有调肝健脾、益气养血、固摄冲任之效。或许读者会问道：怎么没有专门的固摄药物呢？其实这就是姚氏医派与其他流派的不同之处。姚氏医派汲取诸家精华，在妇科临证中重肝脾冲任，重中焦气化，指出血生于中，统一脾，藏于肝，注之冲宫，任阴为养，然血不独行，必因气而动，气血所以有运动升降之能，乃缘肝有疏泄条达之功，脾有温煦散精之力，冲有渗灌之能，而任具当养之权，此四者，气血和调之要旨也！气血和调，月水自调，孕育自成。

在此思想指导下，针对经间期出血，也强调调肝健脾，调益冲任渗灌，充养肾中精气，濡养胞宫；在广泛尊崇肾－天癸－冲任－

胞宫轴的经典理论基础上，更强调肝脾冲任的功能。

本主方选用逍遥散调肝健脾、增黄芪，与逍遥散中的当归相合，乃取当归补血汤之意以益气养血；合续断、桑寄生以补肝肾，调冲任；加木蝴蝶，一则增强疏肝，二则兼有清热之效，但无牡丹皮、栀子等苦寒之性。

加减：

①兼郁热：由于气虚脾弱，或血虚肝旺，或气血不调，或七情所伤，或久病抑郁等而生郁热郁火，为本病常见夹杂因素。患者经间期出血忽多忽少，质黏有小块，月经先后不定期，伴腰酸、胁腹胀痛、口苦咽干、烦躁失眠等。可加清郁热药，如牡丹皮、炒栀子、黄芩炭、炒青蒿等。

②兼湿热：若气虚脾弱，湿邪内生化热，或肝脾不调、脾湿肝热，或兼夹胞宫附件炎症。患者兼见平时经量偏多、质黏稠，带下量多夹红，腰酸腹坠痛。脉细弦，舌苔黄白腻。治疗中可加清利湿热药，如薏苡仁、赤小豆、车前子、椿根皮、焦黄柏等。

③兼瘀滞：本病因出血日久，反复发作，离经之血积而成瘀，滞于冲任，新血不能归经；或血虚气滞，脏腑不和，瘀自内生，或手术不当，或术后恢复不良等。患者兼见出血夹小块、色暗，明显腹痛，胸闷烦躁。舌质或有紫点，脉细弦。治疗往往加用既可活血化瘀又可止血的药，如蒲黄炭、茜草炭、地榆炭、生三七等。

另外，对于本病还须重视服药时间：月经净后，复旧和固摄，防患于未然；出血期，固摄调冲为主，审因治疗兼症为辅；行经前期，养血调冲，引导正常经汛如常而行。

对经间期出血的治疗，最忌"见血止血"，而须从妇女的生理和病理特点出发，紧扣病机，防患于未然，使之转化顺利，自能避免出血。同时应注重全身健康状况，特别是精神因素的调整。

4. 典型案例

李某，女，29 岁，工人。1991 年 5 月 7 日首诊。

患者 14 岁月经初潮，结婚年余。半年前曾行引产术，近 4 个月经间期出血 6～7 日，月经前后不定期，伴神疲乏力、头昏腰酸。诊脉细滑，舌红边缘有青斑，苔薄白。

辨证：产伤冲任，气血不调，固摄无权兼夹瘀滞。治法：益气调冲，健脾和肝，虽有瘀滞只宜辅之清化。

处方：黄芪 15g，薄荷 6g，柴胡 10g，当归 15g，白术 10g，茯苓 15g，杭白芍 10g，桑寄生 15g，川续断 12g，木蝴蝶 10g，炒艾叶 10g，益母草 10g，甘草 3g。

上方于每月经净第 2 日煎服，每日 1 剂，早晚服用，连服 3～5剂。月经前用姚氏当归补血汤加味。

处方：黄芪 30g，当归 15g，川芎 6g，白术 10g，茯苓 15g，杭白芍 10g，桑寄生 15g，续断 12g，陈皮 10g，莲须 10g，炒艾叶 10g，木蝴蝶 10g，大枣 3 枚，甘草 3g。本方于月经前 5 天开始服用，每日 1 剂，至月经来潮第 2 天停用。

以上两方于月经前后交替使用，服药 3 个月，病愈。随访半年，经间期无出血，症状消失，月经周期正常。

六、崩漏证治概要

姚老在治疗崩漏方面，有自己独到的见解和经验，现将济白师傅传授给我的姚老的经验整理如下：

姚老指出：崩漏一病属虚属热者多，属寒属瘀者少，尤以虚实相间者多见，其基本病机为冲任损伤，不能约束经血。青春期少女肾气未充，脾虚肝旺，易生郁热；育龄期妇女多经孕产，情绪波动较频繁，又是子宫肌瘤、息肉的多发时期，容易损伤冲任胞脉；更年期妇女肝肾俱虚，冲任失煦，虚火易起。临床上要根据患者不同时期的生理特征和主要病理变化，制定出相应的治则大法，即青春期健脾养血，益后天实先天为主；育龄期养血调血，补其损耗；更年期补血益阴和阳。同时根据月经周期升降藏泄的生理动态变化规律，于月经的不同时期或疏导，或补益，或滋助，采用不同的治疗方法。具体而言，有两种方法选方用药，一则根据月经周期采用分期论治的方法，一则采用辨证论治方法。

1. 分期论治

姚老从临床实际出发，将整个月经周期分为月经期、经后期、经间期、经前期，根据每期的不同特点，立法处方用药。

（1）月经期：为阳消阴长之期，血海满溢。治宜因势利导，以通为主，疏利气血，调理冲任，使经气自我调节，经血循轨而行。

供选择的方剂（所列举方剂为本月经周期常用组方，但是具体选择时需要在辨别周期的前提下再进行辨证选药，下同）：姚氏新加当归补血汤（黄芪、当归、白芍、茯苓、白术、川芎、甘草）、逍遥散、四物汤、生地四物汤（生地黄、牡丹皮、地骨皮、白芍）、清热固经汤（阿胶、生地黄、黄芩、牡丹皮、地骨皮、焦黄柏、藕节、白芍、甘草）、大温经汤。

（2）经后期、经间期：经后期经水适净，精血损耗，血海空虚，亟待修复，治以补益肝肾、养血调冲为主，滋补填精，壮肾强健；月经中期，血海之虚渐复，天癸真阴渐盈，乃阴中生阳，由阴转阳之过渡期，除滋阴养血外，加入调助冲任之品以顺应阴消阳长之势。

供选择的方剂：姚氏新加当归补血汤、四物汤、逍遥散、四物合五子汤（女贞子、菟丝子、茺蔚子、覆盆子、车前子）、生地四物汤、归芍六君汤、八珍汤、归脾汤。

上述方药虽与月经期基本相同，但偏重于滋养肝肾，益气健脾，调助冲任，符合月经后期、中期补益肝肾、滋阴养血、调助冲任的治疗大法，以求养精蓄锐，充盈气血，疏调经脉。

（3）经前期：此时天癸充而冲任盛，为阳气活动的旺盛期，宜和血理气，疏肝健脾，滋助冲任，以疏导为主，约束血海之盈泄。

供选择的方剂：逍遥散、姚氏新加当归补血汤、四物汤、逍遥散合五子汤、四物汤合五子汤、生地四物汤、逍遥散合二仙汤。

此期多遵循经前期治疗原则，多以逍遥散为主，滋助冲任，疏达气机，畅通血脉，使经血能顺应时势，正常运行，并根据各证的特点及兼症灵活加减。

2. 辨证施治

姚老从中医辨证的角度，将崩漏分为5种证型，即气血两虚、冲任不足、统摄失司型，肝郁脾虚、冲任气血不调型，阴精不足、冲任不固兼夹郁热型，寒凝胞宫型，以及脾肾两虚、统摄失职型。每个证型下又根据具体辨证的差异和主方的不同，而细分为不同的方证，使辨治更加精准。

（1）气血两虚、气不摄血、冲任不固型：此型姚老常根据具体辨证选用姚氏新加当归补血汤、四物汤、四物五子汤为主方治疗，但是具体选用时又有所区别。

①姚氏新加当归补血汤证

症状：月经先期，周期较短，经期绵长，出血量多，或崩或漏或暴注，色红或淡，腰酸或腰腹疼痛不明显；伴面色少华，头昏心慌自汗，神疲肢软，眠差纳少，带下不多，血红蛋白偏低。脉沉细或细数或乱，舌淡红，苔薄白。

辨证：气血两虚，气不摄血，冲任不固。

治法：气血双补，健脾养肝，调固冲任。

主方：姚氏新加当归补血汤。

加减：气虚较甚者，加太子参；滋助冲任，加桑寄生、续断、木蝴蝶、杜仲、茺蔚子、菟丝子等；养心安神，加莲子；兼有郁热，加牡丹皮、炒黄芩等；疏理气机，加醋香附、柴胡等；收涩止血，加荷叶顶、莲须、藕节、仙鹤草、艾叶等。

②四物汤证

症状：病程较长，周期不定，崩闭交替，或淋漓不断，色暗红，腰酸，少腹隐痛或疼痛不明显；伴头昏心悸，倦怠乏力，或烘热微烦，纳差少寐，带下量少，血红蛋白偏低或正常。脉沉细弦或滑或乱，舌红，苔薄白。

辨证：气血不足，冲任失调。

治法：滋阴养血和营，养肝调经安宫。

主方：四物汤。

加减：夹郁热者，用生地黄；阴血偏虚者，用熟地黄；血虚夹郁热者，生地黄、熟地黄同用。出血量多者，用胶艾四物汤以加强养血固涩之效。健脾生血，加茯苓、白术、陈皮、莲子、大枣等；强肾助冲任，加桑寄生、续断、木蝴蝶、黑豆等；化滞止血，加醋香附、藕节、仙鹤草、益母草、红糖等，各炭类可适当选用；升清提气，用荷叶顶。经期感冒，加荆芥、桑叶、防风、苏梗等。

③四物合五子汤证

症状：月经周期短，经期长，崩漏交替，淋漓不断，无腰腹痛。行西药人工周期治疗，无明显疗效；经净后伴面色少华，头昏，精神不佳，纳差，带下少或无。脉沉细滑，舌红偏淡，苔薄。

辨证：肝肾不足，冲任未充，气血失调。

治法：滋肝肾，助冲任，和血调经。

主方：四物合五子汤。

加减：夹虚热者，熟地黄易生地黄，加牡丹皮、地骨皮。助冲任、调经气，加桑寄生、续断、枸杞子、黑豆；理气调血，加醋香附、藕节；健脾生化安神，加茯苓、白术、莲子、陈皮等。

（2）肝郁脾虚、冲任气血不调型：此型多选用逍遥散、逍遥散合五子汤、逍遥散合二仙汤等为主方治疗。

①逍遥散证

症状：崩漏交替，出血量多，色红块多，或行人流术后月经淋漓不断难止；或经行不畅，或经前点滴出血；或有经间期出血；或兼夹癥瘕，腰腹坠胀或隐痛。经净后仍感腰腹不适或坠胀疼痛；伴情绪不稳，烦躁易怒，经前乳房胀痛，胸胁不舒，或头昏头痛，纳食不佳，带下正常。脉弦滑或沉弦，舌红润，苔白或黄。

辨证：肝郁脾虚，气滞冲任，受损气血不调。

治法：养肝健脾解郁，调畅冲任气血。

主方：逍遥散。

加减：兼郁热，见口干苦、烘热者，加牡丹皮、栀子，为丹栀逍遥散，或加生地黄、地骨皮；阴虚咽干咽痛者，加玄参、麦冬，为元麦逍遥散；脾虚食欲不振者，加醋香附、砂仁，为香附逍遥散；偏气虚者，加黄芪，为黄芪逍遥散；兼癥瘕者，加香附、荔枝核、橘核、昆布等。止血化瘀，加益母草、红糖、仙鹤草、藕节、煅海螵蛸等；健肾助冲，加桑寄生、续断、木蝴蝶。

②逍遥散合五子汤证

症状：月经周期紊乱，或到期不至，或经行不畅，量多作崩，经期绵长，腰腹隐痛或痛不明显，带下量少或无，经西医治疗效果不佳者；伴纳差易倦。脉细滑，舌红润，苔薄白。

辨证：肝郁脾虚，冲任不足，气血失调。

治法：养肝健脾，滋肾精，助冲任，疏调气血。

主方：逍遥散合五子汤。

加减：月经到期未至者，加川芎、续断、醋香附疏导气机；经行不畅，加桑寄生、续断、木蝴蝶、醋香附滋助冲任。增强疏利，加柴胡、藕节、佛手等；健脾和胃，加陈皮、砂仁、薏苡仁等。

③逍遥散合二仙汤证

症状：经断复行，势猛暴崩，腰酸痛如折，腹痛轻微，伴头昏眩晕，心悸烦躁，烘热自汗，眠差。脉细弦，舌红胖、苔薄白。

辨证：肝郁脾虚，肾气不足，冲任失调。

治法：疏肝健脾，助肾气，调冲任。

主方：逍遥散合二仙汤。

加减：头晕，加荷叶顶、炒荆芥、白蒺藜；烦热，加浮小麦、大枣、莲子。滋肾调冲，加桑寄生、杜仲等。

（3）阴精不足，冲任不固，兼夹郁热型：本型多选用生地四物汤、清热固经汤为主治疗。

①生地四物汤证

症状：月经周期紊乱，或月经初潮，先期而行、量多不止，经色鲜红，腰腹疼痛不明显；伴头昏，神疲肢酸，唇红舌燥，口干口苦思饮，咽干痛，或时有鼻衄，烘热烦躁，纳谷不馨，带下一般。脉细数或细滑，舌红，苔黄或黄腻。

辨证：阴精不足，冲任不固，兼夹郁热。

治法：滋阴养血，清热凉血，调固冲任。

主方：生地四物汤。

加减：育阴清热，滋助冲任，加当归、桑寄生、续断、木蝴蝶、茺蔚子、玉竹、二至丸、黄芩；健脾养心除烦，加茯苓、白术、莲子、浮小麦、小枣；和血止血，加仙鹤草、藕节、乌梅炭、侧柏炭等。

②清热固经汤证

症状：经期绵长不止，崩漏交替，经量较多、色鲜红，少腹短痛；伴唇红口干，头昏心悸，烦躁烘热，疲乏易倦，眠少纳差。脉细弦数或沉细弦，舌红，苔薄白或薄黄。

辨证：精血不足，冲任不调，兼夹郁热。

治法：滋阴养血，凉血活血，清泄郁热。

主方：清热固经汤。

（4）寒凝胞宫型：本型多选用温经汤为主治疗。

症状：经期较长，量多色红黯有块，腰酸痛，小腹冷痛或坠痛，肢酸身痛。脉沉滑而弦，舌淡红，苔白。

辨证：肝郁脾虚，宫寒气滞，冲任失调。

治法：温经散寒，养血活血，调理冲任。

主方：温经汤。常用当归、川芎、白芍、吴茱萸、官桂、牡丹皮、阿胶、醋半夏、续断、醋香附、藕节、甘草。

加减：温宫止血，加炒艾叶、仙鹤草等；调助冲任，加桑寄生、杜仲、菟丝子等。

（5）脾肾两虚，统摄失职型：本型多选用归芍六君汤、八珍汤、归脾汤为主治疗。

①归芍六君汤证

症状：出血日久量多，腰腹疼痛不明显；血止后面黄唇淡头昏，神疲易倦，纳呆眠差，带下不多。脉沉细滑，舌质偏淡，苔薄。

辨证：脾肾两虚，气血不足，冲任不固。

治法：健脾益气，养血和营，调理冲任。

主方：归芍六君汤。

加减：滋肾调冲，加桑寄生、续断、木蝴蝶、醋香附；夹郁热，加地骨皮、牡丹皮、乌梅炭；养心健脾，加龙眼骨、莲子、砂仁等。

②八珍汤证

症状：经期绵长，出血量较多；血止后面色少华，神疲肢软，头昏目眩，心慌心悸，纳呆少寐，带下偏少。脉沉细，舌淡红，苔薄白。

辨证：气血双亏，冲任受损，气不摄纳。

治法：益气养血，健脾调冲。

主方：八珍汤。

加减：气虚甚，加黄芪；血虚兼夹郁热，生地黄、熟地黄同用；滋补肝肾冲任，加桑寄生、续断、木蝴蝶、菟丝子、黑芝麻养心安神，加莲子、柏子仁等。

③归脾汤证

症状：血崩势猛量多，血止后头昏眩晕，心悸懒言，烘热自汗，纳呆眠差，情绪抑郁，带下偏多。脉沉细，舌淡胖，苔薄白腻。

辨证：气血亏损，阴虚热浮，统摄失职。

治法：健脾益气，养心安神，调固冲任。

主方：归脾汤。

加减：眩晕，加荷叶顶、钩藤、黑豆、炒荆芥；烦躁烘热，加浮麦、小枣。调固冲任，加桑寄生、续断、木蝴蝶；益气健脾和胃，加太子参、砂仁、莲子、高粱米、薏苡仁等。

3. 总结

（1）注重辨病辨证，察因果析常变：姚氏妇科在临床诊断中特别强调问、切二诊，并广泛运用各种检测手段，参考理化检测结果，综合辨证，务求其精准，从而形成了以中西两法诊断、中医辨证论治为核心的临床模式。姚老根据西医学对功能失调性子宫出血病的认识，临证时认真询察患者的排卵状况，进行妇科检查以排除他病引起的出血，参考病理检验结果及产育史，寻找与药物等相关的因素，并与其他系统引起的出血病证相鉴别，最后将诸项所得作为临床参考，中医辨证与西医辨病相结合，明确诊断，采取相应的中西医治疗方法。

在临床中，姚老观察到青春期及育龄期无排卵型患者在崩漏期间大多无腰疼腹痛，或疼痛不明显，基础体温多呈单相。而随着病情的好转，行经时则往往出现疼痛，基础体温亦有波动的趋势。姚老认为，这可能因其肾气未充，天癸不足，肾间动气无力鼓舞冲任胞脉正常运行经血所致。一旦肾气充足，天癸渐盈，冲任渐调，阳气动盛于胞宫之中，经血流动则可出现腰腹痛。她指出，此种疼痛的出现是正常的生理现象，并将此病理反应作为病情转归的指标之一。

姚老又指出，已用西药人工周期治疗者，中药治疗时就不宜多用育养肝肾冲任之品，以防滋助太多，反而导致气血功能紊乱，只宜以调理脾胃为主，辅助西药治疗。而更年期妇女月经应绝不绝，崩漏不止时，不能过分止血收涩，以防致生瘀滞，只能以疏导气血、调畅冲任为主，因势利导，顺其自然，离经之血自会消除；亦不能随意加用激素，否则内分泌状况更趋紊乱，致使更年期过程延长，经期绵绵不绝，增加患者痛苦。

月经是妇女生理变化的可见性指标，如出现异常，医生的责任就是协助其顺利完成这一由初潮到天癸竭的生理过程，应让患者始终处于自然状态之中，治疗不宜太过或不及。

（2）处方用药精当，轻灵透达，动静协调：姚氏妇科治疗崩漏的方药集中益气补血、滋养肝肾、健脾疏导、清热和血之品。姚氏新加当归补血汤双补气血，健脾柔肝；四物汤滋阴和营，养肝活血；

逍遥散调肝健脾，通畅气机，升降上下；生地四物汤滋阴清热、补血柔肝。根据辨证分别用于月经周期各阶段中，以达到维持气血升降、调节脏腑藏泄、疏导经脉胞宫的目的。

各证型中所加用的药物也不离滋助肝肾、益气健脾、疏导气机、调理冲任、活血理血的范围，药物多具清灵润达之性，宣疏走散、流通三焦，如桑寄生、续断、木蝴蝶、香附四味常加于一方中，能增强养肝助肾、疏经通络的作用，促进冲任二脉的正常。自拟五子汤滋补阴血，蕴含萌动之气，阴阳皆补，不腻不燥，为益肾助冲之良剂。常用藕节、牡丹皮、地骨皮、黄芩等清虚热，降郁火，缓化瘀，而无伤阴之虑。

荷叶顶、炒荆芥为升清定眩之品，仙鹤草、阿胶、艾叶、益母草等均为活血止血而不滞涩之品，姚老在治疗中灵活运用，精选药物恰到好处。

（3）掌握服药时间，建立中药人工周期：姚氏妇科十分注重服药时间，认为这是药物能否发挥最佳效力的重要环节。如月经前期，天癸充而冲任盛，为阳旺阴泌之时，拟疏肝健脾、调助冲任、活血通络为主要治则，宜于行经前一周服药，至行经始停药，以助脏腑之开泄。行经期，血海满盈，为胞宫宣泄外溢之时，应因势利导，以通为主，疏畅气血，调固经气，于经行时服药6日左右，以促进自身调节，使经血正常运行。月经后期，精血耗损，血海空虚，为育阴填精之时，拟补益肝肾、养血助冲法，宜经净后3日服药，服药7～10日，尽快修复损伤之血脉胞宫。月经中期，血海之虚渐复，天癸真阴渐盈，正待阴转阳生之时，拟滋阴养血、调助冲任法，于经行后第 12～15 天服药，服至经前一周停药。此服药法，实则为建立起完整的中药人工周期，使患者月经周期调顺，经血畅行。

七、疏调助冲法与卵巢早衰

卵巢早衰是指女性在 40 岁前，由于卵巢内卵泡耗竭或医源性损伤所致的卵巢功能衰竭，属妇科疑难病症，临床表现为闭经、不孕、潮热多汗、阴道干涩、性欲下降等，患者未老先衰，严重影响其身心健康和夫妻生活。目前，西医对本病主要以激素替代治疗为主，疗效不佳，且远期不良反应大，患者长期服药依从性差，而中医治疗此病证具有较大优势。姚氏妇科流派提出疏调助冲法治疗卵巢早衰，临床效果良好。

1. 病因病机认识

姚氏医派认为，气血的旺盛、升降、出入、转输是维持女子生理功能的源泉和动力。气血须耐五脏之和调以生化运行；肝主藏血，为输化之权要，脾主化源，统摄血液，为后天之本，冲为血海，任主胞胎，各脏腑功能正常，则气血和顺，脏腑平秘。

卵巢储备功能的正常与否，与先天禀赋和后天濡养有关。先天禀赋包括肾精、肾气、天癸的盈亏；后天濡养，则与肝脾、冲任密切相关，肝藏血，主疏泄，血之和离不开肝的升发调摄，脾统血，主运化，温煦散精，血之源需靠脾的健运升清，只有两者正常，才能保证冲脉不停地渗灌冲填，任脉上下调节通盛，使肾精逐渐充实、肾气不断旺盛、肾阳蒸腾气化，从而保持卵巢储备功能正常。可见肝脾、冲任的生理病理状态是女子肾精肾气充盛衰少的关键，它们之间相互影响，其功能正常则气血和顺，脏腑平秘，否则则生病变。

基于上述认识，姚氏医派认为卵巢早衰的发生与肝脾、冲任密切相关，在诸多病因参与下，形成卵巢早衰的主要病机，即冲任失调，肝郁脾虚，肾精不足，气血失调，痰湿阻络，且往往存在兼夹为病。

2. 学派观点

姚氏医派素来注重气化对机体的影响力，视气机的升降出入为生命之枢纽。根据女子特点，治疗妇科诸证，多从气血根本出发，并重视肝脾冲任之间的气血转化相关性。姚氏医派认为，气血是经孕产乳的物质基础，并总结出"血不独行，必因气而动，气血所以有运动升降之能，乃缘肝有疏泄条达之功，脾有温煦散精之力，冲有渗灌之能，而任具当养之权"这样脍炙人口的经典佳话。肝血充足，气机调畅，脾气化生，输布精微，二者调摄有度，受益于经络相连的冲任二脉。冲任得肝血脾运相助，足少阴经即受到冲脉血海不停渗灌充填，任脉阴经上下通盛调节，致肾精逐渐充实，肾气不断充盛，肾阳蒸腾气化，产生天癸，精液溢泄，维持女子正常生理功能，月事以时下，易孕而胎旺，产娩顺利，乳汁盈溢。

姚氏妇科基于"以血为本，以气为动""以调气为先，顾护精血为要"的学术思想，立足于运动气机，贯通三焦，调和气血，疏浚脉络，平衡阴阳，以求枢转气机，疏调肝脾，活血通络，调助冲任，滋养精气，温润胞宫，从而治疗卵巢受损患者。经临证实践，姚氏医派提出卵巢早衰的治疗大法——疏调助冲法，并根据不同证型具体施治。

（1）肝郁脾虚，冲任失养，肾精不足型

症状：初潮迟至，或月经后期，或经量渐少，经色淡红，质地清稀，渐至闭经，不孕；伴性情急躁或抑郁，纳食不馨，胸胁乳房胀痛或窜痛，或伴腰酸困，带下量少，阴中干涩，性欲淡漠。舌质淡，或伴有齿痕，苔薄白或腻，脉沉弦细。

治法：柔肝养肝，疏肝健脾，调助冲任，益精通络。

方药：紫藤逍遥五子汤。具体药物包括紫河车15g，鸡血藤15g，炒柴胡10g，当归15g，炒杭芍15g，炒白术15g，茯苓20g，薄荷6g，女贞子15g，菟丝子15g，茺蔚子15g，覆盆子10g，车前子10g，甘草3g等。

（2）冲任受损，肝郁脾虚，痰湿阻络型

症状：月经后期或月经量少，渐至月经停闭，不孕；伴形体肥胖，头昏头重，腰府酸困，痰多，胸闷泛呕，乳房胀痛，情绪抑郁沉闷，带下量多，色白清稀，大便溏泻或黏滞不爽。舌质淡，或有齿痕，苔厚腻，脉沉弦滑。

治法：燥湿化痰，行气开郁，滋养冲任，益气补精。

方药：紫藤导痰五子汤。具体药物包括紫河车15g，鸡血藤15g，陈皮10g，法半夏15g，茯苓20g，胆南星15g，枳实10g，女贞子15g，菟丝子15g，茺蔚子15g，覆盆子10g，车前子10g，甘草3g等。

（3）冲任受损，经脉阻滞，精气亏虚型

症状：月经稀发或量少，色淡黯，质地清稀，渐至月经停闭，多有人流或卵巢手术等病史；神疲乏力，头晕眼花，失眠多梦，或形体憔悴，脱发或发质枯黄，阴中干涩，性欲减退。舌黯红或尖边有瘀斑，苔白，脉弦细尺脉弱。

治法：养血填精，和血柔肝，补益冲任，疏利胞脉。

方药：紫藤四物五子汤。具体药物包括紫河车15g，鸡血藤15g，当归15g，川芎10g，炒杭芍15g，熟地黄20g，女贞子15g，菟丝子15g，茺蔚子15g，覆盆子10g，车前子10g等。

此外，临床还可见冲任虚损、肝郁脾虚、郁热内蕴型等。

3. 方药特色

（1）基础方剂

①四物汤：方中当归、川芎辛温以助肝阳；熟地黄、白芍酸苦以化肝阴。四药合用，滋阴养血，和营柔肝，活血行滞，能使虚者补，滞者通，营血归复，周流无阻，为妇人经产、一切血病通用之剂。

②逍遥散：本方以"调和"立法，调和肝脾而以"肝"为重。

方中柴胡醋制疏肝解郁，调气清热，通达表里为君；当归、芍药养血和营敛阴，滋养柔润肝木为臣；白术、茯苓、甘草健脾益气，培育中土为佐；薄荷疏散郁遏之气，通达肝经郁热为使。全方使气机调畅，升降有常，木达土旺，为疏肝健脾、条达冲任的首选方剂。

③姚氏新加五子汤：本方是姚老的验方，乃根据"女子以血为本""精血同源""冲为血海，任主胞胎"等理论创制。此方在治疗男性不育的经典处方"五子衍宗丸"的基础上删去偏于滋腻、"守而不走"的枸杞子、五味子，而加入直入肝肾两经的茺蔚子、女贞子。方中女贞子养阴补气，通络活血；菟丝子填精益髓，阴阳皆补；茺蔚子补阴益肾，辛温下降；覆盆子助阳固精，悦泽肤色；车前子清肝滋肝，泄热利浊。全方旨在滋助冲任，增水涵木，益阴填精，兼疏导气机，通络调经。

卵巢早衰常常是导致不孕的重要因素。本方与姚氏新加当归补血汤相伍相合，组成五子益冲汤，专治女性不孕，可荣养肝肾，疏调气血，渗灌冲任。此外，单独应用姚氏新加五子汤或者合于其他方中，治疗排卵障碍性不孕症者，临床疗效亦显著，其滋助冲任、养血和营确有促进受孕的作用，为治疗排卵障碍性不孕症较满意的方法。

（2）常用药物

①紫河车：补气养血，充盈血海，益精强阴。《本经逢原》："禀受精血结孕之余液，得母之气血居多，故能峻补营血。"本品于疏调助冲法中用之，血肉有情之品，补益妇人之劳损羸弱。

②鸡血藤：活血舒筋，流利经脉，祛瘀生新。其强壮活血之性，适用于血虚之月经闭止，而在疏调助冲法中用之，可以补血活络，养脉调经，补益疏浚受损之胞脉。

③续断：味苦、辛，性微温，归肝、肾经，补肝肾，强筋骨，调血脉，止崩漏。

④桑寄生：性平，味苦、甘，归肝、肾经，补肝肾，强筋骨，祛风湿，安胎。

⑤木蝴蝶：即木蝴蝶，味微苦、甘，性微寒，归肺、肝、胃经，利咽润肺，疏肝和胃，敛疮生肌。

续断、桑寄生走下焦，调补冲任，治疗下焦妇科疾病，桑寄生可以安胎，续断善调血脉，二药配合增强补益肝肾之力，血脉和则冲任调。再加木蝴蝶疏肝和胃，则肝气顺，气血和，病自去。

4. 典型案例

廖某，女，34岁。2017年3月25日首诊。

主诉：未避孕4年未孕，停经5月余。患者诉初潮后月经期、量均正常，但经行腹痛较剧。于2011年12月23日腹腔镜下行"右侧卵巢巧克力囊肿剥除术"，术后注射"达菲林"3次，停经3个月后月经复潮如前。2013年2月经治疗妊娠，又因工作关系行"无痛人流术"后至今未孕。刻诊：近2年经行后延渐甚，常二三月一行，量时多时少，色黯红，无血块，轻微腹痛，曾服"克龄蒙"3个月，可行经，但量少，停药后停经，纳食不馨，眠差易醒，烘热汗出夜间明显，情绪低落，腰酸尤甚，无带下，阴中干涩，二便调。舌红润，苔薄白，脉细弦滑。末次月经2016年10月10日。

2016年3月27日性激素检测：FSH63.20mIU/mL，LH57.91mIU/mL，$E_2$154.70pg/mL，P0.78ng/mL，T43.12ng/mL，PRL18.86ng/mL。AMH0.01ng/mL。

2016年8月22日性激素检测：FSH46.13mIU/mL，LH15.76mIU/mL，$E_2$27.39pg/mL，P0.65 ng/mL。

2016年6月27日超声：宫体8.1cm×5.4cm×4.3cm，宫内膜0.5cm，回声均匀。右卵巢2.1cm×1.5cm，见两个窦卵泡；左卵巢3.2cm×1.8cm，其内探及1.6cm×1.2cm无回声囊区，边界清楚，透声好，另见两个窦卵泡。

2017年3月24日超声：宫体6.8cm×4.0cm×4.9cm，宫内膜厚约0.34cm。右卵巢1.6cm×1.1cm，左卵巢2.2cm×1.7cm。

患者因气血失调，痰湿阻络形成癥瘕，行剥除术后胞脉受损，又用药终止经潮，使气血推陈致新循环受阻，胞脉失养。人流术后胞脉再次受损。加之双方生殖指标均出现异常，精神再次受挫，情志抑郁，终使肝气郁滞，脾运失司，冲任失充，精乏濡养而经水渐至枯涸。

西医诊断：卵巢早衰；卵巢囊肿剥除术后闭经。中医诊断：闭经；不孕。辨证：肝郁脾虚，冲任失养，肾精不足。治法：柔肝健脾，调助冲任，充填精气。主方：紫藤四物五子汤。

处方：紫河车15g，鸡血藤15g，当归15g，川芎10g，白芍

15g, 熟地黄 20g, 女贞子 15g, 白术 15g, 茯苓 15g, 菟丝子 15g, 茺蔚子 15g, 覆盆子 10g, 车前子 10g, 醋香附 15g, 续断 15g, 生麦芽 60g, 大枣 10g, 炙甘草 3g。21 剂, 水煎服。

告之心理精神因素对月经、妊娠可能会产生的影响, 提醒患者注意调整心态, 积极治疗。

2017 年 4 月 22 日二诊: 仍未行经, 纳食好转, 睡眠稍安, 烘热缓解, 汗出减少, 腰酸阵作, 已有带下少许, 质清稀、色白, 仍阴中干涩, 偶有少腹隐痛。舌红润, 苔薄白, 脉细弦滑。

因初病胞脉受损, 久之气郁血瘀, 精血匮乏, 源断其流。现药已中的, 有冲任渐调, 精气复苏之兆, 继续以上方加减, 去茯苓之淡渗, 加黄精增强调养胞脉之力度, 苏梗疏达三焦解气郁。

处方: 紫河车 15g, 鸡血藤 15g, 当归 15g, 川芎 10g, 白芍 15g, 熟地黄 20g, 白术 15g, 女贞子 15g, 菟丝子 15g, 茺蔚子 15g, 覆盆子 10g, 车前子 10g, 黄精 15g, 苏梗 10g, 醋香附 15g, 续断 15g, 生麦芽 60g, 大枣 10g, 炙甘草 3g。21 剂, 水煎服。

2017 年 5 月 20 日三诊: 带下明显增加, 阴中干涩缓解。于 5 月 17 日月经来潮, 量少, 色褐无块, 腰酸, 小腹隐痛, 现经行第 4 日量少未增。时而眠差, 早醒微汗, 晨间喉中痰滞, 胸闷气短。舌红润, 苔薄白, 脉细滑。

气血渐调, 阴精得充, 经水有源, 但经量偏少, 乃冲任未盛, 气郁未舒。治法: 调助冲任, 条达气机, 因势利导。主方: 逍遥散合二至丸。

处方：柴胡 10g，当归 15g，白芍 15g，炒白术 15g，茯苓 20g，薄荷 6g，女贞子 15g，旱莲草 15g，菟丝子 15g，益母草 15g，鸡血藤 15g，生地黄 15g，醋香附 15g，续断 15g，炙甘草 3g。5 剂。

2017 年 5 月 27 日四诊：经量明显增多，色转鲜红，偶有小碎血块，腰酸腹痛渐缓，倦怠微汗，经行 7 日净，舌红润，苔薄白，脉沉细滑。

经养血和营，运脾柔肝，滋助冲任后，胞脉得以修复，精血得到充养而经水潮至，但仍需疏导胞脉，益助冲任，蓄养精血，促生天癸，继续上法调治。经净后血海空虚，气血又复亏乏，予主方一紫藤四物五子汤养血柔肝健脾，滋养阴血，疏润胞脉；经行时予主方二即逍遥散合二至丸，以通为主，疏补气血，调理冲任。

主方一：紫藤四物五子汤。处方：紫河车 15g，鸡血藤 15g，当归 15g，川芎 10g，炒杭芍 15g，熟地黄 20g，女贞子 15g，菟丝子 15g，茺蔚子 15g，覆盆子 10g，车前子 10g，醋香附 15g，续断 15g，桑寄生 15g，生麦芽 60g，大枣 10g，炙甘草 6g。

主方二：逍遥散合二至丸。处方：炒柴胡 10g，当归 15g，炒杭芍 15g，炒白术 15g，茯苓 20g，薄荷 6g，女贞子 15g，旱莲草 15g，鸡血藤 15g，益母草 15g，醋香附 15g，续断 15g，生地黄 15g，川芎 15g，夜交藤 15g，生麦芽 60g，大枣 10g，炙甘草 6g。

2017 年 9 月 19 日五诊：上二方交替服用近 4 个月，月经周期 35 天左右，量偏少，色黯红，有血块，轻微腰酸腹痛，四五日净，末次月经 2017 年 9 月 10 日。带下正常，无阴中干涩，纳可眠佳，二便调。舌红润，苔薄白，脉细弦滑。

2017 年 9 月 12 日性激素检测：FSH9.68mIU/mL，LH2.78mIU/mL，$E_2$123.40pg/mL，P0.91ng/mL。B 超：宫体 6.5cm×4.2cm×3.9cm，宫内膜 0.41cm，右卵巢 2.0cm×1.5cm，左卵巢 2.5cm×1.7cm，左卵巢卵泡约 1.5 cm×1.1cm。理化检测指标明显好转。继续上方治疗，建议监测排卵。

按语： 本案病程迁延 5 年余，气血失调，胞脉失养，精神受损，又年届五七，阳明脉衰，故呈现出肝气郁滞，脾虚失运，冲任失充，精血失养而经水枯涸，天癸匮乏之状。治以疏调助冲法，调气为先，顾护精血，运用紫藤四物五子汤、逍遥散等柔肝健脾，调助冲任，充填精气，达到了益气养血，化生精气，促生天癸的目的，而月经按期来潮。

姚氏医派将疏调助冲法贯穿于卵巢早衰始终，或柔肝健脾，调助冲任，充填精气；或疏肝健脾，化痰通络，调助冲任；或化滞活络，助养冲任，补益精气，从而使经络间升降出入平衡，气血和调顺畅，精微输布流注，血海阴脉通盛，肾精肾气充盈，达到天癸泌，经汛潮，能孕育，诸恙愈的目的。

八、多囊卵巢综合征首重气血肝脾冲任

多囊卵巢综合征是由于下丘脑－垂体－卵巢轴功能失调，月经调节机制及性腺激素分泌失调而引起的慢性排卵功能障碍性疾病，

是常见的妇科内分泌疾病之一。在临床上以雄激素过高的临床或生化表现、持续无排卵、卵巢多囊改变为特征，常伴有胰岛素抵抗和肥胖。近来本病发病率有逐年增长的趋势，临床上应引起重视。

多囊卵巢综合征中医无此病名，但根据其症状表现，与"月经不调""闭经""不孕""癥瘕"等病证有相似之处。姚氏妇科宗姚氏医派的学术思想，治疗本病"从气血根本出发，首重肝脾冲任"，具有较好的临床疗效。姚老认为："治疗妇科诸疾，以血为本，以气为动。"在病因方面，要着重剖析妇科生理、病理间的特殊联系及其临床表现；在病机方面，要充分重视妇女三期脏腑、气血、冲任的变化特点；在辨证论治过程中，十分重视和强调社会环境的变化对妇女身心及疾病的影响。

1. 姚氏妇科对多囊卵巢综合征的认识

姚氏妇科认为多囊卵巢综合征的病因病机与气血、肝脾、冲任功能失调有密切的关系。阴阳失衡是病理改变的基础，气血、肝脾、冲任失和是重要的发病机理，痰湿、瘀血是常见的病理产物，三个方面相互影响，相互作用，形成了本病临床表现复杂多样的特点。与此相应，姚氏妇科临床治疗多囊卵巢综合征亦从气血、肝脾、冲任功能的调理入手。

（1）与肝脾的关系：姚氏妇科认为，肝脾与月事的产生及排泄过程关系密切。肝藏血，主疏泄；肾藏精，主水。血水同源，藏泄得宜，则月事行；藏泄失和，则月事紊乱。肝属木，主升发疏泄，喜条达而恶抑郁；脾属土，主生化，以健运为顺。脾土赖以肝木疏达之性，肝木亦靠脾土灌养而升。肝血充盈，气机疏泄正常，则脾胃运化有司；脾胃为气血生化之源，肝血是否充足有赖于脾胃水谷精微的化生。脾精不足，气血生化无源，则肾精不充，日久则两脏精虚，天癸化生失养，生长发育迟缓，月经推后而行，月经量减，甚则闭经导致不孕。脾阳不振，中气不固，运化失司，水湿内蕴，聚而成痰，痰湿壅滞冲任，气血运行受阻，形成瘀滞；痰涎壅盛，膏脂充溢，则形体肥胖。

（2）与冲任的关系：《灵枢·五音五味》论曰"冲脉、任脉皆起于胞中……会于咽喉，别而络唇口"，指出了冲任二脉与女子胞如子母相联。冲脉为十二经之海，也称为"血海"，冲脉承接肾气、肾精滋养胞宫，又是先天之精与后天之本相互联系的通道，冲脉疏布经血亦是孕育胎儿之本。任脉主一身之阴经，是"阴脉之海"，主胞胎，女子妊娠养胎需以此为本。冲任二脉与精、血、津都有密切联系，作为五脏与胞宫之间的通路，若任脉通，太冲脉盛，则月事有序，孕育正常。《景岳全书·妇人规·经脉之本》曰："脏腑之血，皆归冲任，而冲为五脏六腑之血海，由此可见冲脉为月经之本也。"足厥阴肝经环阴器，与冲、任脉二脉相通，冲脉为血海，肝藏血，肝血充盈则下注血海，肝气疏泄得宜使月经按期潮止；若肝气郁结，疏泄无径，则冲、任亦会受到影响，出现经行不畅或是闭经等症状。

（3）与气血的关系：《灵枢·五音五味》曰"今妇人之生，有余于气，不足于血，以其数脱血也"。女子月事按期而行，多伤于血，阴血不足则肝失所养，疏泄失常多易成郁。《医学正传》指出："妇人百病皆由心生。"女子心思细腻，善怀多郁，容易受到情志困扰，常处气盛有余之态，致肝气逆乱，则郁结不畅，疏泄失司。朱丹溪云："气血流畅，则百病不生，一有郁滞则诸病生焉。"气血贵在流通，气机条达，血运顺畅，则郁滞自解。在临床中，肝郁变证多端，肝气郁滞，瘀血自生，则经行不畅，经行腹痛，月经后期甚至闭经；久而郁滞化火，内生虚热，则形成"郁火"。郁火上炎，热迫于肺，心气难通，虚热蒸颜，则面部发疹，汗毛浓密；郁火伤津耗气，气津损耗，经血化生不足，则经量渐减，色暗黏稠；肝血储备不足，难以下注冲任，或热扰冲任，则易形成崩漏或月经先期、月经先后不定期，甚者胞宫不得濡养，难以孕胚。

2. 辨证治疗经验

姚氏妇科治疗多囊卵巢综合征"首重气血肝脾冲任"，并按脏腑阴阳动态变化规律，分期立法，辨证施治。临证善用逍遥散，以其功能解郁、调经、清热、健脾、调顺气血、和理肝脾，具有行而不破、补而不滞、寓补于调的特点。选药平和，用药精炼，加减灵活。

（1）分期立法

①行经后期：经水将净，精血耗伤，血海空虚，正待修复，治疗以补养肝肾、养血助冲任为主。

②月经中期：天癸渐充盛，属阴转阳的过渡阶段，为适应阴阳消长，除滋阴养血外，应加入调助冲任之剂。

③行经前期：天癸充而冲任盛，为阳气活动的旺盛时期，待行经即为阳转阴，故此期治疗宜因势利导，以通为主，宜用活血通络、调畅经气之法。

（2）辨证论治

①气血冲任不足、肝脾失调

证候：形体肥胖，月经稀发、量少，或闭经，不孕；颜面痤疮，多毛，畏寒肢冷，头晕耳鸣，腰膝酸软，痰多，纳少便溏，带下清稀。舌体胖大，苔白腻，脉沉迟无力。

治法：调肝健脾，温养冲任，养血暖宫。

主方：四物艾附逍遥散。

熟地黄12g，当归15g，川芎10g，炒杭芍10g，炒艾叶10g，醋香附10g，炒柴胡10g，白术10g，茯苓15g，薄荷6g，桑寄生15g，续断12g，荔枝核15g，小枣10g，生甘草3g。

加减：月经稀少者，酌加二至丸（女贞子、旱莲草）；气虚明显者，加用益气之品，如黄芪等。

②肝郁血瘀，气血失调

证候：月经稀发，月经量少或闭经，经来腹痛，经色暗有块，不孕或颜面痤疮；少腹胀痛，经前加重，郁郁寡欢。舌红或有瘀斑，脉沉弦。

治法：疏肝养血，温养冲任，佐以滋补肝肾。

主方：逍遥散合四物二至丸。

柴胡10g，白术10g，炒杭芍10g，茯苓15g，熟地黄12g，当归

15g，川芎 10g，女贞子 15g，旱莲草 10g，桑寄生 15g，续断 12g，醋香附 10g，荔枝核 15g，益母草 10g，炒艾叶 10g，生甘草 3g。

加减：闭经者，增加调经化瘀之品，如红花、桃仁、赤芍；双卵巢增大，包膜厚者，加浙贝母、制南星；性情抑郁、乳房胀痛者，加郁金等。

③阴虚肝郁，气血失调

证候：常形体不胖，月经稀少，或闭经，或经来淋漓不尽，不孕，颜面痤疮，或多毛；咽干口燥，头晕耳鸣，目干涩，失眠多梦，心烦易怒。舌红，苔薄黄，脉细数。

治法：疏肝健脾，清热养阴，调养冲任。

主方：丹栀逍遥散。

牡丹皮 10g，炒栀子 10g，柴胡 10g，当归 15g，白术 10g，茯苓 15g，炒杭芍 10g，薄荷 6g，桑寄生 15g，续断 12g，郁金 10g，芦根 15g，白蒺藜 10g，小枣 10g，生甘草 3g。

加减：月经量少者，加女贞子、旱莲草；口燥咽干者，加芦根、竹茹、蒲公英；带下赤白者，加木蝴蝶、藕节炭、炒黄芩；睡眠差者，加夜交藤。

不孕症患者，经后用逍遥散合姚氏新加五子汤促排卵，增加受孕机会。

方药：柴胡 10g，当归 15g，白术 10g，茯苓 15g，炒杭芍 10g，菟丝子 15g，女贞子 15g，覆盆子 15g，车前子 10g（另包），茺蔚子 15g，桑寄生 15g，续断 12g，小枣 10g，生甘草 3g。

3.姚氏妇科多囊卵巢综合征诊疗规范

姚氏妇科曾进行多囊卵巢综合征的诊疗规范研究，现将其总结、整理的常见辨证分型及周期治疗法介绍如下。

（1）常见辨证分型

①精血亏虚型（肝肾不足，冲任失养，肾精不充）

常见症状：初潮迟至，月经后期，月经量少、色淡红、质稀薄，时断时续；或色暗红，质地黏稠呈渣状，渐至闭经、不孕。伴形体肥胖，面色无华，头昏耳鸣，失眠多梦，或五心烦热，纳差食少，神疲倦怠，腰酸膝软，带下量少，性欲淡漠，情绪压抑，小便清长，大便溏薄，舌质淡红，边有齿痕，苔薄白或白腻，脉沉细滑。

治法：养肝健脾，调益冲任，充填精气。

处方：姚氏新加四物五子汤。当归15g，川芎10g，熟地黄15g，炒杭芍15g，女贞子15g，菟丝子15g，茺蔚子15g，覆盆子10g，车前子10g，白术10g，茯苓15g，续断12g，桑寄生15g，淫羊藿15g，鸡血藤30g，醋香附10g，炙甘草3g。

②肝郁脾虚型（肝郁脾虚，冲任失和，兼夹郁火）

常见症状：月经先期，或先后无定期，月经量多，或月经量少，经色鲜红，经期延长，崩漏，闭经，不孕，伴多毛，痤疮，口燥咽干，心烦少寐，急躁易怒，紧张忧闷，纳谷不馨，双乳胀痛、经前加剧，带下量少或夹血丝，小便短黄，大便干结，舌质红，苔薄黄，脉细滑数。

治法：柔肝健脾，调益冲任，清透郁热。

处方一：生地四物汤。生地黄 15g，当归 15g，牡丹皮 10g，地骨皮 10g，炒白芍 15g，当归 15g，炒柴胡 10g，茯苓 15g，白术 10g，莲子 10g，女贞子 15g，旱莲草 10g，麦冬 15g，枸杞子 12g，玉竹 15g，炙甘草 3g。

处方二：丹栀逍遥散。牡丹皮 10g，焦栀子 6g，炒柴胡 10g，当归 15g，炒杭芍 15g，炒白术 10g，茯苓 15g，薄荷 6g，甘草 3g。

③痰瘀阻络型（肝郁脾虚，气血失调，痰瘀阻络）

常见症状：月经后期，量时多时少，经色暗红，经行有块，淋漓不净，崩漏，闭经，不孕，伴形体肥胖，多毛，痤疮，黑棘皮征，头昏多痰，胸闷泛恶，双乳胀痛，少腹不适，抑郁沉闷，带下量多、色白清稀，卵巢增大，大便溏薄或干结，舌暗红或青紫，苔白或白腻，脉沉弦。

治法：疏肝健脾，调理气血，化痰散瘀通络。

处方一：苏核四物汤。苏木 6g，荔枝核 15g，当归 15g，生地黄 15g，熟地黄 15g，川芎 15g，炒杭芍 15g。

处方二：桃苏逍遥散。桃仁 10g，苏木 6g，炒柴胡 10g，炒杭芍 15g，当归 15g，炒白术 15g，茯苓 15g，薄荷 6g，甘草 3g。

处方三：香乌导痰三子汤。醋香附 10g，乌药 10g，茯苓 15g，陈皮 12g，姜半夏 15g，苍术 12g，胆南星 10g，竹茹 10g，枳实 10g，女贞子 15g，菟丝子 15g，芜蔚子 15g，刺蒺藜 15 个，皂角刺 15g，苏木 6g，荔枝核 15g，炙甘草 3g。

（2）周期治疗

①月经前期：用桃苏逍遥散。处方：桃仁 10g，苏木 6g，炒柴胡 10g，炒杭芍 15g，当归 15g，炒白术 15g，茯苓 15g，薄荷 6g，甘草 3g。

②行经之期：用加味逍遥散。处方：炒柴胡 10g，当归 18g，炒杭芍 10g，炒白术 10g，茯苓 18g，薄荷 6g，醋香附 15g，炒续断 15g，桑寄生 15g，甘草 3g。

③月经后期：如果病情较重，以调养气血为主，选用姚氏新加四物五子汤。处方：当归 15～18g，炒杭芍 10～16g，川芎 10g，熟地黄 15g，女贞子 15g，菟丝子 15g，茺蔚子 15g，覆盆子 10g。如果为单侧卵巢多囊样改变，而月经周期基本正常，则选用逍遥散合四物汤治疗。

④月经中期：辨证选用逍遥散合姚氏新加五子汤（炒柴胡 10g，当归 15～18g，炒杭芍 10g，炒白术 10g，茯苓 18g，薄荷 6g，女贞子 15g，菟丝子 15g，茺蔚子 15g，覆盆子 10g，车前子 10g），或者苏核四物汤合姚氏新加五子汤（苏木 6g，荔枝核 15g，当归 15～18g，川芎 10g，炒杭芍 10g，熟地黄 15g，女贞子 15g，菟丝子 15g，茺蔚子 15g，覆盆子 10g，车前子 10g）。

4. 方药特色

姚老认为："正确的诊断来源于正确的认识，月事者为女子之特殊生理，其发生、运行之规律，主要是脏腑、气血、经络（冲任）

协调作用或互相影响的结果。其以脏腑而言：肾为根，脾为源，肝为制；以气血而言，血为本，气为动；冲任（胞宫）为其室，共同对月事的常、变，经汛潮、止，起着重要作用。"所以，姚氏妇科在治疗多囊卵巢综合征时，会根据患者不同的临床表现，抓住气血、肝脾、冲任，突出重点，辨证论治，灵活用药。

姚氏医派，擅用"和"法，以逍遥枢转气机，所谓"深得庄子《逍遥游》旨趣，性味平和，调治气血，行中寓补，补中有清，以平淡清灵收功"。临证遣方用药贵在"中"，所谓"中"：一是用药适中，即处方精当，加减得宜，药味轻清宣透，药量恰如其分；一是重在调中，即首重肝脾，枢转气机，调畅气血。多囊卵巢综合征临床表现复杂多样，或寒热错杂，或虚实夹杂，加之云南本土气候特点，临证时更是要注意不可妄投辛燥之品，过用重剂，猛攻峻补，要时时兼顾阴平阳秘，肝脾疏利，气血调畅，冲任通达。常用药物有炒艾叶、醋香附、竹茹、茯苓、桑寄生、炒续断、佛手、芦根等。

5. 验案举隅

曾某，女，31岁，工人。2014年4月14日初诊。

患者婚后未避孕未孕6年。丈夫精液常规检查正常。曾在昆明医科大学第一附属院诊断为多囊卵巢综合征。既往月经周期推后，常需服药方至，且经量偏少，经行少腹痛，颜面散在少量痤疮，口周多毛。末次月经2014年2月20日，纳可，眠稍差，二便正常，舌质红润，边有瘀斑，苔薄白，脉沉细弦。尿HCG（－）。

中医诊断：月经后期；不孕证。西医诊断：多囊卵巢综合征；原发性不孕症。中医辨证：肝郁气滞血瘀，气血冲任失调。治法：疏肝行气破瘀，调理气血冲任。处方：逍遥散合四物二至丸加味。

炒柴胡 10g，白术 10g，杭白芍 10g，茯苓 15g，熟地黄 12g，当归 15g，川芎 10g，女贞子 15g，旱莲草 10g，桑寄生 15g，续断 12g，醋香附 10g，荔枝核 15g，益母草 10g，小枣 10g，生甘草 3g。上方 5 剂煎服，每日 3 次，每次 200mL，连服 1 周。

2014 年 4 月 21 日二诊：服前方后月经尚未来潮，微有腹痛，带下不多，纳眠可，二便正常。舌质红润，边有瘀斑，苔薄白，脉沉细弦。

辨证：气血冲任失调。处方：桃红四物汤。

桃仁 15g，红花 10g，熟地黄 12g，当归 15g，川芎 10g，炒杭芍 10g，桑寄生 15g，续断 12g，荔枝核 15g，怀牛膝 20g，鸡血藤 20g，女贞子 15g，益母草 10g，茺蔚子 15g，小枣 10g，生甘草 3g。共服 4 剂，服法同前。

2014 年 4 月 28 日三诊：服上方后昨日行经、量中等、色暗红，微有少腹痛，纳眠可，二便正常，颜面微有痤疮，舌红润，苔薄白，脉沉细。

辨证：肝脾冲任气血渐调。处方：艾附逍遥散加味。

炒艾叶 10g，醋香附 10g，炒柴胡 10g，当归 15g，薄荷 6g，白术 10g，炒杭芍 10g，桑寄生 15g，续断 12g，炒藕节 15g，女贞子 15g，白蒺藜 10g，荆芥 10g，小枣 10g，生甘草 3g，本方服用 4 剂，服法同前。

2014 年 5 月 8 日四诊：末次月经 4 月 27 日，经行 6 日净，面部痤疮已好转，纳可，眠佳，二便正常，舌红润，苔薄白，脉沉细。

辨证：冲任气血渐调。处方：逍遥散合姚氏新加五子汤加味。

炒柴胡 10g，当归 15g，薄荷 6g，白术 10g，茯苓 15g，炒杭芍 10g，桑寄生 15g，续断 12g，菟丝子 15g，女贞子 15g，茺蔚子 15g，覆盆子 15g，车前子 10g（另包），藕节 15g，小枣 10g，生甘草 3g。服用 5 剂，服法同前。

疗程疗效：经 3 个周期调理，月经周期正常，经期 5～6 日，经量中等，末次月经 2014 年 8 月 23 日，后即怀孕。2015 年 6 月初产下一女。

按语：多囊卵巢综合征，过去认为是由于卵巢包膜增厚所致，故曾用卵巢楔形切除、腹腔镜下卵巢打孔术治疗。如今随着中西医结合研究的开展，多囊卵巢综合征采用中西联合治疗的方法获得较好疗效，有的病例采取以中医为主的治疗方法，也取得较满意的临床效果。在治疗的同时，嘱患者适当节制饮食，坚持体育锻炼，保持良好的心态，也很重要。多囊卵巢综合征患者大多有月经失调，宜分期治疗，灵活运用益气、健脾、和肝、调冲等法，以使机体阴阳平衡，气旺血顺，冲任藏泄有序，月经如常而行。患多囊卵巢综合征的育龄妇女常常导致不孕，而姚氏新加五子汤既能滋补阴血，又蕴含萌动之气。全方温寒皆备，药性平和，阴阳皆补，不腻不燥；有收有利，宜于气机升降开合，为填补精气、益肾助冲任之良剂，在调经和促排卵方面有明显作用，可以使妇女按期排卵，以达到受孕之目的。

九、姚氏妇科与不孕症

不孕症是一种低生育力状态，指一对配偶未采取避孕措施，有规律性生活至少12个月未能获得临床妊娠者。其具体包括原发性不孕和继发性不孕两种。导致不孕的原因很多，如子宫、卵巢、输卵管病变，免疫因素等均可导致，临床上不孕患者往往兼有闭经、痛经、月经稀发、少经、经行淋漓等。姚氏妇科在治疗不孕方面积累了丰富经验，疗效颇佳，现根据济白师傅的传授整理如下。

1.月经正常是孕育胚胎的条件

姚氏妇科掌门人姚克敏认为，女子以血为本，经者血也。血之始，赖肾气蒸腾施化，天癸应时而生；血之源，靠脾气健运升清，血海按期满盈；血之和，得肝气疏发调摄，气机和畅，血运柔顺。又冲任二脉起于胞中，冲脉挟肾经上行，附于肝经并与阳明经合；任脉为阴脉之海与手足阳明经交会，二者又与足少阴肾经贯通。因此，肾气充盛，天癸分泌，冲任畅通，阴血满盈，月事按期而至，周而复始，阴阳和则可摄精孕子。肝、脾、冲、任四者相辅相成，在气血温煦滋养下，氤氲之气孕胎。其间气机通畅，血海充沛是经孕正常的必然条件。因此气血运行和谐，肝气疏畅，脾土健运，使肾精肾气旺盛，血海按期满盈，月经周期正常，胞脉自然摄精而孕。

若气机滞涩，血海不充，肾精滋养匮乏，则月经的期、量、色异常，就难以摄精孕胎。若血脉不充则胎芽柔弱难以存活，或胞脉空虚使胎芽难以安孕于宫内，导致漏胎、滑胎、胎萎、堕胎。因此，月经正常是孕育胚胎的基本条件。

2. 调经者调气血，首重肝脾冲任

姚老指出："女子以血为本，以气为动。"治疗妇科诸疾，以调理气血为主，首重肝脾冲任。她指出"女子多郁火，气结百病生"，常施以"疏调肝气，健运脾气，调固冲任"之法。不孕者常表现为虚实夹杂之象，实者多为肝郁气滞血瘀，虚者以阴（精）血不足，冲任不固为主。由于女子多愁善感，婚后不孕，往往要承受来自家庭、社会以及自身的多方压力。若性格内向者则更易致抑郁，出现胸闷烦躁，性急易怒，乳房胀痛，眠差多梦，经行不畅，经色黯、淡、有血块等，最终可导致月经紊乱，或数月不行，或淋漓不净；心理负担加重，长期以往，导致肝气郁结，渐至阴血暗耗，郁火自生。肝旺克伐脾土，化生不足，血海不充，后天无以充养先天之肾精肾气；脾虚生痰，痰湿内滞，气机不畅，胞脉受阻更难成孕。又有因行人流、清宫、引产等术，使胞宫胞脉受损而继发不孕者。

姚老在治疗中常用疏调肝气、健运脾土、调固冲任、温养胞宫法，使肝脾和畅，血海按期满盈，冲任二脉功能和谐，月经周期和经期正常，天癸应时而至，妊娠方能成功。就如同有了肥沃的土地，种子植于其间，得阳光雨露，自然健康生长。

3. 以虚为主，虚实夹杂乃不孕症之证候特征

姚老认为，受孕是一个复杂的过程，需以男精女血为物质基础，女子天癸成熟系本源，肾气旺盛作动力，基础、本源、动力协同作用方能成孕。然而，人体是一个有机的整体，精血、天癸、肾气又赖脏腑功能的正常活动而产生，靠经络胞脉的疏通而调顺。其中，与受孕关系密切的脏腑经络为肾、肝、脾、冲任、胞宫。肾主生殖，肾中精气是受孕之基础；肝主疏泄而藏血；脾主运化而统血；冲为血海、任主胞胎。肾、肝、脾功能正常，则精气旺盛，气血和调，冲任得充，胞宫摄精成孕；肾、肝、脾功能失常，则冲任不和，胞宫不能摄精成孕，即可致不孕。若因全身性疾病影响胞宫摄精成孕，则为他病不孕。基于此认识，姚老提出以虚为主，虚实夹杂乃不孕症之病机精髓。虚者，冲任、气血、肾气之不足；实者，血瘀、气滞。

4. 强调辨证与辨病相结合，综合辨证务求其准

对不孕症的诊断，姚老提出"由浅入深，从下至上"的检查原则，坚持辨证与辨病相结合，即由一般妇科检查到特殊检查，从子宫、卵巢到脑垂体，循序渐进，务求其准。其辨证用"以虚为主，虚实夹杂"作指导，从病史、产育史、临床表现、西医学检查等几方面进行综合分析。如检查有"输卵管阻塞""卵巢囊肿"等而致不孕者，皆可作为有气滞、血瘀的依据之一；而表现为无排卵性闭经而不孕者，则要从虚着手。并且，姚老指出，受孕系男女双方之事，

犹如田地与种子的关系，两者缺一不可，若任何一方存有病患，均能影响成孕，故强调男女同查，弄清不孕来自何方，双方同治，提高受孕概率和成孕质量。与此同时，还要注意排除全身性疾病。

5.调经孕子，补虚为主，注重分时而治

多数不孕者均有月经不调的种种表现，调经之要，贵在补脾胃以资血之源，疏肝气以和畅气机，固冲任以滋助精气。对此，姚老强调"调经孕子"，指出应遵循朱丹溪所说"求子之道，莫如调经"。调顺月经以治理气血为本，重视肝脾冲任的病理变化，立养血育阴、益气摄血、柔肝健脾、调和冲任、疏达气机、清润透达等法，而疏肝健脾－调养冲任－补益精气－疏通胞络为治疗要点，分期而治，辨证论治。

（1）分期而治

①月经后期：月经干净后，血海空乏，故以养血填冲、健脾疏肝为主，使气血恢复，肾精充沛，胞宫渐复，临床多选用四物汤合二至丸加味治疗。二至丸补益肝肾，滋阴养血；四物汤补血活血调经，为女科补血第一要方。常加菟丝子、桑寄生、炒续断调固冲任；醋香附、炒柴胡、茯苓、白术疏调肝脾。全方能滋养阴血，养肝健脾，调润冲任。

②月经中期：月经中期，血海渐盈，天癸充沛，是孕育胎儿最佳时期。此期治疗以滋养阴血，疏调肝脾、冲任、胞脉为主，用姚氏新加五子汤合逍遥散治疗，药用炒柴胡、当归、炒杭芍、白术、

茯苓、薄荷、女贞子、菟丝子、茺蔚子、车前子、覆盆子，以调和肝脾，养阴血，助冲任。又加桑寄生、续断滋补肝肾之阴，醋香附疏调肝气，合方有滋养肝肾之精血、疏调肝脾之气机的作用。

③月经前期：月经前期，经水将至，宜以疏肝健脾、行血疏导为主，用姚氏艾附逍遥散加减治疗，药用炒艾叶、醋香附、炒柴胡、当归、炒杭芍、白术、茯苓、薄荷。若素日月经一月二行或淋漓不净者，可加生黄芪、木蝴蝶、炮姜、藕节、川芎，以温宫行血，固填冲任，使经行通畅而经期稳定；月经数月一行者，可加鸡血藤、益母草、茺蔚子以活血行经，使月经能按期而至。

三期分而治之，坚持服药，逐渐恢复相对正常的月经周期，为"孕子"做好准备。

（2）辨证论治

①脾肾气虚型

主症：婚久不孕，经水量少，或经水后期，闭经，腰酸脊困、白带清稀，体倦乏力，纳少，性欲淡漠，小便清长，舌质淡，苔薄白，脉沉细或沉迟。

治法：健脾补肾，滋养冲任。

处方：异功散合姚氏新加五子汤。

太子参15g，白术10g，茯苓15g，陈皮10g，女贞子15g，菟丝子15g，茺蔚子15g，覆盆子10g，车前子10g，甘草3g。

②冲任受阻，气血不足型

主症：有自然流产或者流产清宫史，婚久不孕，或经期不准，经量或多或少，经色淡黯、质地清稀，纳食、睡眠不佳，精神疲倦，舌质淡，苔薄白，脉沉细。

治法：补益气血，调助冲任。

主方：姚氏新加当归补血汤合姚氏新加五子汤。

黄芪 30g，当归 15g，川芎 6g，白术 10g，茯苓 15g，炒杭芍 10g，女贞子 15g，菟丝子 15g，覆盆子 10g，车前子 10g，甘草 3g。

③肝郁脾虚，兼夹血瘀、气滞、痰湿型

主症：婚久不孕，经量多少不一，兼血瘀者经色紫黯，有血块，经行不畅，或少腹胀痛，舌黯有瘀点，脉弦涩；兼气滞者，经前乳房、少腹胀痛，精神抑郁，烦躁易怒，善太息，舌黯红，苔薄白，脉弦；兼痰湿者，经色淡，形体肥胖，胸闷泛恶，带下质地黏稠，舌淡胖，苔白腻，脉滑。

治法：调养肝脾，兼活血化瘀，或疏肝解郁，或燥湿化痰。

处方：

经前：二核逍遥散合二至丸（橘核 10g，荔枝核 15g，炒柴胡 10g，炒杭芍 10g，当归 15g，炒白术 10g，茯苓 15g，薄荷 6g，女贞子 15g，旱莲草 10g）。

经后：如兼血瘀者，用逍遥散合苏核四物汤（苏木 6g，荔枝核 15g，熟地黄 15g，当归 15g，川芎 10g，炒杭芍 10g）；兼气滞者，用逍遥散合艾附四物汤（炒艾叶 10g，醋香附 10g，熟地黄 15g，当归 15g，川芎 10g，炒杭芍 10g）；兼痰湿者，用逍遥散合苍附四物汤（炒苍术 10g，醋香附 10g，熟地黄 15g，当归 15g，川芎 10g，炒杭芍 10g）。

（3）家传经验方姚氏资生丸

组成：党参 10g，白术 10g，茯苓 15g，熟地黄 15g，当归 12g，川芎 10g，醋香附 10g，女贞子 15g，菟丝子 15g，桑寄生 15g，炒续断 15g，丹参 10g，乌药 10g，益母草 10g，炒艾叶 10g，白芍 10g，甘草 3g。

功用：补益气血，调助冲任，疏通胞络。

主治：虚中夹实的不孕症。

方歌：

> 姚氏资生疗不孕，八珍续桑香附乘，
>
> 丹益乌艾菟丝贞，补益气血助冲任。

6.验案举隅

张某，女，29 岁，职工。患者结婚两年余未孕，月经周期前后不定，或量少淋漓，有痛经。多次 B 超提示"双侧卵巢囊肿"，曾测基础体温波动不明显。口干思饮，脉细弦，舌红润苔白。

辨证：冲任不和，气血失调，胞络不疏，兼夹郁热。处方：丹栀逍遥散加味。

牡丹皮 10g，炒栀子 10g，薄荷 10g，炒柴胡 10g，当归 10g，炒白术 10g，茯苓 10g，炒杭白芍 10g，桑寄生 15g，炒续断 12g，木蝴蝶 10g，地骨皮 10g，仙鹤草 15g，生甘草 3g。

连服 5 剂后，腹痛不明显，口干思饮缓解，仍有经行淋漓，脉舌不变。此郁热渐除，以调理冲任气血、疏通胞络为治，方以逍遥散合昆布散化裁：

昆布 10g，薄荷 10g，炒柴胡 10g，当归 15g，炒白术 10g，茯苓 15g，炒杭白芍 10g，川楝子 10g，荔枝核 10g，官桂 10g，醋香附 10g，茺蔚子 10g，小枣 9 枚。

守此方服用 2 个月，月经淋漓好转，经量增多，基础体温出现波动。仍守法守方随证加减治之，半年后怀孕。

济白师傅再三强调：不孕症的原因很多，通过中医辨证来调养气血肝脾冲任，即通过"调经"的方法，纠正患者月经期、量、色的异常，使脏腑功能协调，精血充沛，达到"孕子"的目的。姚老指出，受孕是一个复杂的过程，过度焦虑、紧张、抑郁、情绪低落均会产生不良刺激，而疏调气血的方法恰好能解决这个问题。在治疗过程中，还需鼓励患者坚定信念，放松心情，并且强调坚持服药是取得良好疗效的关键，只有这样才能提高受孕概率，最终成功受孕，此即为中医之情志疗法。

十、姚氏保产达生丸与妊娠病

姚氏妇科临床诊治妊娠病注重气血、肝脾、冲任的病理改变，认为胎漏、胎动不安、滑胎等妊娠病证皆因肝郁脾虚，冲任受损，伤及气血，阴精不充所致。姚氏妇科十分重视各种外界因素对患者体质、疾病的影响，临床常运用家传经验方——保产达生丸益气养血，柔肝健脾，滋助冲任，调和胃气，摄胎止血，治疗妊娠诸病。本方还可以用于孕前调治，以增强患者体质，孕期保健养胎，即所谓未病先防。济白师傅即以保产达生丸为切入点，向我传授姚氏妇科治疗常见妊娠病的经验。

1. 对妊娠病病因病机的认识

生殖的根本是以肾气、天癸、男精女血作为物质基础。阳精溢泻而不竭，阴血时下而不愆，精血合凝，胚胎结而生育滋。气血阴精是濡养胎儿、稳固胎元的基本要素，肾气旺健，气血充实，冲任通盛，胎固母安。基于此，姚氏妇科认为，妊娠之期，气血、肝脾、冲任至为重要，其因有二。一因女子以血为本，以气为动。经、孕、产、乳均以血为基础；血赖气的升降出入运动，循经络通道而周流灌溉全身，使脏腑经络正常行使在经孕产乳中的功能。肝藏血，司血海，疏调气机；脾统血，主运化，为气血生化之源。有肝血脾运相助，化源充足，令气壮血旺，方能收摄有力，控制血溢，养胎载胎；肝血下注冲脉，脾经充盈血海，气血隆旺，流溢奇经，广聚津精，任脉阴海充实，令冲任二脉通盛，才可使精血下输胞中以育胎，上丽胃经以营乳。正如《医宗金鉴·妇科心法要诀》所述："孕妇气血充足，形体壮实，胎气安固。若冲任二经虚损，则不成实。"《医学源流论》云："凡治妇人，必先明冲任之脉……冲任脉皆起于胞中，上循背里，为经脉之海，此皆血之所从生，而胎之所由系。明于冲任之故，则本源洞悉，而后其所生之病，则千条万绪，以可知其所从起。"此亦强调了冲任的重要性。二因经、孕、产、乳的特殊生理活动常易耗损精血使女子阴血亏虚。孕后血聚胞宫濡养胎儿，血虚愈甚，可致胎失所养，亟待后天之精滋生充填精血以荣养胎元。《本草疏证》所言"夫妇人之病，多半涉血，矧妊娠尤赖血气之调，方得母子均安"极是。可见气血、肝脾、冲任于孕育之时的重要作用。若机体受自身体质、生活状况、情志因素等影响而疏于调理，造成肝气郁滞、脾虚失运、气血不足、冲任失养之势，一旦妊娠，气血阴精亏虚之象显现，胎元失荣，遂致胎漏、胎动不安，甚则滑胎。胎漏、胎动不安的主要病机为冲任损伤，胎元不固；滑胎的主要病机为冲任失养，胎元不固。诸证皆由肝郁脾虚，冲任受损，伤及气血，阴精不充所致；宜益气养血，柔肝健脾，滋助冲任，培补胎元而调治。

2. 保产达生丸

姚氏妇科临床治疗不孕症常选用姚氏妇科家传经验方——保产达生。济白师傅强调本方经过80余年的临证检验，确实有效。

（1）基本处方：

汤剂：党参10g，黄芪15g，熟地黄12g，当归12g，白芍10g，白术10g，茯苓15g，菟丝子15g，桑寄生10g，炒续断10g，炒杜仲10g，夜交藤10g，阿胶15g（烊化），炒艾叶10g，紫苏梗10g，砂仁10g，炒黄芩6g，甘草3g。

丸剂：党参90g，熟地黄90g，当归90g，黄芪90g，菟丝子

90g，桑寄生 90g，杜仲 90g，续断 90g，阿胶 90g，白术 80g，茯苓 80g，枸杞子 80g，女贞子 80g，川芎 60g，香附 60g，芍药 60g，海螵蛸 60g，旱莲草 60g，合欢皮 60g，乌药 60g，艾叶 60g，陈皮 50g，甘草 50g，生三七 15g，熟三七 15g。上为蜜丸，每次 10～15g，每日 2 次。

（2）功用：益气养血，柔肝健脾，滋助冲任，调和胃气，摄胎止血。

（3）主治：胎漏、胎动不安、滑胎。

（4）方义：方中以党参、黄芪、熟地黄、当归、白芍、白术、茯苓为君，含八珍益母汤、当归补血汤之意，善健脾胃，大补元气，助脾气，益虚损，通血脉，滋阴分不足，补五脏之虚，摄胎载胎。臣以菟丝子、桑寄生、炒续断、炒杜仲、夜交藤等补精血，益精髓，温子宫，助冲任，续绝伤，舒郁气，濡养虚损之胎孕，以安固胎元。佐以阿胶珠、炒艾叶养血、止血，温宫调气以固胎；紫苏梗、砂仁温运胃气，降逆止呕以安胎，且调和补益诸药之滋腻；再少佐炒黄芩，清化易动之肝火、蕴发之郁热，增强安胎保胎之效。甘草调和之为使。

（5）加减：持续出血者，选莲须、海螵蛸、地榆炭、荆芥炭、血余炭等涩精收敛止血；腰酸痛明显，夜尿频繁者，选鹿角霜、枸杞子、芡实等加强固冲益肾安胎；小腹下坠加重者，重用黄芪、党参，或党参易人参，益气升提摄胎；大便秘结者，选肉苁蓉、麦冬、桑椹等滋阴增液润肠；血色鲜红，心烦不安，夜寐不宁者，选竹叶、芦根、玉竹、百合、麦冬等清郁除烦安神；素有瘀积，孕后腰酸腹痛，阴道断续下血、色暗红，或跌仆闪挫者，选桃仁、苏木、荔枝核等疏利导滞散瘀。

（6）用药注意：全程用药谨遵《素问·阴阳应象大论》"形不足者，温之以气，精不足者，补之以味"宗旨，依照姚氏医学流派用药原则，不过用辛燥，不偏于寒凉，不骤施峻补，不妄行攻破。方中益气升阳、助运生血、滋阴益精、疏导化滞之品皆味淡清灵，轻扬流动，补而不峻，滋而不腻，不温不燥，能健能行，静中寓动，具有柔肝健脾、温煦气血、渗灌冲任、荫护胎气、保产达生的功用。

服药时间：反复流产者，于孕前3～6个月开始服用本方，以改善体质，培补不足；怀孕后，虽无流产反应，也可继续服用，至妊娠3个月以上，甚至可服用至生产。体质健康者，可于妊娠5个月开始服用至生产。

笔者为记忆本方，将其编写成方歌形式以便记忆：

> 保产达生姚氏方，八珍去芎芪芩担；
> 寿胎加杜夜交艾，苏梗砂仁用之添；
> 助母气血固冲任，胎漏胎安滑胎参！

3. 病案举例

雷某，女，29岁，已婚，1993年1月15日初诊。妊娠57天，阴道流血2天。14岁月经初潮，25岁结婚，婚后即孕，行人工流产术。2年前孕2月余自然流产，行清宫术。平素经量偏多，月经周期

28 天，常易感冒、咳嗽，时有鼻及牙龈出血，口干，心悸头昏，纳谷不馨，溲多，大便难。末次月经 1992 年 11 月 19 日。妊娠后常感头昏头晕，心泛欲呕，2 天前无明显诱因阴道流血，量少、色红，今天流血量稍增，少腹绵绵作痛有下坠感，腰微酸。面色少华，时感心悸头昏，心泛欲呕阵作，不能进食。舌红，苔薄白腻，左脉细弦，右脉弦滑。

姚老接诊，辨证为气血虚弱，胎元不足，兼夹胎热之证。治以益气养血，健脾助运，滋养冲任，安胎兼清胎热。方用保产达生丸，改汤剂。

处方：太子参 15g，黄芪 15g，茯苓 15g，菟丝子 15g，炒麦芽 15g，白术 10g，鸡内金 10g，炒白芍 10g，炒续断 10g，木蝴蝶 10g，当归身 12g，炒黄芩 6g，炒艾叶 6 g，甘草 3g。每两天 1 剂，每天 2 次，水煎服，服用 1 个月。清炖荤汤（如鸡汤、肉汤、排骨汤等均可）兑服阿胶粉 10g，每天 1 次。

1993 年 2 月 12 日二诊：药后阴道流血已止，未再反复，已无呕吐，饮食渐进，心悸头昏好转，无齿鼻衄血，仍有口干，二便调。舌红润、苔薄白，脉细弦滑。1 周前 B 超提示胎儿发育正常，与停经月份相符。证情稳定，脾胃运化复苏，气血冲任渐调，继续生化气血，益母荫胎，仍以上方加减。

处方：党参 10g，白术 10g，茯苓 10g，炒白芍 10g，炒续断 10g，桑寄生 10g，砂仁 10g，夜交藤 10g，阿胶珠 10g，炒艾叶 10g，黄芪 15g，菟丝子 15g，紫苏梗 12g，当归身 12g，熟地黄 12g，炒黄芩 6g，甘草 3g。嘱长期服用，用法同前。

孕 37⁺ 周，1993 年 8 月 9 日顺产一女婴，重 2760g。

按语：患者纳差脾弱，经量偏多，为气虚血亏之体质。营血不足故易感风邪；血虚阴虚化热而齿鼻衄、口干常现。又经两次清宫，胞脉受损，伤及胎系。妊娠后，化源不足，胎儿缺精血濡养，少冲任维系，致胎元不固而腹痛流血，头昏心悸。《傅青主女科》谓："故胎成于气，亦摄于气。气旺则胎牢，气衰则胎坠。"姚老认为素体偏弱，又强行流产，胞脉伤损，元气亏耗。气虚则提摄不固，血虚则灌溉不周，胎失荣养，犹如枝枯而果落，藤萎而花坠，其胎自堕。现妊娠之期，血聚养胎，阴血更虚，肝失所养，疏达失司，郁热内生，遂致虚中兼夹胎热，病机复杂。治疗需从治本入手，以补益气血为主，健脾助运，辅以益精填冲，使化源渐充，冲任精气渐盛，胎实而无恙也。

十一、绝经前后诸证从肝脾肾调治入手

妇女绝经前后是其生理功能从旺盛转入衰退的过渡时期，是一个性生理逐渐衰退的过程。卵巢功能的衰减，生殖能力的停止，机体组织的退化，引起一系列心理、神经、内分泌和代谢方面的变化。姚老认为，本病的发生源于脾、发于肝、根于肾，治疗要从肝、脾、肾入手，熔健脾、疏肝、益肾于一炉，以濡养、调和为主，根据不同病证分别采用滋阴养血、平肝清热法，疏肝解郁、养血健脾法，

补血益气、养心安神法，育阴生津、宁心安神法，以及健脾益肾、温补气血法等，临床多获良效。

1. 辨证思路

《素问·上古天真论》云："女子七岁，肾气盛，齿更发长；二七而天癸至，任脉通，太冲脉盛，月事以时下，故有子……五七阳明脉衰，面始焦，发始堕；六七三阳脉衰于上，面皆憔，发始白；七七任脉虚，太冲脉衰少，天癸绝，地道不通，故形坏而无子也。"

姚老根据《内经》理论和长期临床实践认为，天癸绝是妇女衰老之必然。女子更年期从月经紊乱到绝经，并非由于病邪作祟，而是一种不可逆转的正常生理过程。更年期是女子盛壮时期的阴阳相对平衡被打破，而衰老时期的阴阳相对平衡尚未健全完善的过渡阶段。若平素有气血阴阳的偏盛偏衰，或脏腑功能失调，在阴阳相对平衡时期，这些隐患可被代偿而表现不显，而在更年期这一特殊时期则会较为突出地表现出来，呈现出纷繁复杂的临床症状，其程度轻重及时间长短，与机体阴阳气血的盛衰密切相关。因此，天癸绝乃生理之常，阴阳悖乃本病之因，经断前后诸证源于脾、发于肝、根于肾。

（1）源于脾：脾胃为后天之本，气血生化之源。脾胃健运，气血生化有源，水谷之精充盛，上注心肺，化赤为血；散精于肝，肝体得濡；下注于肾，补益肾精。肾得五脏之精所濡，方能继续承担除生殖以外的诸多功能。妇女在整个生育时期，要完成月经、胎孕、生育、哺乳等任务，在此过程中，气血逐渐耗损而亏虚，随着年龄的增长，脾胃化源功能也逐渐减弱，气血的生化运行就受到了一定的影响，不能荣养经脉，从"阳明脉衰"到"三阳脉衰于上"而出现面憔、发堕、发白等表现。继续发展则经脉空虚，太冲脉衰少，天癸绝。这些都突出说明了脾胃虚弱，阳明脉衰，乏后天之源乃经断前后诸证之始发因素。

（2）发于肝：妇女以血为本，以肝为用。肝体阴而用阳，为脏腑气血运行的枢机，对调节脏腑气血阴阳的相对平衡起重要作用。当机体进入更年期，气血阴阳由旧的平衡向新的平衡过渡时，因先天之精的虚衰，后天气血的不足，肝的疏泄功能失常首当其冲，肝血不足，肝失濡养则见肢体麻木，皮肤瘙痒，甚则筋惕肉瞤，肌肉拘急痉挛；水不涵木，肝阳不潜则见烘热阵发，五心烦热；肝失条达则见烦躁易怒，多梦易惊，胸闷，太息，胁痛乳胀，多愁善感，情绪抑郁，孤僻多疑；肝阳上亢则见头痛，眩晕，耳鸣目胀；土弱木郁，肝脾不调则脘痛腹胀，纳呆，嗳气恶心，二便不调，或面目浮肿，下肢肿胀；肝藏血不足，冲任空虚则月经不调，或前或后，或多或少，渐至经断。凡此种种，虽源于脾，根于肾，但肝藏血、疏泄的功能失调，是经断前后诸证的主要发病机理。

（3）根于肾：肾藏精，精化气，寓元阴元阳，肾精肾气是维持人体阴阳的本源，"五脏之阴非此不能滋，五脏之阳非此不能发"，肾精源于先天养于后天，先天之精得后天气血之养而二七天癸至，月事下乃有经、孕、产、乳，七七先天之精衰任脉虚，太冲脉衰而经绝，无子。女子由盛壮时期的阴阳平衡转向老年时期的阴阳平衡，正是由于肾精肾气的盛衰而产生内在动力。更年期肾气不足、冲任失固则月经紊乱，或提前量多，或崩中漏下；肾阳虚脏腑经脉失养则浮肿，泄泻，带下量多清稀，腰背冷痛等；肾精不足，阴虚内热则潮热面红，烦热；肾精亏虚则头晕耳鸣，腰膝酸软；肾阴不足，心肾不交致心阴不足，心火亢动，见心悸、心慌、多梦、盗汗等；累及肝脾前已详述。可见肾精亏虚，肾气不足，天癸渐竭是经断前后诸证发生的内在因素。

2. 从肝脾肾入手，以法治之

经断前后诸证的治疗，依其辨证思路，从脾土着手，执中央以达四旁，培其中土生发之性，涵育五脏六腑。气血生化有源，五脏之气渐充，阴阳自然恢复新的平衡协调，即先天之精竭，后天充其源；调肝养肝，使肝藏血和疏泄功能健全，气机调畅，肝木得以濡养，诸证自愈；滋阴育肾，兼养心安神，诸证得安。总之，治疗从肝、脾、肾的调治入手，熔健脾、疏肝、益肾于一炉，以濡养、调和为主。

（1）滋阴养血，平肝清热法

主症：头晕头痛，心烦急躁，易怒，耳鸣多梦易惊，烘热阵作，口干咽燥，月经前期，经色偏红。脉弦而细，舌质偏红少津。

病机：肝肾阴虚，水不涵木，肝木偏旺。

主方：桑豆四物汤加味。

处方：生地黄 15g，醋炒当归 15g，白芍 10g，川芎 10g，桑叶 10g，黑豆 15g，菊花 6g，麦冬 10g，茯苓 15g，竹茹 10g，甘草 3g。

加减：肝热重者，加牡丹皮、黄芩、夏枯草；肝阳偏盛者，加钩藤、龙骨、牡蛎；阴虚明显者，加熟地黄、枸杞子、何首乌、夜交藤、旱莲草、女贞子等。

（2）疏肝解郁，养血健脾法

主症：气短，胸闷太息，乳房胀痛，胁痛，多愁善感，情绪抑郁苦闷，甚则性情改变，月经前后不定，或多或少，脉弦而虚或弦细，舌红苔薄白或薄黄。或肝脾不调，土弱木郁，升降失和，气机不利的脘痛，腹胀，饮食减少，嗳气，恶心，喉中梗塞感，小便不利，大便不畅。

病机：血不养肝，肝木偏旺，肝气不疏。

主方：逍遥散加味。

处方：薄荷 10g，炒柴胡 10g，当归 15g，白术 10g，茯苓 15g，白芍 10g，醋香附 10g，桑寄生 15g，荔枝核 15g，荷叶顶 3 个，甘草 3g。

加减：肝热偏重者，加炒栀子、牡丹皮、竹茹；肝郁偏重者，加川楝子、枳壳、郁金；脾虚肝郁者，加砂仁、炒谷芽、炒麦芽、台乌药。

（3）补血益气，养心安神法

主症：气短心悸，心慌，神疲无力，失眠，动则自汗，面黄虚浮，纳食不佳，月经色淡，或量多前行，或量少。舌淡，脉缓弱。

病机：气血不足，心脾两虚，心神不安。

主方：姚氏当归补血汤加味。

处方：生黄芪30g，当归15g，茯苓15g，白术10g，白芍10g，川芎6g，炙远志6g，柏子仁15g，砂仁10g，菟丝子15g，甘草3g。或用归脾汤加减，若脾不统血，月经过多，可加阿胶、炒艾叶炭、莲须等。

（4）育阴生津，宁心安神法

主症：心悸，头昏，心中烦乱，烘热盗汗，失眠多梦，心神不宁，腰酸腿软，口干不饮，月经量少。脉细或细数，舌质红少津苔薄。

病机：心肾阴虚。

主方：生脉散合甘麦大枣汤加减。

处方：北沙参15g，麦冬10g，五味子6g，浮小麦30g，炙甘草6g，小枣9枚，柏子仁15g，煅龙骨15g，煅牡蛎15g，炙远志6g，桑寄生15g，菟丝子15g。

（5）健脾益肾，温补气血法

主症：头昏，神疲，肢软腰酸，多形体肥胖，感肢体肿胀，小便不利，局部冷感，精神不振，月经后期，量少或淋漓不断，带下，脉迟缓。舌淡胖，苔白。

病机：脾肾两虚，命门不足，阳气不宣，水湿不运。

处方：党参15g，白术10g，茯苓15g，当归15g，桑寄生15g，续断12g，杜仲10g，菟丝子15g，补骨脂10g，小茴香10g，甘草

3g。

加减：若脾虚湿重者，加木香、陈皮、薏苡仁、桂枝等；偏肾虚者，加仙茅、淫羊藿、巴戟天、肉苁蓉或附子，不宜过用滋补。

在依法施治的同时，还要注重对患者的心理疏导，采用姚老所创之移情悦志法，即诊疗时尽量用生动、通俗、易懂的语言，详细解释疾病发生的病因病理，分析各种可能影响疾病的因素，使患者了解病情与预后转归，调畅情志，树立战胜疾病的信心，积极配合治疗，常能取得事半功倍的疗效。

3. 徐涟经验方——芪玉安泰饮

姚氏医派第七代传承人徐涟主任医师针对绝经前后诸证，提出精气神亏耗是病变之根，肾肝心脾同病是病变要素。她认为天癸竭，肾虚是致病之本；精血亏，肝郁则乙癸同病；阴液耗，心火亢阴阳失衡，气伤戕，土虚怠运化失调。基于此，徐涟提出益气填精养神是治疗肯綮，常选用经验方——芪玉安泰饮益气填精，蓄精养神，滋养肝肾，生津润燥，除烦定志，宁心安神。注重平衡阴阳，以调节脏腑精气血津液为治。

组成：黄芪20g，玉竹10g，百合10g，炙黄精15g，淫羊藿10g，仙茅10g，杜仲15g，菟丝子15g，女贞子15g，夜交藤10g，合欢皮10g，酸枣仁10g，生麦芽60g，砂仁10g，紫苏梗15g，大枣10g，炙甘草6g。

功用：益气填精，蓄精养神，滋养肝肾，生津润燥，除烦定志，宁心安神。

主治：绝经前后诸证。

方义：本方以黄芪、玉竹、百合益气养阴，生津润燥。其中黄芪益气补虚；玉竹味甘多脂，质柔而润，养阴生津，令人强壮；百合敛气养心，安神定魄。以炙黄精、淫羊藿、仙茅、炒杜仲、菟丝子、女贞子充填精气，滋补肝肾。其中黄精补中益气，润心肺，强筋骨；淫羊藿补肾壮阳，坚筋骨；仙茅温肾阳，壮筋骨；杜仲辛甘具足，解肝肾之所苦，而补其不足；菟丝子补肝肾，益精髓，明目；女贞子补肝肾，强腰膝，明目。九味君药以补益为主，令精津充沛，肝柔脾健，水火互济，阴阳平衡而化气生神。

夜交藤、合欢皮、酸枣仁养肝解郁，催眠定志；生麦芽、大枣、炙甘草养心安神，补脾益气，敛汗润燥，镇静除烦以助诸君，故为臣。本方滋阴补益之品为多，且此证患者因肾虚肝郁致脾虚失运，常易出现脘痞胸闷，纳谷不馨，故佐砂仁、紫苏梗二味，在调胃气、助运化、开胸顺气的同时，亦防滋补之品碍滞腻膈，使脾气健运，补中寓动，滋而不腻。炙甘草既可补脾益气，与生麦芽、大枣同组合为古方"甘麦大枣汤"，尽养心安神、除烦润燥之力，又可调和诸药，用为使。

芪玉安泰饮全方以平衡阴阳为总则，温润相济，具有益气健脾、养阴生津、涵木柔肝、补肾温阳、交通心肾、宁心安神、除烦定志之功效，以助后天，养先天，使气机条达，精血互生，精盈神明，阴阳匀平，五脏安和，故临床可取得确切、满意的治疗效果。

方歌：

> 芪玉安泰经验方，二仙菟丝女贞合，
>
> 杜仲黄精甘麦枣，首乌合欢枣苏砂。

4. 典型案例

余某，女，53岁，公司职员。2015年9月24日初诊。

主诉：烘热多汗烦躁4月余。生1胎，人工流产2次，于2008年10月因"多发性子宫肌瘤"行子宫全切术。术后一般情况可。患"慢性荨麻疹"4个月。近4个月常作烘热、多汗，不分昼夜，且逐渐加重，难寐早醒，心烦急躁，暴怒难抑，右颞侧掣痛，日发数旬，时引右眉棱骨胀痛。喜怒之举已严重影响上下级关系，伤及顾客，甚而使公司业务受损。此次由其主管陪同前来就诊。刻诊：症同前述，咽干不饮，纳食正常，皮肤时发片状红疹，无带下，二便调。舌红胖，边多齿印，少津，苔白黏，脉细滑数。

诊为绝经前后诸证。盖因年过七七，肝肾精气亏乏，津不润脏，气机郁滞，郁热内扰，心肝火旺，神志不宁所致。拟益气填精、滋养肝肾、除烦定志之法，方用芪玉安泰饮。

处方：生黄芪20g，玉竹10g，百合10g，炙黄精15g，制首乌15g，女贞子15g，菟丝子15g，淫羊藿10g，仙茅10g，葛根15g，刺蒺藜10g，合欢皮10g，夜交藤10g，茯神10g，生麦芽60g，小枣10g，炙甘草6g。5剂，水煎服。

2015年10月8日二诊：药毕，诸症已缓，睡眠好转，头痛缓解，心烦明显减轻，已可自行控制情绪。仍咽微干，时发痒疹。舌红胖，边多齿印，苔薄白，脉细滑稍缓。药中病机，效不更方，仍守芪玉安泰饮。

处方：生黄芪20g，玉竹10g，百合10g，淡竹叶6g，炙黄精15g，女贞子15g，菟丝子15g，旱莲草10g，制首乌10g，葛根15g，刺蒺藜10g，白芷10g，生麦芽60g，合欢皮10g，炒酸枣仁15g，大枣10g，炙甘草6g。5剂，服法同前。

2015年10月15日三诊：症状大减，睡眠安稳，偶有烘热微汗，头痛未发，情绪明显好转，口中转润，已无痒疹。舌红润，边有齿印，苔薄白，脉细滑。疗效已显，仍处原方稳定病情。

处方：生黄芪20g，玉竹10g，百合10g，炙黄精15g，淫羊藿10g，制首乌15g，菟丝子15g，葛根15g，刺蒺藜10g，合欢皮10g，炙远志10g，茯神10g，生麦芽60g，苏梗10g，大枣10g，炙甘草6g。10剂。

日前因总结病案之需，随访患者。患者喜谓全身轻松，精神饱满，行如常人。

按语： 患者年近"任脉虚，太冲脉衰少"之际，胞宫失养，损伤冲任，致使阴水竭而地道不通，经脉衰败。随年龄渐增，精津匮乏，气血亏耗渐烈，肝木失涵，肝气怫逆，升发失常，致情志偏激；水火失济，心失血养，心肝火旺则心烦失眠，急躁易怒；肝气上逆，足少阴胆与足厥阴肝经交会不利，脉络滞涩而头痛；肝风蕴肤而发疹；中土受抑，津不上承而口干。故予芪玉安泰饮温润相济，益阴生津，涵木养肝，交通心肾，宁心安神，解郁助运，除烦定志，使阴阳渐平，诸症渐息。三诊脉象由数至缓，渐至平和。

十二、姚氏妇科与当归四逆汤

当归四逆汤是仲景治疗血虚寒厥的代表方，姚氏妇科在长期的临床实践中，将当归四逆汤用于治疗月经过少、月经后期、闭经等妇科病证，积累了丰富的经验。

1. 理论阐释

（1）经文释义：当归四逆汤源自《伤寒论·辨厥阴病脉证并治》"手足厥寒，脉细欲绝者，当归四逆汤主之"。

当归（三两）、桂枝（去皮，三两）、芍药（三两）、细辛（三两）、甘草（炙，二两）、通草（二两）、大枣（十二枚）。上七味，以水八升，煮取三升，去滓，温服一升，日三服。

原方为血虚寒厥之证所设，因素体血虚，复受寒邪，寒滞脉中，又欠血养，阳气受阻，不能温煦四末肌肤，而见手足逆寒，或腰、腹、足疼痛，脉细欲绝。当归四逆汤功效温经散寒、养血通脉。

（2）方药分析：方中当归甘温入肝，补血和血，桂枝温通经脉，宣通阳气，鼓舞血行，驱寒畅血为君，以养血温通。白芍、细辛为臣，其中白芍养血和营，与当归共用，加强补益营血之功，与桂枝配伍能调助血气；细辛外温经脉，内暖脏腑，通达表里，以散寒邪，且协同桂枝温经散寒。通草为佐，通经脉，利关节，使经脉之气血畅行无碍。大枣、甘草味甘为使，益气健脾，调和诸药，且大枣既能助归、芍养血补血，又可防桂、辛之燥烈伤血之弊。全方养血温通，可补已虚之营血，又祛经脉之寒凝，标本并治，具有温阳化气、通利血脉、养血调经、调和营卫、和解表里之功。

2.临床运用

姚氏妇科认为，"女子以血为本，以气为动"，女子多为气结血虚之体，女子之患总离不开"气血"二字。阳气不足，温煦无力，则阴寒内生，寒凝气滞。阴血虚于内，不能濡养血脉，则经脉不利，营卫不和。当归四逆汤温阳化气，养血通经，恰好切中女子生理病理的特点，使气血升降有序，输布全身，温养血脉，则能气旺血盈，阴阳平秘，运用于妇科病证无不得心应手。

（1）月经过少、月经后期：月经过少或月经后期病机有虚有实，因虚致病者，多因七情劳伤，或素体虚弱，导致精亏血少，冲任亏乏，无以化生营血，而血海空虚，经血乏源；因实致病者，多由寒凝气滞、瘀血内停、痰湿内生，或痰瘀阻滞冲任血海，血行不畅而月经过少。月经后期临床以虚证或虚中夹实者为多。当归四逆汤养血和血，温阳通脉，化痰逐瘀，调和气血，辛甘以化阳，酸甘能化阴，顾护一身之本而化生天癸。临证以当归四逆汤为主，并随证加减：虚者，加菟丝子15g，茺蔚子15g，淫羊藿10g，仙茅10g，杜仲 15g，炒续断 15g；实者，加法半夏 10g，茯苓 15g，陈皮 10g，苏木 6g，川芎 10g。

（2）闭经：闭经的产生原因复杂多变，本虚标实是其病机。常因气血冲任失调或亏虚所致，亦有邪气阻滞，脉络瘀阻，使经血下行受阻而造成经闭不行。女子先天禀赋不足，后天失养，经、带、胎、产、乳，妇科手术等均易损伤气血、冲任、胞宫，致使气血不足，或瘀血阻滞脉络，出现经行推后，甚则闭经。以当归四逆汤养血、温经、通络之功补养气血，温通经络，使月经按时而下。临证常治以当归四逆汤加女贞子 15g，菟丝子 15g，茺蔚子 15g，覆盆子 10g，车前子 10g，醋香附 10g，桑寄生 15g，炒续断 15g。

（3）痛经：痛经一证，多由起居不慎、六淫所伤、情志不调等因素引起气血、肝脾失调，导致血虚失养、经脉不利而气血郁滞冲任，寒气凝聚胞宫。行经之期，血海由满盈渐转为溢泄，气血由充盈骤至为虚乏，外邪常乘虚而入，易感寒邪，客于胞宫。血遇寒则凝，滞于胞中，经脉失于温煦，经血运行受阻；或素体阳虚，冲任虚寒，经水运行迟滞，血行不畅，阻塞不通皆致经行腹痛。或因经行产后，血室开启，摄生不当，感受寒邪，寒湿相凝，衍生癥瘕，胞宫滞涩，而致腹痛。其病皆因血虚失养、寒凝气滞、经脉不利、瘀血阻滞等所致。治宜养血活血，温经散寒，理气止痛。临证常治以当归四逆汤加吴茱萸 10g，炒艾叶 10g，醋香附 10g，佛手 10g，青皮 10g，菟丝子 15g 为主治疗，效果卓著。

（4）癥瘕：癥者病于血，瘕者病于气，其形成与脏腑气血经络的功能失调密切相关。常因机体正气不足，血虚经脉失养，阴寒内生，或内伤七情所致之寒凝气滞而形成瘀血、痰饮、湿浊阻滞脉络，停聚胞宫、胞络，形成癥瘕。治宜养血和血，温通经脉，化痰除湿，祛瘀消癥。当归四逆汤方中桂枝助阳化气，合细辛、通草温通血脉；当归、芍药养血和血；大枣、甘草温健脾阳。诸药合用使阴霾消散，气顺脉通，痰湿渐化，癥瘕之疾自愈。临证常治以当归四逆汤加苏木10g，桃仁10g，川芎10g，醋香附10g，荔枝核15g，皂角刺15g。

（5）产后病：素体虚弱，或产后调理不当，常致产后缺乳、产后汗证、产后便秘等。由于生产时失血过多，产后劳累过度，劳倦伤脾，气血亏虚，阳气浮散，出现缺乳、自汗、大便不通等多种病变。当归四逆汤温经通脉，养血扶正，调和营卫，温补脾阳，使虚弱之正气渐复。临证治以当归四逆汤加黄芪18g，白术15g，茯苓15g，杭白芍15g，川芎6g，陈皮10g。

（6）外阴白色病变、黄褐斑：肝藏血，其脉绕阴器；肾主藏精，为生殖之本，开窍于二阴；脾主肌肉，主运化水谷，为气血生化之源。若肝肾阴虚，则精亏血少，血虚化燥，或脾肾阳虚，则寒邪内生，湿浊下注。二者可致阴部肌肉失于濡养，或阴部肌肤失于温煦而发为本病。常因气血不足、肝脾失调而致经脉失养，或因脾运失司，湿浊下注，侵蚀肌肤所致。可出现阴部瘙痒，带下量多清稀，腰酸腹痛，多为不足之象。当归四逆汤养血润燥，温通经脉，散寒化湿，祛风止痒，使气血得以恢复，经脉通利，湿浊渐化。临证治疗外阴白色病变，常以当归四逆汤加乌梢蛇 10g，僵蚕 10g，炒艾叶 10g，薏苡仁 30g，佩兰 10g，刺蒺藜 10g，皂角刺 10g；治疗黄褐斑，常以当归四逆汤加黄芪 15g，刺蒺藜 15g，皂角刺 15g，蝉蜕 10g，白芷 10g，薏苡仁 30g。

（7）不孕症：姚氏妇科认为气血是女子月经、胎孕、哺乳的物质基础，与脾的生化、运行、输布和统摄密切相关。脾运不足，后天生化无源，肝不藏血，无以疏泄，不能灌渗冲任血海，则肾精不足，难以摄胎成孕。不孕症以气血、冲任不足为主，常夹杂血瘀、气滞、痰瘀、寒湿。当归四逆汤养血通络，温化痰湿，临证以虚为主者，加黄芪 15g，太子参 15g，茯苓 15g，白术 10g，杭白芍 10g，菟丝子 15g，女贞子 15g，茺蔚子 15g；以实证为主，表现为气滞血瘀、痰湿阻络者，加橘络 10g，丝瓜络 10g，桑枝 10g，路路通 15g，浙贝母 10g，醋香附 10g，荔枝核 15g，川芎 10g。

（8）多囊卵巢综合征：姚氏妇科认为，多囊卵巢综合征是由于先天肾精肾气不足，或阴阳失衡导致复杂多变的临床症状，其发生因肝、脾、冲、任功能失调，引起气血功能紊乱，血行不畅而产生痰湿内停，瘀血阻络等病理产物。以当归四逆汤温经养血、通脉化气，再佐以益肾助冲之品，以资先天之本而化生天癸。临证治以当归四逆汤加女贞子 15g，菟丝子 15g，茺蔚子 15g，鸡血藤 15g，川芎 10g，醋香附 10g。

（9）输卵管阻塞、积水：《金匮要略》言"病痰饮者，当以温药和之"。由于经行产后，胞门未闭，正气未复，或妇科手术后风寒湿热或虫毒之邪乘虚内侵，冲任气血相搏结，蕴积于胞宫，损伤胞脉，寒邪内凝，导致痰饮内停、湿浊不化，胞络闭阻，气机不畅，聚积为患，虚实错杂，缠绵难愈。治宜温通胞脉，养血化滞，调畅气机，疏化痰湿。当归四逆汤具温养之性，养血和营，化气通脉，以辛、酸、甘之味化生阴阳，使气机升降有序，气化功能正常，则痰化湿除，胞脉通利，邪滞得以消除。临证治以当归四逆汤加吴茱萸 10g，薏苡仁 30g，败酱草 10g，赤小豆 15g，皂角刺 15g，丝瓜络 10g，路路通 10g。

3. 典型案例

秦某，女，21 岁，职员。2010 年 3 月 12 日首诊。

主诉：反复外阴瘙痒 2 年余，加重半年。13 岁初潮，周期 26 ~ 28 天，经量偏少，色红无块，无腰腹痛。近 3 年外阴瘙痒，且逐月加重，多难耐受，经西医检查为"外阴白色病变"，曾行活检未明确诊断。刻诊：面容淡黄，倦怠，时伴头昏心烦，阴部瘙痒，夜间痒甚，坐卧不安，带下稍多，清稀色白无异味，口苦口黏，纳少不馨，二便调。舌红偏淡胖，苔白腻，脉细沉。末次月经 2010 年 3 月 3 日。查：外阴发育正常，未婚型，双侧小阴唇肤色淡白，与周围皮肤无明显界限，右侧小阴唇轻度萎缩，未见皮损。

西医诊断：外阴白色病变。中医诊断：阴痒。辨证：肝血不足，寒滞经脉。治法：补血养肝，散寒通脉止痒。处方：当归四逆汤加乌梢蛇 15g，僵蚕 10g，炒苍术 15g，炒艾叶 10g，芸香草 10g，佩兰 10g，薏苡仁 30g，刺蒺藜 15g，皂角刺 15g，吴茱萸 10g。5 剂，冷水浸泡 30 分钟，中火煮沸 15 分钟，饭后 1 小时温服，日服 3 次，每次 200～250mL，每剂 4 煎。

2010 年 3 月 19 日二诊：药后外阴瘙痒明显缓解，带下减少，纳食增加，无口中不适。舌红润，苔薄白微腻，脉细滑。效不更方，上方去芸香草，易荷叶顶 10g 以升清降浊，调畅气机。服法同前，嘱服至月经来潮停药。

2010 年 7 月 2 日三诊：患者自服上方 3 月余，面色转润，神气清爽，经量明显增加，带下正常，阴痒偶作。舌红润，苔薄白，脉细弦。复查外阴，白色区域已接近正常肤色，右侧小阴唇形态同前。药证相符，上方稍做加减：

当归 15g，桂枝 15g，白芍 15g，细辛 4g，通草 10g，白术 15g，茯苓 15g，刺蒺藜 15g，乌梢蛇 15g，皂角刺 15g，丝瓜络 10g，炒艾叶 10g，吴茱萸 10g，薏苡仁 30，大枣 10g，炙甘草 3g。以上方断续治疗一年余，婚后孕前调理来诊，询问病情得知患部已基本痊愈。

按语：青春期少女外阴瘙痒之证，或因气血肝脾不足致经脉失养，或因脾不健运，湿浊下注，侵蚀肌肤而致。此案证候均现不足之象，辨证得当，恒以当归四逆汤温补肝血、温通经脉，又加健脾运湿、疏利胞脉、驱风散寒、调畅气机之剂，使经络得养，寒浊得逐，气血流通，肌肤营润，故获良效。

济白师傅指出：姚氏妇科"女子以血为本，以气为动"的学术观点，恰好与当归四逆汤的功效相符合，第七代传承人徐涟主任尤其善于应用本方。本方既有养血调血之功，又有温阳化气、疏通脉络之效，故对妇科诸病证都有良好的疗效。

姚氏妇科经验方选介

一、姚氏五子益冲丸（汤）

五子益冲丸（汤）是姚老所创制，并在妇科临床应用数十年，疗效显著。济白师傅在讲解姚氏医派经验组方时，曾重点介绍了本方。

组成：女贞子 30g，菟丝子 20g，茺蔚子 20g，覆盆子 15g，车前子 15g，当归 18g，川芎 10g，熟地黄 15g，炒白芍 10g，醋香附 10g，甘草 3g。

功用：益冲任，补肝肾。

主治：月经初潮迟至，月经后潮，月经量少，时断时续，闭经，不孕，性欲淡漠，带下量少，腰膝酸软等。尤其对排卵障碍性不孕，效果显著。

方义：本方是在五子衍宗丸的基础上去掉偏于滋腻的枸杞子、五味子，加入直走肝肾两经的茺蔚子、女贞子，再与姚氏当归补血汤相合而成。方中菟丝子味甘、性平，能补肾填精益髓，强腰安胎止遗，本药性平不燥，补而不滞，既补肾阳又益肾阴。覆盆子味酸性平，功能补肾益精，固精涩遗，"主男子肾精虚竭，女子食之有子"（《药性论》）。车前子味甘、性寒，能利尿通淋，渗湿止泻。《本草新编》云："……用车前以小利之，用通于闭之中，用泻于补之内，始能利水而不耗气，水窍开而精窍闭。自然精神健旺，入房始可生子……"茺蔚子性微寒、味辛苦，能活血调经，清肝明目，用于月经不调，经闭痛经，目赤翳障，头晕胀痛，乃"妇人胎产调经之要药。此药补而能行，辛散而兼润者也"（《本草经疏》）。女贞子味甘苦、性凉，补肝肾之阴，乌须明目，补而不腻不燥。以上五子，补肾益精，使冲任固摄，上渗下灌正常，精气顺盛，经孕正常，共为君药。

女子以血为本，以肝为先天，求子之法，莫不在于调经，故选用当归、川芎、熟地黄、炒白芍养血活血调经，使气血和畅，藏泻有制，共为臣药。现代药理研究提示，四药有改善微循环作用，协同配合有明显促排卵作用。

香附味辛、微苦、微甘，性平，能疏肝解郁，理气宽中，调经止痛，用于治疗肝郁气滞，胸胁胀痛，脾胃气滞，疝气疼痛，月经不调等，"乃气病之总司，女科之总帅也"（《本草纲目》），为血中之气药，佐之助气血阴阳之枢转，疏郁行滞并举，气血循序而行，为佐药。甘草调和诸药为使。

全方充分体现了姚氏妇科"以血为本，以气为动"的证治纲领，充填精气，补益冲任，养血柔肝，俾中焦气化得行，枢机运转，血海满盈，月经调顺而能孕育。

典型案例

胡某，女，39岁，工商人士。主诉：未避孕2年未孕。患者已育1胎，近2年出现月经不调，淋漓不净，甚时数月不止。曾检查提示"双侧卵巢多囊样变"，性激素六项检查FSH升高，诊断为"排卵障碍性不孕"。虽求子心切，迭经诊疗却枉效。

初诊：形体瘦弱，情绪抑郁，面色少华，行经已2月余未净，时多时少，色淡或暗褐，伴腰酸。舌淡红，苔薄白，脉沉细滑。

姚老诊治，辨为漏下日久，冲任受损，血海空虚，加之肝脾失调，气机郁滞，统藏失职。治宜固摄冲任，疏肝健脾。主方选用五子益冲汤合逍遥散加艾附、桑寄生、续断、莲须、木蝴蝶。

处方：炒艾叶10g，醋香附10g，炒柴胡10g，炒白术10g，炒杭芍10g，茯苓15g，当归15g，薄荷10g，女贞子15g，菟丝子15g，茺蔚子15g，覆盆子10g，车前子10g，川芎10g，熟地黄15g，炒白芍10g，桑寄生15g，续断15g，莲须10g，木蝴蝶10g，甘草3g。水煎服，每日2次，每剂2日。同时嘱调畅情志，持续服药，无论经行或多或少均宜坚持。

二诊：患者诉上方连续服用半年余，经行渐调，可自行自止，周期而至。自以为病愈停药，而又过期不行。查舌红润，苔薄白，脉细滑而力度渐增。此肝脾渐调，气机和畅，冲任渐固。主方选用五子益冲汤合逍遥散加桑寄生、续断。

处方：当归 15g，川芎 10g，熟地黄 15g，炒白芍 10g，女贞子 15g，菟丝子 15g，茺蔚子 15g，覆盆子 10g，车前子 10g，醋香附 10g，桑寄生 15g，续断 15g，茯苓 15g，炒柴胡 10g，炒杭芍 10g，炒白术 10g，薄荷 10g，甘草 6g。每日 2 次，每剂 2 日。

上方又连服数月，经汛可按期而至，经期 3 ~ 5 日，经量中等，情绪正常。

之后每月如期来诊，原方续用，半年后喜得二胎！患者因虑月经不调反复，故坚持服药调理至今，体健。

按语：本患者由于漏下日久，肾气不足，冲任虚衰，求子心切，加重肝郁，加之失于调治，肾、肝、脾、冲任失常，肾之渗灌无权，而致不孕；冲任失调，血海失司，故月经淋漓；腰为肾之府，肾虚则腰酸。治疗上，以逍遥散疏肝健脾，五子益冲汤充填精气、补益冲任、养血柔肝，两方共进，使中焦气化得行，机枢运转，血海满盈，则经调而得子。

济白师傅强调，五子益冲丸用汤剂起效快，丸剂可用于巩固或者与其他汤方合用，临证时需根据具体病证灵活应用。

二、三豆薏苡败酱汤

三豆薏苡败酱汤是济白师傅的师姐、姚氏医派第七代传承人徐涟主任医师根据临床实践而创制的经验方。

组成：绿豆20g，黑豆15g，红饭豆（即赤小豆）15g，薏苡仁30g，败酱草10g，蒲公英10g，椿根皮15g，车前草10g，川楝子10g，荔枝核10g，吴茱萸10g，小茴香10g，甘草3g。

功用：清热利湿，疏达气血，畅通胞脉。

主治：慢性盆腔炎。表现为下腹及腰痛，下腹坠胀，腰骶部酸痛，常在劳累、性交后、排便时加重，月经前后加重。伴有低热，月经增多和白带增多。1个月为1个疗程，月经期间停服。可连服3个疗程。

方义：慢性盆腔炎病程较长，多反复难愈，长期影响患者的生活和工作。根据其临床表现可见于中医"腹痛""带下""癥瘕""痛经"等病证中。多因经行、产后胞脉空虚，或遇不洁，手术损伤，外感内蕴之湿热毒邪凝聚，乘虚侵及胞中，致冲任失和，带脉失约，气血壅滞，湿热瘀滞相搏，积结成患。治疗宜以清热解毒为主，辅以调畅气机，疏利湿浊。方中三豆中之绿豆，清热解毒，消暑，利水，《本草经疏》谓"甘寒能除热下气解毒"，《本草求真》谓"第书所言，能厚，能润，能和，能资者，缘因毒邪内炽，凡脏腑经络皮肤脾胃，无一不受毒扰，服此性善解毒，故凡一切痈肿等证无不用此奏效"；黑豆，性味甘平，活血，利水，祛风，解毒，《本草汇言》云"解百毒，下热气之药也"，《别录》谓之"逐水胀，除胃中热痹，伤中淋露，下瘀血，散五脏结积、内寒，杀乌头毒"；红饭豆，即赤小豆，味甘、酸，性平，利水除湿，和血排脓，消肿解毒，《药性论》谓其"消热毒痈肿，散恶血不尽、烦满"，《本草再新》云"清热和之，利水通经，宽肠理气"。薏苡仁，甘淡性凉，健脾，补肺，清热，利湿，《本草新编》谓："薏仁最善利水，不至损耗真阴之气，凡湿盛在下身者，最宜用之。"败酱草，味苦性平，清热解毒，排脓破瘀，《本草纲目》云："败酱，善排脓破血，故仲景治痈及古方妇人科皆用之。"以上五药合用，清热活血、化湿解毒为君。臣以蒲公英、椿根皮、车前草，增强清利解毒、燥湿泻热、凉血散痈、化湿通利之力；川楝子、荔枝核疏理下焦气机，荡热止痛，导引湿热下走渗道。稍佐辛温之吴茱萸、小茴香，二药气浮而味降，下气降逆，理气止痛，开郁化滞，与川楝子、荔枝核共同宣散其中寒热错综之郁结，且缓和诸药之寒性。甘草缓急止痛，调和之为使。全方共达清热利湿、疏达气血、畅通胞脉，以致平和的治疗目的。

加减：腹痛明显者，加青皮、郁金；腹部冷痛者，去蒲公英、川楝子，加川花椒、台乌药；腰骶酸痛者，加炒续断、桑寄生；有炎性包块者，加皂角刺、苏木；带下量多者，加炒苍术；月经量多者，加茜草、仙鹤草；经行腹痛者，加牡丹皮、醋香附；病程较长，体质较弱，正气虚衰者，加太子参、黄芪。

三、姚氏四物通经汤

四物通经汤为姚氏妇科遵循补益疏导法而创制的经验方之一。

组成：当归15g，熟地黄15g，川芎10g，白芍10g，续断12g，女贞子 15g，怀牛膝 10g，丹参 15g，益母草 10g，醋香附 10g，荔枝核 15g，通草 10g，小枣 11 枚，甘草 3g。

功用：养血活血，补益肝肾，调助冲任。

主治：月经后期、月经过少、闭经、不孕等辨证属于气血冲任不足，胞脉不疏，兼夹瘀滞者。

方义：本方基于补益疏导法而组合。方中四物汤养血活血；续断、女贞子、怀牛膝资助冲任，且三者均具有既能补又能疏之性，补益肝肾精气的同时又能活血通络；丹参、益母草、醋香附、荔枝核、通草通经疏导，活血理气；小枣、甘草补脾调和。

方歌：

> 四物通经姚氏方，续断女贞丹益膝，
>
> 香附荔核通草枣，甘草和之用之理。
>
> 气血不足胞脉滞，补虚行气活血依。

四、姚氏七炭止血散

姚氏七炭止血散为姚老临证常用验方，用于多种妇科血证。

组成：生地炭 15g，藕节炭 15g，棕榈炭 10g，血余炭 10g，茜草炭 10g，艾叶炭 10g，侧柏叶炭 15g。

功用：收敛行血止血。

主治：妇女崩中漏下、月经过多等。

方义：妇科出血，最忌单纯止血，否则易于留瘀，而本方则能行血止血，止血不留瘀，故为临床常用。方中藕节炭、棕榈炭、血余炭、侧柏叶炭止血固精收涩，且具有散瘀行滞、流通经络之功；茜草炭、生地炭凉血止血，养血活血，行血通络；艾叶炭暖血温经，止血逐寒，行血中之气，气中之滞，和络开郁。

方歌：

      姚氏七炭止血散，藕地棕余侧茜艾。

五、姚氏增液四物汤

组成：生地黄 15g，白芍 10g，牡丹皮 10g，地骨皮 10g，制何首乌 15g，黄精 15g，玉竹 10g，藕节 10g，荷叶顶 3 个，竹茹 10g，益母草 10g，仙鹤草 10g，白豆蔻 10g，苏梗 10g，甘草 3g。

功用：滋阴润燥，清热止血。

主治：月经先期、经期延长、崩漏属虚中夹热者。

方义：本方是基于姚老"女子多郁火"学术观点而创制的。方中生地黄、白芍、牡丹皮、地骨皮即"生地四物汤"，具有清润疏达之性。方中生地黄专于滋阴养血生津，白芍、制何首乌、黄精、玉竹皆温润甘平，可补虚填精，润燥生津除烦，助生地黄养阴增水，润泽肝木，平息浮热，使热潜火灭；牡丹皮、藕节、益母草、仙鹤草凉血活血，化瘀行滞，行而不破；地骨皮、荷叶顶、竹茹味薄透邪，清火散热；白豆蔻、苏梗和胃悦脾，理气解郁，且制滋阴诸药之腻滞；甘草调和诸药。全方滋阴润燥，柔肝助脾，清热止血，使阴血得育，郁火清透，气机和顺，血行归经。

方歌：

增液四物姚氏方，地芍二皮首乌草，

黄精玉竹藕节顶，益母仙鹤蔻苏茹。

当然，姚氏妇科家传经验方还有很多。如姚氏资生丸、姚氏保产达生丸，前篇均有详细介绍；姚氏新加四物五子汤（当归15g，川芎10g，杭白芍15g，熟地黄15g，女贞子15g，菟丝子15g，芜蔚子15g，覆盆子10g，车前子10g）具有滋阴养血、和营养肝、调助冲任、活血行滞之功；姚氏新加当归补血汤（黄芪30g，当归15g，白术15g，杭白芍15g，茯苓15g，川芎6g，甘草3g）具有气血双补、健脾益气、养肝柔肝、和血利气之功；姚氏生地四物汤（生地黄15g，牡丹皮10g，地骨皮10g，杭白芍10g）具有滋阴清热、补血柔肝等。这些均为临证实践常用组方，均经受住了疗效的检验。

姚氏男科经验方选介

一、姚氏醒精煎

济白师傅告诉我，姚氏醒精煎是他创制的男科经验方，也是他引以为傲的一首方剂，至今运用于临床数十年，效果显著，现已作为圣爱中医馆院内制剂。

组成：黄芪 30g，沉香 6 ~ 8g（后下），白术 10g，台乌药 10g，柴胡 10g，杭白芍 10g，白芷 10g，白花蛇舌草 30g，猪鬃草 20g，野菊花 10g，桑寄生 15g，杜仲 15g，怀牛膝 12g，王不留行 10g，茯苓 18g，甘草 6g。

功用：化气清肝，通络活血。

主治：弱精子症。

方义：姚氏男科本着"以阴阳气血为整体，以气化原理为辨证线索，因人、因时、因地为治疗特点"的学术观点，认为下焦元气源自先天肾中精气，但需后天水谷精微的充养，元气的充足也为脏腑功能活动注入了原动力，元气充沛则脏腑功能正常，生殖能力旺盛，故能有子。

弱精子症，责之于下焦肝肾，治疗重在化气清肝，振奋下焦气化功能，舒肝、养肝、调肝，清下焦之郁热，恢复下焦元气功能，脏腑得充，精液得养，使精子恢复活力，达到助精受孕的作用。肾精充足，肝气条达，是维持男性正常生育功能的重要基础，临床实践中发现，单纯由肾精亏虚所引起的男性不育并不多见，多伴随有湿热、瘀血、毒虫等证候，所以应在化气清肝的基础上，佐以清热解毒、活血化瘀之品。

姚氏醒精煎以黄芪、沉香补气、行气，振奋下焦气化功能为君药白术、台乌药、柴胡、杭白芍助君药补气、行气、疏肝、养肝，共为臣药；佐以白芷、白花蛇舌草、猪鬃草、野菊花清热解毒兼清下焦之郁热，桑寄生、杜仲、牛膝补肾填精，王不留行活血通经，善清下焦之瘀，茯苓配白术健脾胃，充养下焦元气；使以甘草调和诸药。诸药共奏化气清肝、通络活血、助精受孕之功。

黄芪配伍沉香是姚氏医派的用药特色之一。黄芪补气升提，沉香行气降气，两药一升一降，升降并用，使下焦肝肾气机升降调畅。清初医家张石顽云："沉香专于化气，诸气郁结不伸者宜之。温而不燥，行而不泄，补命门三焦，男子精冷。"。现代药理研究表明，黄芪可以提高体外大鼠精子运动参数。乌药辛散，善理气机，上行肺脾，有行气消胀除满之作用，与沉香配伍一行一降，除满降逆以化气。临床中发现弱精子症多伴有主副性腺炎症，如睾丸、附睾、精囊、前列腺、尿道球腺及尿道旁腺，这些器官中的某个炎症或某几个同时发病，其所产生的分泌液成分异常，必定影响精液的组成，进而影响精子的活动力。方中白芷、白花蛇舌草、猪鬃草、野菊花清热利湿而祛浊毒，现代药理研究表明，这几味药可清除主副性腺炎性代谢产物，抑制病原性微生物的生长，给精子及精液的生成创造基础条件。另《贵州民间方药集》载："猪鬃草治咳喘、淋浊、精虫活力不足。"

本方用法，每日1剂，分早、中、晚3次服用，3个月为1个疗程。

二、姚氏生精丸

组成：枸杞子15g，菟丝子30g，黄芪30g，党参15g，五味子10g，车前子10g等。

功用：健益脾肾，补髓生精。

主治：肾精不足型少精子症。

方义：中医学认为，肾藏精，主生殖，肾的精气盛衰直接关系到人的生殖功能和生长发育。精子、精液的生成依赖于肾阴的滋养和肾阳的温煦，可见肾精不足是男性不育的主要病机之一。脾为后天之本，先天之精有赖于后天之精的不断充养，所谓"后天养先天"，才能发挥其"主生殖"的功能。因此，生精障碍，精液异常不育的发病原因，与肾精不足、脾失健运有关。姚氏生精丸正是在遵循上述中医学理论的基础上，又结合姚氏医派"以阴阳气血为整体，以气化原理为辨证线索，因人、因时、因地为治疗特点"的学术思想及"以精为本，以气为用"的学术观点而立法组方的。

本方以"健益脾肾，补髓生精"为法则。方中枸杞子性平味甘，功能滋补肝肾；菟丝子味甘性温，功能滋补肝肾；五味子味酸甘，性温，有益气生津、敛肺滋肾之功。"三子"补肝肾，滋阴助阳益精，促进精子、精液的生成，提高精子活动力。黄芪味甘性微温，功能益气健脾，党参味甘性平，具有补中益气生津的功效，二者配伍起到补后天以养先天之作用。车前子味甘，性微寒，具利水渗湿、泻肾中虚火之功。全方诸药配伍，具有阴阳气血并调、肝脾肾命兼顾、行中有补、补中有清的特点。

现代药理研究也证明，枸杞所含的枸杞多糖能提高摘除单侧睾丸小鼠的性激素水平。菟丝子能促男女性腺功能，促进精子运动和改善膜功能。黄芪可增强精子线粒体活性，提高精子ATP含量。五味子可增加睾丸指数，具有抗氧化、延缓衰老的作用。车前子可调节机体免疫功能，党参具有一定的抗氧化活性。枸杞子、菟丝子、黄芪、五味子等均为治疗男性不育、精子缺乏症的有效药物。

三、姚氏猪鬃宁血饮

血精是精液中含有血液的疾病，最常见的原因是精囊和前列腺炎症以及微生物感染，其他如射精管囊肿、精囊结核、精囊肿瘤、医源性损伤等。血精患者排出的精液为粉红色、红色或棕红色，或精液中带有血丝。血精常反复发作，给患者造成极大的心理负担，多有恐惧和惊慌心理反应，甚至导致性功能障碍。姚氏医派的经验方——姚氏猪鬃宁血饮在治疗血精症方面具有独特优势。

1.中医对血精症的认识

中医对血精的认识较早，其独特的辨证论治体系，在治疗上发挥着不可替代的作用。隋代巢元方的《诸病源候论·虚劳精血出候》中就有血精的最早记载："此劳伤肾气故也。肾藏精，精者血之所成也。虚劳则生七伤六极，气血俱损，肾家偏虚，不能藏精，故精血俱出也。"认为血精症发病是因为劳伤肾气、不能藏精，肾虚是血精症之本，属于"虚劳"的范畴。明代张景岳在《景岳全书·贯集》中也提道："精道之血必自精宫血海而出于命门。盖肾者主水，受五脏六腑之精而藏之。故凡劳伤五脏，或五志之火致令冲任动血者，多从精道而出。"过度房劳，久则伤肾，肾阴不足，则虚火上炎，甚于梦交或性交之时，欲火更旺，热扰精室，迫血妄行，血从内溢，乃成血精。书中也强调血精症以肾虚为本，肾虚不藏为基本病机。

现代中医学认为，精藏于精室，故血精症之病位应在"精室"，"精室"在本病中主要指精囊腺，与血尿的病位有别。血精症主要病因病机为热入精室，损伤血络，迫血妄行，血随精出；或为瘀血败精内停，阻滞血络，血不循经；或为脾肾气虚，不能统摄血液，血

逍遥散牵线下的师徒传承

精同出。一般认为血精症与足厥阴肝经、足少阴肾经相关，主张从肝肾论治，虚则补肾，实则泻肝。补肾则以知柏地黄丸加减为主，泻肝则以龙胆泻肝汤加减为主。从经脉循行来看，血精症尚与冲任失调相关，"冲脉起于少腹之内胞中，夹脐左右上行……""任脉起于少腹之内，胞室之下，出会阴之分……"。在女性而言，胞即西医学的子宫；而在男性，胞当为精囊腺及前列腺，这可以从西医学男女生殖器衍化的对比关系得以证实。认识到血精症与冲任失调相关，就能借鉴妇科治疗月经及崩漏的知识，丰富临床治疗手段，从而提高一些难治性血精症的临床疗效。

2. 姚氏猪鬃宁血饮的特色

姚氏医派本着"以阴阳气血为整体，以气化原理为辨证线索，因人、因时、因地为治疗特点"的学术观点，根据临床中单纯由肾虚所引起的血精症并不常见，多有湿热、瘀血、毒虫等的证候特点，采用以清肝益肾解毒、活血化瘀止血为主的治则，创制姚氏猪鬃宁血饮为主进行治疗。

组成：猪鬃草50g，黄芪30g，沉香4g（后下），炒白术15g，台乌药10g，白花蛇舌草30g，仙鹤草30g，灯心草3g，藕节炭15g，生地炭18g，怀山药30g，炒芡实20g，茯苓20g，甘草6g。

功用：清热化气清肝，通络活血止血。

主治：血精症。

方义：本方以黄芪、沉香补气行气，猪鬃草清热解毒，共为君药，以振奋下焦气化功能，化气清肝，俾气行血行，瘀浊得化，蓄血得清，体现了姚氏男科"以精为体，以气为用"的诊治观；白术、台乌药助君药补气行气、疏肝养肝，藕节炭、生地炭清热化瘀止血，共为臣药；佐以白花蛇舌草、仙鹤草、灯心草清热解毒，兼清下焦之郁热，山药、芡实补肾填精固涩，茯苓配白术健脾胃，充养下焦元气；使以甘草调和诸药。基于姚氏男科"以精为体，以气为用"之诊治纲领，全方在重用猪鬃草之同时，又配以黄芪、沉香调益下焦气化功能。

本方组方配伍体现了姚氏医派以下用药特点：

（1）黄芪配伍沉香：黄芪补气升提，沉香行气降气，其性沉多行于下部，一升一降，升降并用，共为君药，使下焦肝肾气机升降调畅。

（2）沉香配伍乌药：增强行气疏肝解郁之效。乌药辛散，善理气机，上行肺脾，有行气消胀除满之作用，与沉香配伍一行一降，除满降逆以化气。

（3）猪鬃草配白芷、白花蛇舌草：清热利湿而祛浊毒。现代药理研究表明，三药合用，可清除主副性腺炎性代谢产物，抑制精囊腺、前列腺中病原性微生物的生长。猪鬃草性寒，归肝、肾经，可清热解毒，利尿通淋，还可治疗精虫不足。现代研究表明，猪鬃草有祛痰、抗菌等药理作用。白花蛇舌草味苦、甘，性温，无毒，具有清热解毒、利尿消肿、活血止痛的功能。二药合用更可加强清热解毒利湿止血的功效，主要治疗下焦蓄血证，且剂量翻倍，效果更好，这也是姚氏医派先辈临床积累的宝贵经验。

（4）仙鹤草配藕节炭、生地炭：既活血又止血。

3. 典型病例

患者李某，男，46岁，已婚。2015年2月23日首诊。

患者平素小腹隐痛，近20日反复出现血精，表现为排出精液呈红色，量中等，带血块，疼痛症状在射精时明显加剧。其他医院诊断为"精囊炎"，经治效果不佳，症状仍时轻时重。B超检查提示：双侧精囊腺形态饱满声像。前列腺液检查：未提示异常。精液常规检查示：色红，红细胞（++）。现患者症见：时感会阴胀痛，尿频，尿急，尿黄，尿不尽，腰酸。舌红苔白，脉弦滑。

辨证：下注湿热扰动精室。治法：清热利湿，凉血止血。处方：姚氏猪鬃宁血饮。

猪鬃草50g，白花蛇舌草30g，黄芪20g，仙鹤草30g，沉香4g（后下），台乌药10g，生地炭18g，藕节炭15g，怀山药30g，炒芡实20g，炒白术15g，茯苓20g，竹茹6g，滑石10g，灯心草3g，甘草6g，滑石10g，车前草5g。5剂，水煎服。嘱患者治疗期间暂时禁欲。

2015年2月28日二诊：患者服药后会阴坠胀，疲倦乏力，尿频。处方调整为：

猪鬃草50g，白花蛇舌草20g，黄芪30g，仙鹤草20g，沉香4g（后下），台乌药10g，生地炭18g，藕节炭15g，怀山药30g，知母

10g，炒白术 15g，炒杭芍 10g，炒薏苡仁 20g，茯苓 20g，竹茹 6g，灯心草 3g，甘草 6g。15 剂，水煎服。

2015 年 3 月 15 日三诊：患者服药后，上述症状均已缓解。B 超复查：双侧精囊腺未见异常。继开前方 7 剂，并嘱患者本次服药期间可有性生活但不能频繁，观察是否再次出现血精。

2015 年 3 月 22 日四诊：患者服药期间有性生活，但并未见血精出现。

据济白师傅回忆，20 世纪 90 年代中期，友人肖某患血精症来院诊治，B 超显示精囊腺囊肿声像，初始以仙鹤草散加减治疗而效果不显。困惑间忽忆童年随祖父姚贞白开方习医时，曾见其以猪鬃草为君药辨治顽固性血尿验案，遂效仿之。在原方基础上倍用猪鬃草（60g），10 余剂后，血精止，继续调服 2 月余，精囊腺囊肿消失。再以姚氏生精丸善后培补，逾年爱人怀孕，喜得贵子。此后男科临证，每遇血精，则以此方化裁辨治，多获良效，特命之曰"猪鬃宁血饮"。

姚氏妇科与生麦芽

济白师傅在传授姚氏医派学术理论及组方配伍特色的同时，也常常将药物贯穿其中一起讲解，如他提到，姚氏医派临证善于应用醋香附、云茯苓、生麦芽等，现将其有关生麦芽的内容分享如下：

1. 姚氏妇科对生麦芽的认识

生麦芽是一味普通的中药，随处可见，药食两用，价格便宜。济白师傅的师姐徐涟主任经过多年的临床使用，积累了丰富的经验。她体会到，生麦芽性味甘平，有疏肝解郁、健脾养胃、行气消积、养心安神、消烦止汗、除痰化癥、回乳（大剂量）、通乳（小剂量）等功效，可以灵活应用于各种妇科病证的治疗方药中。

姚氏医派治疗妇科疾病注重肝、脾、冲、任，并倡导三焦气化理论，顺应脏腑的正常生理功能，与自然环境相呼应，因时、因人、因地的学术观点，在临床实践中获得了良好疗效。生麦芽作用于心、肝、脾、胃等脏腑，能健脾、养胃、和中，资后天之本以充先天之精；疏肝以助肾行气，肝气调畅，中焦气机升降有序，血随气行，疏布精微，营养五脏六腑，滋养冲任胞宫，充盈肾精肾气；养心之液以宁心之神。妇科用药中有些药物比较滋腻，容易阻塞气机，碍脾运化，生麦芽补中有疏，养而不腻，能调和诸补益药的滋腻之性，有静水行舟之效、滴水穿石之能，堪称"国之二老"。

女子在不同的年龄段有不同的生理特征，生麦芽运用于各年龄段的妇科疾病，均作用明显。青春期女子正值生长阶段，脏腑功能尚未完全发育成熟，肾气未充，需要后天脾土精微物质充盈肾精肾气，宜健脾养胃，养后天以充先天。育龄期女子已经发育成熟，生理功能旺盛，但此时其工作、家庭、生活和情感等方面的压力也会增大，容易使肝郁脾虚，郁火内生，故应以疏肝解郁、条达气机为主。绝经期妇女从中年走向老年，气血由盛转衰，脏腑功能减退，阴阳失调，肾精亏虚，精血不能濡养肝木，阴水不能上制心火，心神受扰而不得安宁，治当滋水宁心、和肝阴、养心液之法。

2. 生麦芽在妇科临床的运用

在临证中，生麦芽可以广泛用于治疗妇科病证。

（1）月经过少：月经过少常因血虚、肾虚、肝郁气滞等所致。生麦芽能健脾养胃，协胃受纳水谷，助脾运化，后天生化有源，气血充盈，有后天精微作为物质基础，先天肾精肾气自然能得到源源不断的充实；乙癸同源，肾精旺，则肝木滋，肝得水涵，木性条达。生麦芽还能疏肝解郁，调畅气机。治疗月经过少的药物中，多为补益之品，偏于滋腻，生麦芽具有调和诸药过于滋腻之性。临床上治疗本病，常于逍遥散、四物汤中配伍生麦芽，再佐以资助冲任、理气健脾之品，如醋香附、台乌药、女贞子、菟丝子、佛手、黄芪等。

（2）崩漏：崩漏不论什么原因所导致，必然是冲任失调，月事非时下，长时间出血，气随血脱，病久必虚，血虚而不能滋养肝木，使肝郁气结，结则生瘀。临床中患者多伴有情志不畅，或瘀血阻滞，故常用生麦芽健脾助后天气血生化之源，疏肝解郁之功能条达肝气，通畅气机，气行则血自行；《得配本草》及《日华子本草》中都记载了生麦芽有除烦、消痰、破癥结的功效，能化除瘀血。临床中生麦芽与经验方姚氏新加当归补血汤一同使用，有协同增效之能。

（3）绝经前后诸症：本病主要与肝、脾、肾、心关系密切，多表现出情志不畅、潮热汗出、失眠多梦、运化失调、头昏、目眩、神疲乏力等症状。临床中使用生麦芽健脾疏肝，宁心安神，滋养心阴，清降心火，实践证明有良好的疗效。常以经验方芪玉饮为基础方，配伍小枣、合欢皮、炒枣仁等益气、养阴、安神之药相须而用。

（4）哺乳期妇女：哺乳期妇女若因种种原因需要回乳，可根据辨证，在方中加入大剂量（100～150g）的生麦芽，具有回乳的作用。哺乳期女子乳汁缺少，因产后气血不足，精血不能化生乳汁者，使用小剂量（15g以内）的生麦芽，具有疏络通乳之效，再配以益气养血、健脾通络之品，如黄芪、当归、熟地黄、通草、路路通、苏梗等，疗效更佳。

3. 生麦甘枣汤

生麦甘枣汤乃姚氏医派根据女子易肝郁、易脾虚、易血虚、易生郁火等生理特点，仿古方"甘麦大枣汤"之意，而创制的一张经验方。

组成：生麦芽60g，小枣10g，炙甘草6g。

功用：疏肝健脾，益气养血，消烦止汗，养心和肝。

方义：本方以生麦芽为君，养心安神，消烦止汗，疏肝、健脾、养胃；小枣补而不腻，无温燥之性，健脾养胃，滋养阴血为臣；炙甘草，益气补脾，调和诸药为佐使。全方具有疏肝健脾、益气养血、消烦止汗、养心液、和肝阴之功效。临床中常与经验方"芪玉安泰饮"配伍，治疗绝经前后诸症，与逍遥散、四物汤、姚氏新加五子汤、姚氏新加当归补血汤等配伍，治疗月经病、带下病、不孕症、多囊卵巢综合征等，效果显著。

加减：眠差难寐者，配伍合欢皮、夜交藤、炙远志、炒酸枣仁、柏子仁；两胁、乳房胀痛者，配伍醋香附、荔枝核、佛手、炒柴胡；大便稀溏者，配伍炒白扁豆、炒白术、炒薏苡仁；纳差食少、胃脘痞满者，配伍山楂、厚朴、炒鸡内金、炒谷芽；月经后期、月经量少者，配伍菟丝子、女贞子、熟地黄、当归、紫河车粉；月经前期、月经量多者，配伍粉牡丹皮、炒栀子、藕节、生地黄；经期延长、漏下者，配伍木蝴蝶、荆芥炭、地榆炭、血余炭、黄芪、仙鹤草；唇红、舌质红、脉细数者，配伍竹茹、白薇、芦根、玉竹。

4. 典型案例

陈某，女，48 岁。2013 年 3 月 6 日首诊。

主诉：生育 1 胎，流产 1 次，月经周期 28 ～ 30 天，经期 3 ～ 5 天，经量正常。平素经行尚可，近日面发痤疮，烘热多汗，心中烦闷，神疲易倦，眠差难寐，多梦，早醒。月经推后 1 个月而行，经量偏少、色红，经行轻微腰腹不适，经期 3 日。带下量少，纳可，二便调。舌红，苔薄，脉弦滑稍数。

诊断：不寐。辨证：肝肾不足，心神失养。治法：益气养阴，宁心安神。方拟芪玉安泰饮合生麦甘枣汤。

处方：黄芪 30g，玉竹 15g，百合 15g，制首乌 15g，炙黄精 15g，杭白芍 10g，炒酸枣仁 15g，合欢皮 15g，夜交藤 15g，生薏苡仁 30g，刺蒺藜 15g，皂角刺 15g，生麦芽 60g，小枣 10g，炙甘草 6g。

此患者进入七七之年，肝肾渐亏，真阴不足，水不制火，上扰颜面而生痤疮。阴虚火旺，迫津外泄，则烘热多汗。肝血不足，疏泄失调，肝火上炎，扰乱心神，则眠差难寐。肾阴不足，则月经后期，经量偏少。此方养肝肾之阴而安心神，佐以益气健脾、疏肝解郁、排脓消痘之品。方中生麦芽养中焦脾胃，强健运化，除烦定志，助肝木疏泄以行肾气，益心阴而安心火，加上小枣益气养血而不温燥。

二诊：服上方 3 剂，痤疮减少，烘热多汗减轻，烦闷缓解，精神好转，仍有眠差多梦。纳可，二便调，带下正常。舌红，苔薄白，脉弦滑。此乃心火渐消，气血渐调之象。原方加减，续服 5 剂，服法同前。

三诊：10 日后复诊，痤疮消失，无烘热汗出。近日口腔溃疡，仍有眠差。末次月经 2014 年 3 月 16 日，量少，色红，3 日净。舌红润，苔薄白，脉细滑。此属气血渐调之象，余火未清，上扰心神，滋生疮疡。阴精不足，月经量少。守前法加减用药，方用生脉芪玉饮，加淫羊藿、仙茅助肾阳之气；加炒栀子清心肝之火。

处方：太子参 15g，黄芪 30g，玉竹 15g，百合 15g，制首乌15g，炙黄精 15g，淫羊藿 10g，仙茅 10g，麦冬 10g，五味子 10g，合欢皮 15g，夜交藤 15g，炒栀子 6g，生麦芽 60g，炙甘草 6g。

服上方 5 剂后眠转佳，口腔溃疡愈，余无不适。嘱患者注意休息，保持心情舒畅。

济白师傅总结道：师姐徐涟主任之所以喜用生麦芽，在于生麦芽药性平缓，不温不燥，不寒凉凝滞，养中有清，补而不腻，可调和诸补益药的滋腻之性，合用于方中，使全方补而不腻，平淡中见显效。同时，姚氏妇科认为妇科疾病与肝、脾、冲、任之功能失调有密切关系，而生麦芽归经于心、肝、脾、胃等多个脏腑，能疏理肝中之郁气，解心中之烦闷，强健脾胃，助脾运化水谷，软化冲任脉中郁结成积的痰饮、瘀血。徐涟主任谨遵姚氏医派之旨，并结合女子生理功能及病理变化的特点，博采古方，吸取精华，经过长期反复的临证实践，总结出使用生麦芽的一些用药规律，对调和妇女机体阴阳的失调，起到了良好的作用。

跟师抄方手记

跟姚老抄方手记

一、孕后出血久不止，平淡方药见奇功

大家都说中医药有神奇的疗效，但是非亲眼目睹，很多时候恐难以相信。下面这则案例是我跟师以来印象最深刻、最震撼的一则，它充分说明中医药的生命力在于临证，也间接反映了姚氏医学流派理论的科学性！

张某，女，41 岁。2019 年 11 月 15 日因"孕 14 周，阴道不规则流血 22 天"就诊。

末次月经（LMP）2019 年 8 月 2 日。10 月 23 日阴道可见大量鲜红色流血 1 天，后转为暗红色，至今未止，晨起偏多，动则流血增加，伴小腹坠胀，晨起胃脘部疼痛，纳少，多食则胃脘痞满，其间住院 20 天，出血未能控制，2 天前出院，现服用"保胎灵""补中

益气丸"与"地屈酮片"。既往有"甲减"病史，现服用"优甲乐"。2013年5月因胎膜早破行引产术1次。刻诊：如前所述，伴面色无华，右手背红色粟粒样小丘疹伴瘙痒。舌质淡，苔白腻，脉弦细数。

诊断：胎漏。

主方：姚氏新加当归补血汤、寿胎丸合四君子汤。

菟丝子30g，炒白术12g，茯神18g，当归身15g，炒白芍15g，桑寄生15g，杜仲15g，太子参18g，黄芪18g，阿胶20g（烊化），艾叶炭10g，海螵蛸15g，藕节炭15g，仙鹤草15g，莲须10g，大枣10g。3剂，水煎服。

2019年11月22日二诊：阴道流血明显减少，早晚明显，夹少量血块，午后及夜间有腹坠感，食后胃脘胀闷，手部湿疹减少。舌质淡红苔薄白，脉弦滑稍数，左寸弱。

主方：麒麟达生丸。

盐菟丝子30g，茯神18g，酒白芍15g，阿胶20g，海螵蛸15g，莲须10g，当归身15g，白术12g，桑寄生15g，醋艾叶炭10g，仙鹤草15g，大枣10g，黄芪20g，太子参20g，盐杜仲15g，砂仁10g，藕节炭15g，酒黄芩15g，甘草3g。5剂，水煎服。

2020年11月22日三诊：二诊方颇为有效，服用后出血基本停止，坚持服用麒麟达生丸（丸剂）至小孩出生。现生育后6个月，怕风，易感冒，伴咽痒咳嗽。舌质淡，舌苔白腻，脉细弦。

主方：玉屏风散合二陈汤。

生黄芪 15g，白术 10g，防风 10g，苏梗 10g，杏仁 10g，炒枳壳 10g，桔梗 10g，法半夏 10g，化橘红 10g，茯苓 18g，前胡 10g，麦冬 10g，百部 10g，姜竹茹 10g，冬瓜子 10g，白蒺藜 10g，甘草 3g。5 剂，水煎服。

抄方心悟：本例患者，笔者印象尤其深刻，记得那天跟师门诊，突然接到一个急促的电话，告知姚老有一个特殊患者因孕后出血，经住院保胎治疗效果不佳，建议引产，因患者系高龄未产妇，期待产育，无奈情况下寻中药治疗，因不能上楼就诊，请姚老前往一楼诊治。我们到了一楼，患者像突然找到最后希望似地向姚老倾诉起来。原来这位患者 41 岁还未有子嗣，本次成功怀孕，但是天公不作美，孕至 11 周开始出血，住院多日未能改善，且贫血严重，医院建议患者引产，待调养好身体后再孕。患者听闻姚氏妇科治疗妇科诸病效果显著，故而办理出院，把最后的希望放在了这里。

从第一次接诊处方来看，姚老并没有直接选用"姚氏七炭止血散"之类的止血药物，而是选用健脾益气、顾护后天的四君子汤，补肾安胎的寿胎丸，又取姚氏新加当归补血汤，组成新的方剂，服用 3 剂出血量即减少，改为运用家传验方麒麟达生丸（即保产达生丸）调治。三诊时患者已经顺利产子，得知患者血止后坚持服用麒麟达生丸（九剂）至小孩出生，可知姚氏医派家传验方的实用性及组方的严谨性。纵观一诊处方，可谓平淡见奇功，轻灵取大效，究其用药思路，与"以血为本，以气为动"思想相呼应。

二、经期延长虽固摄，调肝健脾切勿忘

杨某，女，32 岁。因"经期延长"于 2019 年 11 月 15 日复诊。

患者近 2 年来一直经期延长，每次持续半个月之久，经中药调理目前已经明显改善。本次月经 10 月 27 日到 11 月 7 日，昨日阴道见少量褐色分泌物。舌质红，苔薄白，根腻。

诊断：经期延长。

主方：艾附逍遥散合姚氏七炭止血散。

炒艾叶 10g，醋香附 10g，炒柴胡 10g，当归 15g，炒白芍 15g，炒白术 15g，茯苓 15g，薄荷 6g，甘草 3g，藕节炭 15g，生地炭 15g，棕榈炭 10g，血余炭 10g，侧柏炭 15g，茜草炭 10g，仙鹤草 15g，牡丹皮 10g，地骨皮 10g，莲须 10g。7 剂，水煎服。

抄方心悟：经期延长的常见病因有气虚、血热及血瘀，总属冲任不固，经血失约。跟诊姚老，发现其诊治本病重视固摄与调肝健脾，并力求寻找平衡点。本例患者属于复诊病例，既往诊治情况未见，但根据用药分析，以艾附逍遥散疏肝健脾、温养冲任，以七炭止血散行血止血。此外，本处方还蕴含地骨皮饮的方廓，体现了姚氏妇科"女子以血为本，以气为动"及"女子多郁（瘀）"的学术思想。

三、经前紧张综合征，调肝健脾解郁疗

经前紧张综合征，与肝的疏泄功能失常密切相关，而女子以血为本、以气为动，女子多郁火，又多呈现出肝血不足的一面，故而治疗本病以调肝健脾、养血柔肝为主。

患者刘某，女，27 岁。2019 年 9 月 13 日因"经前紧张综合征"复诊。病史同前，LMP8 月 28 日，月经颜色正常，经量偏少，经前期容易紧张，伴心悸，夜寐欠佳，手足冷，口腔异味。舌质胖夹有瘀斑，苔薄黄，脉细滑。

诊断：经前综合征。

主方：黄芪艾附逍遥散。

黄芪 30g，炒艾叶 10g，醋香附 10g，当归 15g，炒柴胡 10g，炒白芍 10g，炒白术 10g，茯苓 15g，薄荷 6g，甘草 3g，泽兰 10g，丹参 10g，官桂 10g，牡丹皮 10g，藕节 15g，合欢皮 10g，大枣 10g。7 剂，水煎服。

2019 年 9 月 20 日复诊：月经提前 4 天，LMP9 月 20 日，易于焦虑、紧张，夜寐欠佳，舌质淡胖瘀青，苔黄腻，脉细弦滑。主方选艾附逍遥散。

炒艾叶 10g，醋香附 10g，炒柴胡 10g，当归 15g，炒白芍 10g，炒白术 10g，茯苓 15g，薄荷 6g，甘草 3g，藕节 15g，柏子仁 15g，远志 10g，合欢皮 15g，莲子 15g，大枣 10g。3 剂，水煎服。

2019 年 11 月 15 日复诊：LMP11 月 12 日，经量中等，天寒及

紧张则手冷，梦多，舌质淡青紫，苔黄腻，脉细滑数。主方选艾附逍遥散。

炒艾叶10g，醋香附10g，炒柴胡10g，当归15g，炒白芍10g，炒白术10g，茯苓15g，薄荷6g，甘草3g，远志10g，柏子仁10g，合欢皮15g，牡丹皮10g，肉桂10g，浮小麦30g。3剂，水煎服。

抄方心悟：经前紧张综合征无论如何辨证，均脱离不了与肝的关系，这是第一点体悟；肝体阴而用阳，女子以血为先天，肝血往往存在不足，而肝气多偏于旺盛，故而易发生本病，这是第二点体悟；治疗选方用药，养肝血、疏肝气是必不可少的环节，而脾胃为后天之本、气血生化之源，故而又必须照顾到脾胃，这是第三点体悟！本例患者，既存在经前紧张，又有夜寐欠佳，故选用逍遥散为主调肝健脾，再酌加安神之品而获效。

四、胎停流产须调理，养血助冲复子宫

跟诊中，部分患者为孕后胎停，不得已而流产，可又求子心切，此时，姚老往往耐心疏导患者，调畅情志，同时配合药物调理，而养血助冲为必用治法！

患者沈某，女，29岁。2019年7月22日首诊。

患者今年4月25日因"孕9周胎停"而行人流术，术后月经正常，量中等，LMP7月5日至11日。7月17日查激素六项：T0.78nmol/L，FSH60.73IU/L，LH73.80IU/L，$E_2$75.46pmol/L，

P0.83nmol/L，PRL22.46mIU/L。舌质淡润，苔薄白，脉沉细。

诊断：引产后调理。

主方：姚氏新加当归补血汤。

黄芪30g，当归15g，白术15g，茯苓15g，炒白芍10g，川芎6g，桑寄生15g，续断12g，木蝴蝶10g，莲子15g，荷叶顶3个，砂仁10g，大枣10g，炙甘草3g。3剂，水煎服。

2019年8月9日复诊：LMP8月4日至8日，经量少。现大便次数增加，每日3～4次，稀溏便，面部痤疮明显，寐差，健忘，时有鼻塞，舌质淡润，苔薄白，脉细滑。方用姚氏新加当归补血汤。

黄芪30g，当归15g，白术15g，茯苓15g，炒白芍10g，川芎10g，炙甘草3g，远志10g，合欢皮15g，鸡内金10g，炒白扁豆15g，苍耳子10g，茺蔚子10g，益母草8g。3剂，水煎服。

2019年8月23日复诊：服药后痤疮改善，服药时矢气多，大便稀溏，每日2～4次，睡眠改善，仍健忘，时咳嗽，晨起喷嚏，鼻塞，手足心冷汗，舌质淡润，苔薄白，脉细滑弦，左尺寸弱。方用姚氏新加当归补血汤。

黄芪30g，当归15g，白术15g，茯苓15g，炒白芍10g，川芎10g，炙甘草3g，炒白扁豆15g，炒山药15g，远志10g，合欢皮15g，炒艾叶10g，醋香附10g，牡丹皮10g，官桂10g，大枣10g。3剂，水煎服。

2019年9月6日复诊：目前停经32天，平素月经周期提前，乳房胀痛，小腹稍重坠，面部痤疮减少，否认近日性生活史，大便不成形，每日 2 次，矢气减少，寐差多梦，善太息，手足心冷汗，舌质淡润，苔薄白，脉细滑稍弱。方用姚氏新加当归补血汤。

黄芪 30g，当归 15g，白术 15g，茯苓 15g，炒白芍 10g，川芎 10g，炙甘草 3g，醋香附 10g，砂仁 10g，炒白扁豆 15g，炒鸡内金 10g，合欢皮 10g，大枣 10g。3 剂，水煎服。

2019 年 9 月 20 日复诊：LMP9 月 15 日，月经第 2、3 天量多，夹血块，梦多，现阴道少量流血未净，大便稀溏，每日 2～3 次。2019 年 9 月 15 日彩超示宫内膜 1.3cm，左侧卵巢 2.8cm×1.6cm，右侧卵巢 2.7cm×1.7cm；性激素六项：LH1.58IU/L，FSH11.45IU/L，PRL23.54mIU/L，T0.82nmol/L，$E_2$46pmol/L，P23.59nmol/L。AMH1.01。舌质淡红，苔薄白，脉细弦滑。方用姚氏新加当归补血汤。

黄芪 30g，当归 15g，白术 15g，茯苓 15g，炒白芍 10g，川芎 10g，炙甘草 3g，炒艾叶 10g，醋香附 10g，砂仁 10g，莲须 10g，大枣 10g，合欢皮 10g。3 剂，水煎服。

2019 年 10 月 11 日复诊：LMP10 月 10 日，月经提前 5 天，大便偏稀溏，鼻塞，心烦易怒，手足心汗多，面部痤疮减少，舌质淡红，苔薄白，脉细弦滑。方用艾附逍遥散。

炒艾叶 10g，醋香附 10g，炒柴胡 10g，当归 15g，炒白芍 10g，炒白术 10g，茯苓 15g，甘草 3g，苏叶 10g，防风 10g，牡丹皮 10g，官桂 10g，木蝴蝶 10g，薄荷 10g。5 剂，水煎服。

2019 年 10 月 25 日复诊：手足冷汗，大便偏稀溏，每日 1～4

次，心烦易怒，面部散在粉刺，寐差，鼻塞喷嚏，舌质淡红，苔薄白，脉细弦滑稍数。方用艾附逍遥散。

炒艾叶 10g，醋香附 10g，炒柴胡 10g，当归 15g，炒白芍 10g，炒白术 10g，茯苓 15g，薄荷 6g，甘草 3g，苏叶 10g，防风 10g，炒白扁豆 15g，炒鸡内金 10g，合欢皮 10g，炒谷芽 20g，炒麦芽 20g。5 剂，水煎服。

2019 年 11 月 15 日复诊：LMP11 月 1 日。月经提前 9 天、夹血块，睡眠欠佳，多梦，面部痤疮复发，大便稀每日 2 次，喷嚏减少，鼻通畅，舌质淡红，舌苔薄白，脉细滑。方用四物艾附逍遥散。

炒艾叶 10g，醋香附 10g，炒柴胡 10g，当归 15g，炒白芍 10g，炒白术 10g，茯苓 15g，薄荷 6g，甘草 3g，生地黄 10g，熟地黄 10g，川芎 8g，白蒺藜 10g，金银花 10g，苍耳子 10g，化橘红 10g，炒白扁豆 12g。5 剂，水煎服。

后以上方为基础调理，于 12 月成功受孕，次年顺产一女。

抄方心悟：孕后胎停流产，需要及时服用中药调理，往往能加速气血冲任恢复。一般建议调理半年左右再尝试助孕。本例患者前五诊均以姚氏新加当归补血汤为主补气养血，并增加续断、桑寄生、茺蔚子等养冲任，木蝴蝶、艾叶、香附等调肝疏肝，使气血渐足，冲任得养。后三诊则以逍遥散为基础调肝健脾，为孕育夯实基础，其中艾附逍遥散调肝健脾，温养冲任；四物艾附逍遥散调肝健脾，温阳活血，本方为姚老最喜爱应用的方剂之一。以此调养后，很快受孕。

五、体外受精胚胎移，联合中药效率高

随着医疗技术的不断发展，体外受精和胚胎移植技术日益成熟，给许多受不孕困扰的家庭带来新的希望，但其成功率受许多因素影响，部分患者虽经体外受精和胚胎移植术，却未能成功，此时不妨积极地进行中药介入，或许会"柳暗花明"！

患者李某，女，32岁。2018年5月4日初诊。因3次宫外孕，切除双侧输卵管，现月经周期规律，LMP5月4日，经色、量尚可，有血块。近日体检提示轻微肝损伤。舌质红润，苔薄白，脉细弦。现要求调理以备取卵。

辨证：冲任气血失调。方选艾附逍遥散。

①炒艾叶10g，醋香附10g，炒柴胡10g，当归15g，炒白芍10g，炒白术10g，茯苓15g，薄荷6g，甘草3g，荔枝核15g，小茴香10g。5剂，水煎服。

②归芪补血颗粒（实际为姚氏新加当归补血汤改变剂型，主要成分为黄芪、当归、白术、茯苓、酒白芍、川芎、陈皮、甘草，具有益气养血、和血调经之功）。

2018年5月18日复诊：带下不多，纳食、睡眠尚可，余亦无不适。舌质红润，苔薄白，脉细滑。继用艾附逍遥散。

炒艾叶10g，醋香附10g，炒柴胡10g，当归15g，炒白芍10g，炒白术10g，茯苓15g，薄荷6g，甘草3g，佛手10g，鸡骨草15g，怀牛膝10g，枸杞子15g。5剂，水煎服。

2018 年 6 月 8 日复诊：LMP6 月 1 日。月经提前而行，经期 6 日，色、量均可，小腹隐痛，舌质红润，苔薄白，脉细滑。方选四物艾附逍遥散。

炒艾叶 10g，醋香附 10g，炒柴胡 10g，当归 15g，炒白芍 10g，炒白术 10g，茯苓 15g，薄荷 6g，甘草 3g，生地黄 10g，熟地黄 10g，川芎 8g。5 剂，水煎服。

2018 年 6 月 22 日复诊：带下正常，经期偶有消化不良，舌质红润，苔薄白，脉细滑。继用四物艾附逍遥散。

炒艾叶 10g，醋香附 10g，炒柴胡 10g，当归 15g，炒白芍 10g，炒白术 10g，茯苓 15g，薄荷 6g，甘草 3g，生地黄 10g，熟地黄 10g，川芎 8g，枸杞子 15g，山药 15g。5 剂，水煎服。

2018 年 11 月 23 日复诊：诉 10 月 15 日取卵，获得正常囊胚 2 枚，准备本月移植，LMP10 月 25 日，舌质红润，苔薄白，脉细滑。

辨证为取卵后气血失调。方用黄芪艾附逍遥散。

黄芪 30g，炒艾叶 10g，醋香附 10g，炒柴胡 10g，当归 15g，炒白芍 10g，炒白术 10g，茯苓 15g，薄荷 6g，甘草 3g，荔枝核 10g，牡丹皮 10g，肉桂 10g。5 剂，水煎服。

2018 年 12 月 31 日复诊：胚移植术后第 13 天，血 HCG104IU/mL，时感小腹疼，大便 2 日 1 行，纳食可，舌质淡红，苔薄白，脉细滑。

辨证为益气养血，柔肝健脾，滋助冲任。方选毓麟达生丸。

黄芪 15g，当归 12g，太子参 15g，白术 10g，茯苓 10g，熟地黄

15g，菟丝子 30g，续断 15g，夜交藤 10g，桑寄生 10g，杜仲 10g，阿胶 15g（烊化），炒艾叶 10g，砂仁 10g，苏梗 12g，炒黄芩 6g，陈皮 10g，炙甘草 3g。14 剂，水煎服。

2019 年 1 月 4 日复诊：昨日复查 HCG 下降至 29IU/mL，无阴道出血，舌质淡润，苔薄白，脉弦滑。方用黄芪艾附逍遥散。

黄芪 30g，炒艾叶 10g，醋香附 10g，炒柴胡 10g，当归 15g，炒白芍 10g，炒白术 10g，茯苓 15g，薄荷 6g，甘草 3g，益母草 6g，牡丹皮 10g，肉桂 10g。5 剂，水煎服。

2019 年 1 月 18 日复诊：试管移植失败后，LMP1 月 4 日，经量正常，腹痛明显，色红夹血块，4 日干净。近无不适。舌质淡红偏胖，苔薄白，脉弦细。

①黄芪艾附逍遥散

黄芪 30g，炒艾叶 10g，醋香附 10g，炒柴胡 10g，当归 15g，炒白芍 10g，炒白术 10g，茯苓 15g，薄荷 6g，甘草 3g，半枝莲 10g，椿根皮 10g。5 剂，水煎服。

②五子益冲丸（主要成分为女贞子、菟丝子、茺蔚子、覆盆子、车前子、当归、川芎、熟地黄、酒白芍、醋香附、甘草，具有益冲任、补肝肾之功）。

2019 年 2 月 22 日诊：现变天时腰酸疼痛，牙龈肿痛，但已经消退，月经推后 5 天，准备 4 月取卵。LMP2 月 9 日。舌质淡润，苔薄白，脉缓滑。

方选四物艾附逍遥散。

炒艾叶 10g，醋香附 10g，炒柴胡 10g，当归 15g，炒白芍 10g，炒白术 10g，茯苓 15g，薄荷 6g，甘草 3g，生地黄 10g，熟地黄 10g，川芎 8g，牡丹皮 10g，官桂 10g，小茴香 10g。5 剂，水煎服。

2019 年 3 月 15 日诊：LMP3 月 15 日，无血块，自觉无不适，舌质淡红，苔薄白，脉细滑。

继用四物艾附逍遥散。

炒艾叶 10g，醋香附 10g，炒柴胡 10g，当归 15g，炒白芍 10g，炒白术 10g，茯苓 15g，生地黄 10g，熟地黄 10g，川芎 8g，薄荷 6g，甘草 3g。5 剂，水煎服。

2019 年 4 月 1 日诊：今日取卵，现少腹疼痛，白带多，舌质淡红，苔薄白，脉细滑而弱。方选黄芪四物艾附逍遥散。

黄芪 30g，炒艾叶 10g，醋香附 10g，炒柴胡 10g，当归 15g，炒白芍 10g，炒白术 10g，茯苓 15g，生地黄 10g，熟地黄 10g，川芎 8g，薄荷 6g，甘草 3g。5 剂，水煎服。

后坚持在姚老处服药调理。随访足月生产一女婴。

抄方心悟： 在跟姚老抄方的过程中发现，体外受精和胚胎移植术失败者，中医药积极介入的效果是可靠的。本例患者，于取卵前选用艾附逍遥散、四物艾附逍遥散、黄芪艾附逍遥散为主调理，体现了姚氏妇科重视肝脾冲任的学术思想，移植后则以毓麟达生丸为主补气养血、益精助冲、柔肝健脾、固胎。移植失败后，继续选用黄芪艾附逍遥散、四物艾附逍遥散及五子益冲丸为主调理，终获成功并顺利生产。本案的体悟在于以下几点：一是坚信中医药的疗效，坚持中西医结合，取长补短，以提高疗效为目的；二是在于把握肝脾冲任之关键，准确选定主方，随证灵活加减；三是取卵及移植前后中医药均应积极介入！

六、月经量少必血虚，肝脾冲任勿相忘

月经量少的病因包括肾虚、血虚、血瘀、痰湿等，但因月经的主要成分是血，故月经量少必然有血虚存在。姚老在诊治此类病证时，"重肝脾冲任"，常以四物艾附逍遥散为基础方进行化裁。

患者徐某，女，28岁，未婚。2019年10月4日初诊。

月经量少8年余。自述因服用胃肠药物所致，现月经周期23～45天，经期3天，经色黑有血块，腰腹坠痛剧烈，四肢逆冷，头昏头痛，经前乳房胀痛明显拒按，LMP9月9日。曾行妇科超声、性激素六项检查未见异常。现纳食可，寐差多梦，二便正常，舌质淡红，苔薄白微黄，脉沉细弦。方用四物艾附逍遥散。

炒艾叶10g，醋香附10g，炒柴胡10g，当归15g，炒白芍10g，炒白术10g，茯苓15g，生地黄10g，熟地黄10g，川芎8g，牡丹皮10g，官桂10g，荔枝核15g，茺蔚子15g，益母草10g，薄荷6g，甘草3g。5剂，水煎服。

2019年10月18日诊：LMP10月7日，月经3天即净、量少色黑，腰酸疼痛，乏力，腹胀，眠差，手足冰凉，头昏沉，头痛，流清涕，经前乳房胀痛，大便不畅。舌质红，苔黄腻，脉弦滑尺弱。

选用艾附逍遥散。

炒艾叶 10g，醋香附 10g，炒柴胡 10g，当归 15g，炒白芍 10g，炒白术 10g，茯苓 15g，薄荷 6g，甘草 3g，砂仁 10g，女贞子 15g，茺蔚子 15g，荷叶顶 15g，合欢皮 15g，鸡内金 10g。5 剂，水煎服。

2019 年 11 月 15 日诊：LMP11 月 7 日，月经 6 天净，仍量少，腰腹、乳房胀痛减轻，晨起胸闷，恶心，嗜睡，经前面部痤疮。舌质淡红，苔薄白，脉沉细弦。选用四物艾附逍遥散。

炒艾叶 10g，醋香附 10g，炒柴胡 10g，当归 15g，炒白芍 10g，炒白术 10g，茯苓 15g，生地黄 10g，熟地黄 10g，川芎 8g，牡丹皮 10g，官桂 10g，荔枝核 15g，茺蔚子 15g，益母草 18g，薄荷 6g，甘草 3g。5 剂，水煎服。

后坚持以四物艾附逍遥散为基础调理 2 个月，月经恢复正常。

抄方心悟：月经量少必然存在血虚，养血活血是基本治法，但是仅仅养血活血还是不够的。跟师抄方中，我发现姚老常常在养血活血的四物汤基础上，合逍遥散调肝健脾，并加艾叶、香附暖宫调冲。为何这样用呢？笔者揣摩有以下原因：第一是女子以血为先天，选用四物汤以养血活血恰如其分；第二是姚氏妇科重肝脾冲任，重中焦气化，故而选用逍遥散调肝健脾；第三是血得温则行，得寒则凝，故加艾叶、香附温经行血。还有一点，如果患者表现出冲任失养症状时，常常再加续断、桑寄生这一对药补益肝肾，以提高疗效。本例患者的诊治就是基于上述思路来选方用药的。

七、带下病证须细辨，肝脾肾湿俱有恙

带下一病，与脾虚、肾阳虚、阴虚夹湿、湿热下注、热毒蕴结等关系密切，其病位主要在任、带，并关乎肝、脾、肾三脏，基本病机为任脉不固，带脉失约。姚氏妇科除遵循上述认识辨证施治外，还常用姚氏经验方蛇床子散治疗。蛇床子散由蛇床子、生薏苡仁、赤小豆、泽泻、椿根皮、芸香草、土茯苓组成，具有渗湿解毒之功。记忆歌诀：姚氏验方蛇床散，苡仁赤豆泽泻取，椿皮芸香土苓用，各种带下用之愈。

患者张某，女，55岁。2019年10月18日诊。

患者以绝经2年，阴道黄色分泌物至今就诊。现带下黄、量多，伴阴痒，外阴色红，分泌物转黄绿色，外阴白斑，分泌物有异味，服用寒凉药物后小便灼热，偶觉小腹内冷，口淡不欲饮水。超声示：①多发性子宫肌瘤1.7cm×1.5cm，②绝经后双侧卵巢可见。舌质淡红，苔薄白，脉细弦左尺弱。

选用二至逍遥散合六味地黄汤。

炒柴胡10g，当归15g，炒白芍10g，炒白术10g，茯苓15g，甘草3g，熟地黄10g，山萸肉10g，山药15g，泽泻10g，牡丹皮10g，女贞子10g，旱莲草15g，蛇床子15g，生薏苡仁18g，莲须10g。5剂，水煎服。

2019年11月15日复诊：按方服药至今，诉服药后阴道分泌物减少，其间曾在某医科大学附属医院就诊诊断为外阴湿疹。现带下

异味，外阴瘙痒，进食海鲜、鸡蛋后带下明显增多。昨日白带常规示过氧化氢（+），白细胞酯酶（+），清洁度4级。舌质淡暗，苔薄白，脉沉细弦滑。选用逍遥散合完带汤。

炒柴胡10g，当归15g，炒白芍10g，炒白术10g，苍术15g，山药15g，生薏苡仁18g，茯苓15g，蛇床子15g，椿根皮10g，半枝莲15g，甘草3g。5剂，水煎服。

后以逍遥散、完带汤、蛇床子散三方为主调理2个月，复查白带常规示清洁度2级，各异常指标均恢复正常，且症状基本消失。

抄方心悟：笔者跟诊发现，以带下异常为主诉寻求中医就诊者不在少数，往往病程较长，且多经其他治疗效果不佳。治疗此类患者，姚老强调首重于湿，不忘肝脾肾三脏。本例患者，带下异常持续时间长，必然存在肝郁之象，而脾喜燥恶湿，带下又以湿患为主，故而可知其与肝脾关系密切；带下为阴，赖阳以蒸化，故常常选用温阳之品于其中。从姚老诊治过程看，首诊选用逍遥散调肝健脾，二至丸补肝肾，六味地黄汤滋肾阴。或许有人觉得困惑，滋阴难道不碍湿吗？需要强调的是，临床当以辨证为主，务求其真，带下为可见的，为标象，如存在阴虚之象，滋阴为正治，不必拘泥，如本例患者即考虑阴精不归正化，酿为湿浊，化热伤阴，其外阴色红、小便灼热等为病久阴虚所致。另加蛇床子温阳，薏苡仁渗湿，莲须益肾摄精。二诊时患者症状已有所缓解，根据辨证调整处方，用完带汤健脾燥湿、疏肝理气，用逍遥散调肝健脾，并适当加味，收效明显。

八、咳嗽须审诸多因，细究辨证慎选方

咳嗽为呼吸道常见症状之一，如果联系妇科相关内容，那用药的时候就得需要斟酌了，不能盲目地应用宣肺止咳等药物。

魏某，女，53岁。2019年10月4日以咳嗽半个月就诊。

患者已经停经1年余，既往月经多先期而至，量偏多，平素腰酸痛。现咳嗽，少痰，咽痒。追问病史，患者每年这段时间均要咳嗽一阵子，伴烘热汗出，寐差，以入睡困难为主，纳食可，二便正常。舌质淡红，苔黄微腻，脉滑数。

辨证为肝脾失调，阴精不足，累及于肺。拟定调肝健脾、滋养肺阴之法。选用元麦逍遥散。

白玄参10g，麦冬10g，炒柴胡10g，当归15g，炒白芍10g，炒白术10g，茯苓15g，薄荷6g，紫菀10g，百部10g，竹茹10g，藕节15g，莪术6g，桔梗10g，甘草3g。7剂，水煎服。

2019年11月1日复诊：服药后咳嗽缓解，睡眠改善，仍烘热汗出，但是烦躁感好转。腰酸，双膝痛，双目胀。舌质淡红，舌苔薄白，脉细滑稍数。选用二核逍遥散合甘麦大枣汤。

橘核12g，荔枝核15g，炒柴胡10g，当归15g，炒白芍10g，炒白术10g，茯苓15g，薄荷6g，醋香附10g，莪术6g，浙贝母15g，浮小麦30g，煅龙骨18g，大枣10g，甘草3g。5剂，水煎服。

2019年11月15日复诊：咳嗽愈，现寐差，以入睡困难为主，

烘热汗出已经不明显，咽痛2天，腰酸，双膝痛，双目胀，纳食可，二便正常，查体咽部充血。舌质淡红，苔薄白边有瘀点，脉滑。选用逍遥散合失笑散。

炒柴胡10g，当归15g，炒白芍10g，炒白术10g，茯苓15g，薄荷6g，五灵脂10g，炒蒲黄6g，桔梗10g，麦冬10g，百部10g，浙贝母15g，莪术6g，丹参10g，醋香附10g，甘草3g。5剂，水煎服。

抄方心悟：患者以咳嗽半个月就诊，请注意细节，即每年患者这段时间均要咳嗽一阵子，且伴随类似更年期综合征的症状，此时如何选方呢？从整个诊疗过程来看，姚老选方始终未离逍遥散，可见其辨证与肝脾关系密切。具体而言，在首诊中，选用的是元麦逍遥散，即逍遥散加玄参、麦冬养肺阴、利咽喉，紫菀、百部润肺止咳；二诊、三诊亦均以逍遥散为基础，适当加减调整。此案心悟在于治病疗疾要抓住本质，而不能被表象即症状牵着鼻子走，本案的本质在于抓住病本（七七之年，肝肾不足为生理之必然），而咳嗽是表象、是标（阴精不足，日久及肺，在肺令之际，容易表现出相应症状），而咳嗽其本在于肝脾功能失调，故治疗应以调理肝脾为主，宣肺止咳为辅，同样能收捷效！

九、月经量多经期长，补摄疏导恰如分

月经过多在妇女各期均可见到，其病因包括气虚、血热、血瘀，

病位以冲任二脉为主，以冲任不固、经血失于制约为主要病机。姚氏妇科治疗月经过多的经验，概括起来就是要把握"补、摄、疏、导"四字。补，即补血，月经过多必然耗血，故而补血为必然选项；摄，即摄血，月经过多毕竟耗气伤血，须固摄止血以防变证；疏，即疏通，疏通什么呢？一般指的是肝气，即疏调肝；导，即因势利导，此法为因瘀出血而设！至于选方，则以四物艾附逍遥散、黄芪艾附逍遥散、姚氏七炭止血散为常用！

孙某，女，42 岁。2019 年 9 月 20 日因"月经量多有块，经行10 天干净 2 年"就诊。

患者 LMP2019 年 9 月 3 日，既往月经规律，期量正常，2 年前出现月经提前 4～5 天，前 3 天量偏多，伴头昏乏力，寐差，脱发厉害，舌质淡，舌苔薄白有瘀点，脉细弦稍数。追问病史，3 个月前体检曾诊断为脑梗死、高尿酸血症。2018 年 12 月 29 日妇科超声示：①宫内膜增厚，约 1.3cm；②子宫肌瘤（壁间 0.8cm×0.8cm）；③左卵巢囊性包块（黄体囊性可能）；④原剖宫产瘢痕处无声区（剖宫产术后憩室形成可能）。选用四物艾附逍遥散。

炒艾叶 10g，醋香附 10g，炒柴胡 10g，炒白术 10g，炒杭芍10g，茯苓 15g，当归 18g，薄荷 10g，生地黄 10g，熟地黄 10g，川芎 5g，藕节炭 15g，木蝴蝶 15g，荷叶顶 15g，夜交藤 15g，甘草3g。14 剂，水煎服。

2019 年 10 月 4 日诊：LMP2019 年 10 月 1 日，现月经尚未干净，

本次血块多、色红，睡眠改善，头昏减。舌质淡有瘀斑，苔薄白，脉沉细弦。选用逍遥散合止血散。

炒柴胡 10g，当归 15g，炒白芍 10g，炒白术 10g，茯苓 15g，薄荷 6g，生地炭 15g，藕节炭 15g，棕榈炭 10g，血余炭 10g，茜草炭 10g，艾叶炭 10g，侧柏叶炭 15g，木蝴蝶 10g，合欢皮 15g，莲须 10g，仙鹤草 15g，芡实 15g，阿胶 10g（烊化）。3 剂，水煎服。

2019 年 10 月 8 日诊：月经昨日干净，本次月经持续 7 天，前 3 天量多色红，后 4 天量少，月经期间腰酸胀，现阴痒，气短乏力懒言，面色晦暗，头昏头痛，以左侧为主，手麻木，颈强肩酸，时伴呕吐，怕冷，纳食可，寐差，二便正常。舌质淡红，苔薄白，脉沉细无力。选用艾附逍遥散。

炒艾叶 10g，醋香附 10g，炒柴胡 10g，当归 15g，炒白芍 10g，炒白术 10g，茯苓 15g，薄荷 6g，甘草 3g，夜交藤 15g，钩藤 10g，木蝴蝶 10g，煅龙骨 15g，海螵蛸 15g，荷叶顶 15g，合欢皮 10g。5 剂，水煎服。

2019 年 11 月 1 日诊：LMP10 月 30 日，现月经量多，夹大量血块，色暗红，无腹痛，经前手足冰凉；关节疼痛，寐差，时有眩晕气短，手麻缓解，本次行经未出现呕吐，外阴瘙痒，头痛缓解，仍脱发，右髋关节疼痛，活动受限。舌质淡红有瘀点，苔薄白，脉沉细滑无力。选用黄芪艾附逍遥散。

黄芪 30g，炒艾叶 10g，醋香附 10g，炒柴胡 10g，当归 15g，炒白芍 10g，炒白术 10g，茯苓 15g，薄荷 6g，甘草 3g，木蝴蝶 10g，生地炭 10g，藕节炭 15g，荷叶顶 10g，牡丹皮 10g，官桂 10g，大枣 10 枚。5 剂，水煎服。

2019 年 11 月 15 日诊：服药后，月经 8 天干净，整体经量较前明显减少，有血块，色暗红，无腹痛。现四肢不温，恶寒怕冷，腰痛，时有头晕，外阴反复瘙痒，白带多、有异味。舌质淡红，舌边有瘀点，苔薄白微腻，脉沉细无力。选用黄芪艾附逍遥散。

黄芪 30g，炒艾叶 10g，醋香附 10g，炒柴胡 10g，当归 15g，炒白芍 10g，炒白术 10g，茯苓 15g，薄荷 6g，甘草 3g，木蝴蝶 10g，荷叶顶 15g，莲须 10g，牡丹皮 10g，官桂 10g，小茴香 10g，透骨草 10g。5 剂，水煎服。

后以四物艾附逍遥散为基础继续调治 2 个月，月经经期缩短为 6 天左右，经量恢复至既往正常状态。

抄方心悟：本案患者以月经量多、经行延长为主诉就诊，并伴头昏乏力、寐差、脱发，此时辨证已经明晰。为何这样讲呢？诸多症状均指向冲任失调，气血不足，而血虚更为本例关键。血虚不能养心，故而寐差；血虚不能荣养头目，故头晕；血不载气，气虚故而乏力；"发为血之余"，血虚发失所养故而脱发。可见血虚无疑，进一步讲，肝血虚无疑。故首诊以四物艾附逍遥散为主，调肝健脾，养血活血，温养冲任；二诊时患者月经量多，故应用姚氏七炭止血散，请注意，本方虽止血不留瘀，但是毕竟为止血方，不能长期应用。后以艾附逍遥散、黄芪艾附逍遥散调治而愈。

十、不孕原因多而杂，养血调肝冲任养

不孕的原因颇多，其中排卵障碍性不孕占较大比例。从中医角度来看，不孕症的病因包括情志、肾虚、瘀阻胞宫、痰湿内阻等，病机有寒热虚实之分，治疗上难度颇大。笔者跟诊时发现，姚氏妇科治疗不孕症的效果总体还是很明显的，其中关键就在于善于把握养血调肝、温养冲任这一治则。

蔡某，女，29 岁。2019 年 8 月 30 日因"备孕 2 年未孕"就诊。

患者既往月经周期 28～30 天，经期 7 天，经量、色正常，3 年前出现月经量少。2019 年 7 月 23 日宫腔镜示双侧输卵管通而欠畅，妇科彩超、性激素六项检测未见异常，男性精液检查未见异常。刻诊：LMP8 月 4 日，月经经量少，夹血块，1 周干净；腰痛，带下少，寐欠佳，容易惊醒。舌质淡，舌苔薄白根稍腻，脉细弦滑，左寸弱。选用四物艾附逍遥散。

炒艾叶 10g，醋香附 10g，炒柴胡 10g，炒白术 10g，炒杭芍 10g，茯苓 15g，当归 18g，薄荷 10g，生地黄 10g，熟地黄 10g，川芎 5g，牡丹皮 10g，官桂 10g，荔枝核 15g，益母草 8g，伸筋草 10g，甘草 3g。15 剂，水煎服。

2019 年 9 月 20 日复诊：LMP9 月 5 日，经量较前增加、色红、

有少量血块，腰微酸痛，纳食可，寐可，二便正常。舌质淡红，苔薄白，脉细弦，左寸弱。选用四物艾附逍遥散。

炒艾叶10g，醋香附10g，炒柴胡10g，炒白术10g，炒杭芍10g，茯苓15g，当归18g，薄荷10g，生地黄10g，熟地黄10g，川芎10g，牡丹皮10g，官桂10g，荔枝核15g，小茴香10g，甘草3g。21剂，水煎服。

2019年10月18日复诊：LMP 10月10日。月经色红、量偏少、夹少量血块，腰酸痛，梦多易醒，遇寒足跟痛，颈肩恶寒，咳嗽。舌质淡红有瘀点，苔薄白，脉细弦滑，左寸弱。选用四物艾附逍遥散。

炒艾叶10g，醋香附10g，炒柴胡10g，炒白术10g，炒杭芍10g，茯苓15g，当归18g，薄荷10g，生地黄10g，熟地黄10g，川芎6g，牡丹皮10g，官桂10g，桔梗10g，杏仁10g，竹茹10g，甘草3g。10剂，水煎服。

2019年11月1日复诊：现足跟痛，腰酸痛，带下量少。舌质淡红，苔薄白，脉细弦滑。选用四物艾附逍遥散。

炒艾叶10g，醋香附10g，炒柴胡10g，炒白术10g，炒杭芍10g，茯苓15g，当归18g，薄荷10g，生地黄10g，熟地黄10g，川芎6g，黄芪15g，枸杞子15g，山药15g，牡丹皮10g，官桂10g，茺蔚子15g，益母草8g，甘草3g。14剂，水煎服。

2019年11月15日复诊：LMP11月11日。现月经量明显增加，今日有少量褐色分泌物，轻微腰酸痛，足跟痛，左肩酸强，恶寒怕冷，前天查性激素六项未见异常。舌质淡红有瘀斑，苔薄白，脉细弦沉。选用四物艾附逍遥散。

炒艾叶10g，醋香附10g，炒柴胡10g，炒白术10g，炒杭芍10g，茯苓15g，当归18g，薄荷10g，生地黄10g，熟地黄10g，川芎6g，牡丹皮10g，官桂10g，荔枝核15g，茺蔚子15g，益母草8g，甘草3g。14剂，水煎服。同时加服五子益冲丸。

后来基本上以四物艾附逍遥散合姚氏新加五子汤为主，同时加服五子益冲丸，继续调理2个月而孕。

抄方心悟：纵观本案整个诊疗过程，似乎都用的是四物艾附逍遥散，的确！姚老为何这样用呢？首先，姚氏妇科重肝脾冲任，重中焦气化；其次，姚氏妇科诊治纲要提出"女子以血为本，以气为动"；再者，姚氏妇科善于运用运转机枢，善用逍遥散；最后，姚氏妇科善于把握养血调肝、温阳冲任这一治则。而本案四物艾附逍遥散的应用恰好体现了这四点。

十一、早孕阴道即流血，毓麟达生保安康

临证遇到早孕阴道流血患者，除借助西医学诊疗手段外，中医药的介入也是必要的。姚氏妇科治疗此类病证，积累了丰富的临证经验，笔者跟诊抄方，亲眼目睹了姚老以毓麟达生丸为主治疗本病

的良好效果。

患者徐某，女，33 岁。2019 年 8 月 30 日因"停经 49 天，阴道流血 2 天"就诊。LMP7 月 12 日。昨日至今阴道少量流血，无腹痛，查人绒毛膜促性腺激素 116408mIu/mL，孕酮 23.2ng/mL。舌质淡，舌苔薄白，脉弦滑。选用毓麟达生丸，改为汤剂。

太子参 15g，黄芪 18g，当归身 12g，阿胶 18g（烊化），炒艾叶炭 15g，海螵蛸 15g，砂仁 10g，仙鹤草 15g，莲须 10g，藕节炭 15g，炒白芍 10g，白术 10g，菟丝子 15g，炒续断 10g，桑寄生 15g，炒杜仲 10g，甘草 3g。7 剂，水煎服。

2019 年 9 月 6 日诊：服药后阴道流血减少，现已无出血，心烦欲呕，纳果，便秘，嗜睡，舌质淡有齿痕，苔薄白，脉弦滑稍数、左尺弱。昨日妇科超声示：①宫内早孕大小约 7 周，可见原始心管搏动；②宫腔积血 2.0cm×1.7cm。孕酮 24.65ng/mL，人绒毛膜促性腺激素 192468mIU/mL。选用毓麟达生丸，改为汤剂。

太子参 15g，黄芪 18g，当归身 12g，阿胶 18g（烊化），炒艾叶炭 10g，海螵蛸 15g，砂仁 10g，仙鹤草 15g，莲须 10g，藕节炭 15g，炒白芍 10g，白术 10g，菟丝子 15g，炒续断 10g，桑寄生 15g，炒杜仲 10g，苏叶 10g，大枣 10g，甘草 3g。7 剂，水煎服。

2019 年 9 月 13 日诊：每日阴道有少量褐色分泌物排出，小腹坠胀，腰酸，舌质淡，苔薄白，脉弦滑稍数。昨日超声示：①宫内早孕 8 周 +6 天；②宫腔少量积血 1.6cm×1.9cm。人绒毛膜促性腺激素

206326mIU/mL，孕酮 27.05ng/mL。选用毓麟达生丸，改为汤剂。

太子参 15g，黄芪 18g，当归身 12g，阿胶 18g（烊化），炒艾叶炭 10g，海螵蛸 12g，砂仁 10g，仙鹤草 15g，莲须 10g，藕节炭 15g，炒白芍 10g，白术 10g，菟丝子 15g，炒续断 10g，桑寄生 15g，大枣 10g，苏梗 10g，甘草 3g。7 剂，水煎服。

2019 年 9 月 27 日诊：孕 11 周，服药后阴道出血停止，睡眠欠佳，纳食欠佳，偶尔小腹酸痛，偶尔恶心呕吐。昨日查人绒毛膜促性腺激素 132285mIU/mL，孕酮 27.03ng/mL。舌质淡红，舌苔薄白，脉弦滑细。选用毓麟达生丸，改为汤剂。

太子参 15g，黄芪 18g，当归身 12g，阿胶 20g（烊化），炒艾叶炭 10g，海螵蛸 15g，砂仁 10g，仙鹤草 15g，莲须 15g，藕节炭 15g，炒白芍 10g，白术 10g，菟丝子 15g，炒续断 10g，桑寄生 15g，大枣 15g，木蝴蝶 10g，苏梗 10g，甘草 3g。7 剂，水煎服。

2019 年 10 月 4 日诊：至今未再出血，白带多，夹少量淡粉色分泌物，纳呆，口苦，舌质淡，苔薄白，脉细滑稍数。昨日超声示：宫内早孕，大小 12 周 +2 天。人绒毛膜促性腺激素 134727mIU/mL，孕酮 30.56ng/mL。舌质淡红，舌苔薄白，脉弦滑而细。选用毓麟达生丸，改为汤剂。

太子参 15g，黄芪 18g，当归身 12g，阿胶 10g（烊化），炒艾叶炭 10g，海螵蛸 12g，砂仁 10g，莲须 10g，炒白芍 10g，白术 10g，菟丝子 15g，炒续断 10g，桑寄生 15g，大枣 15g，陈皮 10g，竹茹

10g，苏梗 10g，甘草 3g。5 剂，水煎服。

2019 年 10 月 11 日诊：孕 13 周，现腰酸，其间呕吐 2 次，小腹微疼，无阴道出血，容易饥饿，时头晕，舌质淡，苔薄白。昨日超声示：宫内单活胎，胎儿大小 13 周 +1 天。选用毓麟达生丸，改为汤剂。

太子参 18g，黄芪 18g，当归身 12g，砂仁 10g，莲须 10g，炒白芍 10g，白术 10g，菟丝子 20g，炒续断 10g，桑寄生 15g，大枣 15g，升麻 9g，炒柴胡 10g，陈皮 10g，竹茹 10g，苏梗 10g，甘草 3g。5 剂，水煎服。

患者坚持定时复查，因未再出现阴道出血，长期服汤药多有不便，故而选用毓麟达生丸口服至孕 6 月，后随访，足月剖腹产一女婴。

抄方心悟：本例患者因早孕阴道流血而就诊，超声检查也证实。遇到此类患者，姚老临证常常以毓麟达生丸为主调治。本例患者治疗时间长，笔者跟诊抄方后有以下体悟：其一，早孕阴道流血属胎漏、胎动不安范畴，其病因病机虽有虚、瘀、热之别，但总的病机为冲任损伤，胎元不固，且多数患者存在气血不足，毓麟达生丸中包含八珍汤之意，能够补益气血；其二，既然冲任损伤、胎元不固为其基本病机，那么，调养冲任就是关键，毓麟达生丸中包含寿胎丸，以调养冲任、补肾安胎；其三，气机调畅，中焦运化也是重要环节，故方中选用苏梗、砂仁等药物斡旋中焦。经多年临证验证，本方治疗胎漏具有独特的疗效！

十二、月经一月两次行，调肝健脾疏泄佳

女子一月行经两次，可能为经间期出血，也可能为月经先期，但如基本病因病机一致，则治法处方亦同，此即"异病同治"。笔者跟诊抄方时发现，姚氏妇科基于"女子多郁火"的学术思想，多从"郁"论治本病，获效显著！

患者兰某，女，41岁。2019年9月20日因"月经一月二行"就诊。LMP2019年9月7日，量多色红，7天干净，今晨又出现阴道出血。食后腹胀，面部色斑，口腔溃疡。舌质淡红，苔薄白，脉细弦结代。既往有"房间隔缺损"史。选用香砂艾附逍遥散。

砂仁10g，艾叶炭10g，醋香附10g，醋柴胡10g，白术10g，白芍10g，茯苓18g，当归18g，薄荷10g，甘草3g，生地炭15g，藕节炭15g，木蝴蝶10g，柏子仁15g，莲须10g，五味子8g。6剂，水煎服。

2019年9月27日复诊：服药后阴道出血减少，9月23日阴道排出一指头大小肉样组织，后出血减少，现仍未完全停止。纳差，腹胀，胁痛，头痛，舌质淡红，舌苔薄白，脉细弦稍数而结代。选用香砂艾附逍遥散。

艾叶炭10g，醋香附10g，醋柴胡10g，白术10g，白芍10g，茯

苓 18g，当归 18g，薄荷 10g，甘草 3g，桑寄生 15g，续断 15g，木蝴蝶 10g，砂仁 10g，海螵蛸 12g，莲须 10g，柏子仁 15g，藕节炭 15g，荷叶顶 15g。7 剂，水煎服。

2019 年 10 月 11 日复诊：服药后 9 月 30 日阴道出血停止，现白带如水样，咽干痛，腹胀减轻，腰痛，寐差易醒。舌质淡红，舌苔薄白，脉细弦数。选用生脉艾附逍遥散。

太子参 18g，麦冬 10g，五味子 10g，醋柴胡 10g，白术 10g，白芍 10g，茯苓 18g，当归 18g，薄荷 10g，甘草 3g，炒艾叶 10g，醋香附 10g，柏子仁 15g，远志 10g，合欢皮 10g，木蝴蝶 10g，莲须 10g。7 剂，水煎服。

2019 年 11 月 15 日复诊：LMP11 月 11 日，今日为经行第 5 天，经量较前减少、血块多、色红，腰痛剧烈，少腹时有隐痛。纳食可，寐差，入睡困难，大便难解，2～3 日 1 次，小便正常。舌质淡红，舌苔薄白，脉细弦结代。选用黄芪艾附逍遥散合止血散。

黄芪 18g，艾叶炭 10g，醋香附 10g，醋柴胡 10g，白术 10g，白芍 10g，茯苓 18g，当归 18g，薄荷 10g，甘草 3g，生地炭 15g，藕节炭 15g，木蝴蝶 10g，荷叶顶 15g，藁本 10g。7 剂，水煎服。

2019 年 11 月 22 日复诊：LMP11 月 11 日，5 天干净；经期头痛剧烈，经通畅排出后头痛减轻；口干欲饮，饮不解渴，口苦，咽干，腰痛，寐差，大便干结，小便正常。舌质淡红，舌苔薄白，脉弦数结代。选用玄麦艾附逍遥散。

茯苓 18g，薄荷 10g，白术 10g，麦冬 10g，醋柴胡 10g，藁本 10g，木蝴蝶 10g，当归 18g，甘草 3g，桑寄生 15g，醋艾叶 10g，竹茹 10g，盐杜仲 12g，续断 15g，白芍 10g，玄参 10g，醋香附 10g，石斛 10g，荷叶顶 15g。7 剂，水煎服。

后以黄芪艾附逍遥散为基础调治 2 个月而愈。

抄方心悟：其一，临证诊疗疾病时，需要结合患者生理病理特性加以分析，本案姚老即结合"女子多郁"这一特点，从"郁"这一角度论治，具体而言，一则结合患者年龄及"青春期治肾，中年治肝，老年治脾"思路，二则患者患有"房间隔缺损"，久病多郁，三则结合食后腹胀、脉弦等综合考虑，从郁论治；其二，选用药物时，需要保持整体组方的"平和"，如本案首诊选用的生地炭、藕节炭止血不留瘀，与方中其他药物配伍舒调不耗气，又如二诊中选用的续断、桑寄生补肝肾，益冲任，三诊方选用的莲须、木蝴蝶为清灵疏透之品，均体现于此；其三，跟诊抄方中，尤其要揣摩老师思路，切不可简单认为逍遥散一方能治万病，而是要领悟选方背后的思路，掌握用方背后流派特色思维的支撑，逍遥散一方的选用，与姚氏医派学术思想紧密相关！

十三、更年期症状多繁杂，调肝益肾宁心彰

更年期综合征，又称绝经前后诸证，为大多数女性年过七七，

肝肾不足而出现的系列症状。既往笔者常以滋水清肝饮为基础方调治本病，收效显著。跟姚老抄方后，笔者在整理临证案例时，发现姚老在应用益气养阴、滋补肝肾、宁心安神之芪玉安泰丸时，还强调舒调气机的重要性。笔者曾就此询问济白师傅，他解释，这也是基于姚氏医派"女子多郁"学术观点而提出的。

患者张某，女，51岁。2019年11月8日诊。LMP2019年7月11日，已停经3个月，现白带量少而黄，寐差，易汗出，时有心悸，血压偏低，头昏，口干欲饮。舌质淡红，舌苔薄黄根腻，脉细滑数。

选用以下组方：

①生脉逍遥散：太子参18g，麦冬10g，五味子10g，炒柴胡10g，炒白术10g，炒杭芍10g，茯苓15g，当归18g，薄荷10g，白花蛇舌草15g，半枝莲15g，生薏苡仁18g，椿根皮10g，浮小麦30g，砂仁10g，甘草3g。14剂，水煎服。

②芪玉安泰丸（主要成分为黄芪、玉竹、百合、淫羊藿、仙茅、菟丝子、女贞子、杜仲、黄精、炙甘草、麦芽、大枣、夜交藤、合欢皮、酸枣仁、苏梗、砂仁，具有益气养阴、滋补肝肾、宁心安神之功）。

2019年11月22日复诊：已经停经4月余，现仍易汗出，寐差，难以入睡，烘热，白带多，质地偏清稀，有异味，头昏减轻，口干，肩背疼痛，纳食可，偶有心悸。舌质淡红，舌苔薄白，脉弦紧稍数。选用艾附逍遥散。

茯苓 18g，当归 18g，盐续断 15g，薄荷 10g，椿根皮 10g，甘草 3g，白芍 10g，白术 10g，桑寄生 15g，荔枝核 15g，醋柴胡 10g，炒艾叶 10g，醋香附 10g，炒苍术 15g，砂仁 10g，山药 15g，生薏苡仁 18g，蛇床子 15g，半枝莲 15g。14 剂，水煎服。另嘱继续口服芪玉安泰丸。后随访，患者坚持服药调理近 4 个月，诸症皆愈。

抄方心悟：更年期综合征患者一般所述症状颇多，如果不从整体分析，而局限于某一症状，往往治疗效果不佳。抄方中，笔者体悟到，姚氏医派除遵循"青春期治肾，中年期治肝，老年期治脾"的基本法则外，还格外重视"女子多郁"的特点。就本案而言，患者停经后，既有白带量少而黄，又有寐差、易汗出、心悸诸症，姚老处方，既用生脉逍遥散调肝健脾、益气养阴，又用半枝莲、白花蛇舌草、椿根皮等清热，更重要的是还选用芪玉安泰丸缓图治本。整个处方，可谓缓急均有顾及。

十四、多囊经乱无规律，养血调肝益肾齐

多囊卵巢综合征目前中西医治疗均面临着一定的挑战，有的患者能在一段时间内调整过来，有的患者则需要长期调理。抄方中笔者发现，对于没有生育要求的女性，姚老特别强调"调"字，即调月经周期、调月经经量、调伴随症状。

患者程某，女，24 岁，未婚。2019 年 4 月 26 日诊。院外诊断

为多囊卵巢综合征。LMP2019 年 4 月 22 日，量少，色红，用 3 张护垫即干净；唇干，手心发热。舌质淡红，舌苔薄白根腻，脉滑细稍缓。选用二至逍遥散。

醋柴胡 10g，炒白芍 10g，炒白术 10g，茯苓 18g，当归身 18g，薄荷 10g，甘草 3g，盐续断 15g，桑寄生 15g，旱莲草 15g，酒女贞子 30g，玄参 10g，麦冬 10g，荔枝核 15g，茺蔚子 15g，益母草 8g。14 剂，水煎服。

2019 年 5 月 10 日复诊：唇干减轻，白带增多，面部出现少量痤疮，舌质淡暗，边青紫，苔薄白，脉细弦滑。选用四物艾附逍遥散。

炒艾叶 10g，醋香附 10g，炒柴胡 10g，炒白术 10g，炒杭芍 10g，茯苓 15g，当归 18g，薄荷 10g，生地黄 10g，熟地黄 10g，川芎 6g，牡丹皮 10g，官桂 10g，荔枝核 15g，甘草 3g。14 剂，水煎服。

2019 年 10 月 11 日复诊：LMP2019 年 9 月 15 日，推迟 10 天来潮，量少，3 天干净，色红无血块，伴痛经；唇干，口腔两个小溃疡，面部散在痤疮。舌质淡红，边青，舌苔薄白，脉细滑。选用四物艾附逍遥散。

炒艾叶 10g，醋香附 10g，炒柴胡 10g，炒白术 10g，炒杭芍 10g，茯苓 15g，当归 18g，薄荷 10g，生地黄 10g，熟地黄 10g，川芎 10g，牡丹皮 10g，桂枝 10g，白芷 10g，茺蔚子 15g，甘草 3g。14 剂，水煎服。

2019年11月22日复诊：LMP2019年10月25日，月经推后10天来潮，经量增加，3天干净，仍有痛经，有血块；口腔溃疡愈合，自觉鼻干，面部痤疮基本消失，纳食可，寐可。舌质淡红，舌苔薄白，脉沉细滑，尺弱。选用四物艾附逍遥散。

茯苓18g，当归18g，酒续断15g，薄荷10g，甘草3g，白芍10g，白术10g，桑寄生15g，醋柴胡10g，川芎10g，熟地黄10g，生地黄10g，牡丹皮10g，肉桂10g，麦冬10g，茺蔚子15g，益母草8g。14剂，水煎服。

后坚持以四物艾附逍遥散为基础调理，月经周期基本正常，多推迟7～10天，经量较正常偏少。

抄方心悟： 跟诊抄方过程中，笔者发现以多囊卵巢综合征为诊断前来诊治的患者几乎占门诊总数的一半。笔者整理抄方笔记，并结合本案，有以下几点体悟：第一点，多囊卵巢综合征患者因病程长，家庭压力大，多伴有肝郁之征象，故而姚氏医派强调多囊卵巢综合征以"调"为主，重在疏调肝气；第二点，从所整理的案例看，其用药中并没有攻破峻逐类药物，同样获得比较好的疗效，体现了姚氏医派用药清灵，不过用攻破，不偏于寒凉的特点；第三点，气为阳，血为阴，调气日久，容易耗血，故而常常合用四物汤养血活血；第四点，善于应用情志疗法，姚氏医派诸医家临证治病疗疾均非常重视情志疗法，有时在门诊开导患者的时间比开方时间还长，值得我们后辈效仿。

十五、多囊不孕谨慎调，调经种子是关键

多囊卵巢综合征常合并不孕，临床上对有生育要求的患者，姚氏妇科强调在"调"的基础上，适当增加益肾养冲之品，多能收效，其中，艾附逍遥散、四物艾附逍遥散、姚氏新加五子汤、五子益冲丸等为常用方。

患者郭某，女，33岁。2019年5月31日因结婚4年未避孕未孕，外院诊断为多囊卵巢综合征，要求中药调理而就诊。LMP2019年5月16日，7天干净，经量少，色暗红；白带少，阴中干涩，腰酸痛，经前乳房胀痛，寐差。舌质淡暗有齿痕、舌尖红，舌苔薄黄，脉弦细。

处方：

①逍遥散合姚氏新加五子汤：炒柴胡10g，炒白术10g，炒杭芍10g，茯苓15g，当归18g，薄荷10g，菟丝子30g，覆盆子15g，车前子10g，女贞子15g，茺蔚子15g，川芎10g，醋香附10g，荔枝核15g，牡丹皮10g，官桂10g，泽兰10g，甘草3g。14剂，水煎服。

②五子益冲丸。

2019年7月12日复诊：LMP6月22日，量少，点滴干净，呈咖啡色；经前腰腹隐痛，胸胀痛，近日腰酸痛，足心发热，带下较前增加，阴中干涩消失，纳食可，寐可，二便正常。舌质淡红，舌苔薄白，脉沉细滑，双尺弱。

处方：

①二至逍遥散：盐续断 15g，当归 18g，白芍 10g，白术 10g，甘草 3g，薄荷 10g，醋柴胡 10g，茯苓 18g，桑寄生 15g，旱莲草 15g，酒女贞子 30g，醋香附 10g，川芎 10g，荔枝核 15g，茺蔚子 15g，益母草 10g。14 剂，水煎服。

②五子益冲丸。

2019 年 7 月 27 日复诊：症状基本同前，现伴有寐差，舌质淡红，舌苔黄腻，脉细弦稍数。选用艾附逍遥散。

炒艾叶 10g，醋香附 10g，炒柴胡 10g，炒白术 10g，炒杭芍 10g，茯苓 15g，当归 18g，薄荷 10g，茺蔚子 15g，女贞子 15g，牡丹皮 10g，官桂 10g，荔枝核 15g，炒小茴香 10g，甘草 3g。14 剂，水煎服。同时继续服用五子益冲丸。

2019 年 7 月 26 日复诊：LMP2019 年 7 月 25 日，经量少、色红、有血块，但是较前经量增加，血块减少，经前乳房胀痛，舌质淡红，舌尖赤，苔白腻，脉细弦，左尺弱。选用艾附逍遥散。

炒艾叶 10g，醋香附 10g，炒柴胡 10g，炒白术 10g，炒杭芍 10g，茯苓 15g，当归 18g，薄荷 10g，茺蔚子 15g，牡丹皮 10g，官桂 10g，荔枝核 15g，益母草 10g，甘草 3g。14 剂，水煎服。同时继续服用五子益冲丸。

2019 年 8 月 30 日复诊：LMP2019 年 8 月 27 日，色红，夹少量血块，经量偏少；经前乳房胀痛减轻；寐差，易惊醒；腹胀，食豆类明显；近期体重增加，大便稀，每日 2～3 次。舌质淡红，舌苔白微腻，脉细弦滑，尺弱。选用艾附逍遥散。

炒艾叶 10g，醋香附 10g，炒柴胡 10g，炒白术 10g，炒杭芍 10g，茯苓 15g，当归 18g，薄荷 10g，牡丹皮 10g，官桂 10g，荔枝核 15g，砂仁 10g，炒鸡内金 10g，台乌药 10g，甘草 3g。14 剂，水煎服。同时继续服用五子益冲丸。

2019 年 11 月 22 日复诊：LMP2019 年 11 月 9 日，月经推后 5 天来潮，经量偏少，5 天干净，轻微痛经，经前乳房胀痛；纳食可，寐欠佳，大便稍干结，每日 1 次。舌质淡红，舌苔薄黄腻，脉细弦稍数，左尺弱。今日超声示：①双侧多囊样改变，宫内膜 0.5cm；②右侧乳腺多发囊性结节，考虑增生所致；③双侧乳腺增生。2019 年 11 月 11 日性激素六项检测示各指标均在正常范围。选用艾附逍遥散。

茯苓 18g，当归 18g，酒续断 15g，薄荷 10g，甘草 3g，白芍 10g，白术 10g，桑寄生 15g，醋柴胡 10g，炒艾叶 10g，醋香附 10g，牡丹皮 10g，肉桂 10g，荔枝核 15g，女贞子 15g，芫蔚子 15g，夜交藤 15g。14 剂，水煎服。同时继续服用五子益冲丸。

后患者坚持交替服用以逍遥散合姚氏新加五子汤、四物艾附逍遥散为主的方药，调理 3 个月顺利怀孕，孕后又服用毓麟达生丸 3 个月，孕 6 月随访一切安好。

抄方心悟： 跟诊中，笔者曾见不少多囊卵巢综合征合并不孕患者经中药调理而受孕，想着姚氏医派临床用药必有特别之处吧！随着抄方的深入，笔者发现，其用药并没有稀奇之处，笔者大体统计了一下，所用主方多为艾附逍遥散、四物艾附逍遥散、姚氏新加五子汤、五子益冲丸等，并随证灵活调整，这大概就是所谓"平淡见奇功"吧！本例患者就诊时，既存在肝郁脾虚，又有肾精不足的表现，故而选用逍遥散调肝健脾、姚氏新加五子汤补肾益精、五子益冲丸补肝肾益冲任。后基本坚持这一原则，调整数月而顺利怀孕。孕后改用毓麟达生丸调理。多囊卵巢综合征不孕患者经治成功怀孕后，仍然让患者服毓麟达生丸3个月以上，以巩固胎元，这也是姚氏妇科诊治该病的一个特色。

跟徐涟主任抄方手记

　　徐涟主任为姚氏医学流派第七代主要传承人，是姚氏妇科流派传承工作室负责人。按照受济白师傅的安排，笔者曾跟随徐涟主任出诊抄方，虽时间不长，但笔者牢牢抓住这来之不易的学习机会。现将抄方所记案例，整理数则如下。

一、归芍六君子汤治疗月经量少伴腹痛案

　　兰某，女，34岁。因"经行量少、腹痛"复诊。诉药后腹痛减轻，月经色黑，寐差，烘热汗多，阴道有褐色分泌物，无食欲。舌质润偏赤，苔薄白，脉弦滑。

　　辨证为肝郁脾虚，郁热内蕴。主方选归芍六君子汤。

　　全当归15g，炒白芍15g，太子参15g，茯苓20g，炒白术15g，法半夏15g，陈皮10g，藕节炭15g，生麦芽60g，夜交藤15g，柏子

仁 15g，薏苡仁 30g，败酱草 15g，椿根皮 15g，木蝴蝶 10g，地榆炭 15g，炙甘草 6g。7 剂，水煎服。

抄方心悟：本案抓住"脾胃为后天之本，气血生化之源"这一关键，结合患者无食欲，必化源不足，经血不充，故选取归芍六君子汤为主治疗。本方为姚老的经验方，具有健脾益气以资化源、养血活血以充胞脉之功，临床随证用之，多有效验。

二、香乌二至逍遥散治疗经期延长案

史某，女，38 岁。因"经期延长"复诊。月经即将来潮，上周期前几天月经色黑量少，后经期延长。现小腹不适，带下偏少，夜寐改善，纳可，二便调。舌质润，苔薄白，脉弦细沉。

辨证为经期延长，肝肾不足，冲任失养。主方选香乌二至逍遥散。

醋香附 15g，乌药 15g，醋柴胡 10g，炒白芍 10g，酒当归 15g，茯苓 15g，炒白术 10g，薄荷 10g，女贞子 10g，旱莲草 10g，茺蔚子 10g，益母草 15g，川芎 15g，川牛膝 15g，炙甘草 3g。7 剂，水煎服。

抄方心悟：香乌逍遥散虽为痛经而设，但具体应用时并不局限于痛经。本案以"经期延长"复诊，结合上周期月经特点，选用香乌逍遥散疏肝健脾，理气温通；同时结合带下偏少，考虑存在肝肾不足，冲任不充，故合用二至丸补肝肾、益冲任。

三、四物二至汤治疗经期延长案

杨某，女，34岁。因"经期延长"复诊。生产4个月后月经来潮，经量较前增多，色淡红，持续10天以上，伴腰痛。经间期少许出血，3天干净。夜寐欠佳，口唇干裂，白带正常，二便调。舌质红润尖赤，苔薄白，脉弦细滑稍数。

辨证为经期延长，肝郁脾虚，郁热内生，心神失养。主方选四物二至汤。

酒当归15g，生地黄10g，川芎6g，炒白芍10g，女贞子10g，旱莲草10g，制首乌15g，黄精15g，竹叶6g，莲子15g，生麦芽60g，茯神15g，苏梗15g，砂仁10g，夜交藤30g，炙甘草6g。7剂，水煎服。

抄方心悟：本例也因"经期延长"而复诊，但是结合经间期出血，寐欠佳，口唇干裂，辨证为"郁火"，按常理应该选用丹栀逍遥散为主治疗，而此案用的却是四物二至汤。当面询问得知，本案侧重于血虚，故用四物汤养血活血，二至丸补肝肾而滋阴，并以此为主治疗。此外，大剂量应用生麦芽为徐涟主任用药特色，具体详参"姚氏妇科与生麦芽"章节。

四、苏核四物五子汤治疗不孕案

杨某，女，37岁。因"未避孕2年未孕"复诊。造影示左侧输卵管通畅右侧阻塞。月经量偏少，3天即净，痛经，腰痛，乳房胀痛，带下正常，二便正常。上次排卵前妇科超声提示卵巢囊肿，卵泡监测提示有优势卵泡。舌质红润，边有齿痕，苔薄白，脉细滑。

辨证为不孕，肝郁脾虚，冲任失养。主方选苏核四物五子汤。

全当归15g，川芎10g，熟地黄15g，炒白芍15g，菟丝子15g，覆盆子15g，车前子10g，女贞子15g，茺蔚子15g，荔枝核15g，苏木6g，旱莲草10g，淫羊藿12g，仙茅12g，制首乌15g，黄精15g，桂枝10g，醋香附15g，续断15g，炙甘草3g。10剂，水煎服。

抄方心悟： 四物五子汤为姚氏妇科常用经验方之一，具有益气养血、滋养冲任之功，治疗痛经属于气血亏虚、冲任不足、胞脉失养型，也治疗多囊卵巢综合征属于肝肾不足、冲任失养、肾精不充型，还可治疗卵巢早衰（常加紫河车、鸡血藤二味）。本案则在原方基础上加苏木、荔枝核二味，意在增强理气活血之力。

五、香乌逍遥散治疗痛经案

刘某，女，42岁。因"痛经"复诊。现夜间易醒，夜尿1次，无腰痛、腹痛，经前白带减少，阴痒，下肢酸软好转。舌质红润，苔薄白，脉沉细。

辨证为痛经，气血不足，经络不灵，胞脉失养。主方选香乌逍遥散。

醋香附15g，台乌药15g，醋柴胡10g，炒白芍10g，酒当归

15g，茯苓15g，白术10g，薄荷10g，菟丝子15g，吴茱萸3g，肉桂10g，五灵脂10g，蒲黄10g，佛手15g，厚朴10g，续断15g，炙甘草3g。7剂，水煎服。

抄方心悟： 香乌逍遥散实际也是姚氏丹栀逍遥散的一个变法，为治疗痛经的常用经验方，是基于姚氏妇科"以血为本，以气为动"诊治纲领及"重肝脾冲任，重中焦气化"学术思想而创制的。本案选用逍遥散调肝健脾，香附与台乌药配伍，意在香附疏肝解郁、理气止痛，台乌药散寒止痛，两者合用温宫兼疏，使痛经向愈；增菟丝子、续断补肝肾；吴茱萸、肉桂温胞宫；佛手、厚朴增强行气之力；五灵脂、蒲黄以求活血祛瘀。诸药合用，共奏疏肝行气、活血化瘀、暖宫止痛之功。

六、姚氏资生丸治疗早孕不适案

吴某，女，38岁。因"早孕不适"复诊。孕6周，自觉腰酸胀，纳差，有恶心感，食后脘胀，入睡改善，大便偏干。前日超声提示宫腔积液。舌质淡润，苔薄白，脉细弦滑而弱。

辨证为胎动不安，脾肾不足，胎元不固。主方选姚氏资生丸改汤剂。

黄芪40g，太子参20g，当归身15g，熟地黄20g，炒白术15g，炒白芍15g，茯神15g，炒苍术15g，菟丝子30g，苏梗15g，杜仲15g，砂仁12g，艾叶炭12g，阿胶15g（烊化），地榆炭15g，莲须

15g，海螵蛸 15g。5 剂，水煎服。

抄方心悟： 姚氏资生丸为姚氏医派家传方之一，具有补益气血、调助冲任、疏通胞络之功，常用于治疗虚中夹实的不孕症。当然，临证应用并不仅限于此，本方还具有调经种子、益血安胎之效，凡妇女气血虚弱、月经不调、不孕、早产、崩中漏下、赤白带下、产后虚损均可辨证运用。本例在姚氏资生丸基础上，去掉具有活血功用的川芎、丹参、益母草，温中行气较烈的香附、乌药等，而加上具有清灵之性的莲须，收涩止血的地榆炭、海螵蛸、阿胶；纳差，有恶心感，食后脘胀，提示脾虚不健，气机壅滞中焦，且有上逆之势，故选用理气、宽中、醒脾的苏梗、砂仁，同时，加苍术运脾、黄芪益气。诸药合用，颇为合拍。

七、黄芪桂枝五物汤治疗产后身痛案

蒋某，女，35 岁。因"产后身痛"复诊。产后 5 个月，怕冷，风吹尤甚，颈椎不适，手指疼痛减轻，纳食可，两胁胀痛，乳汁偏少，口苦。舌质淡，苔白腻，脉细滑。

辨证为产后身痛，气血亏虚，经络失养。主方选黄芪桂枝五物汤。

黄芪 30g，桂枝 15g，炒白芍 15g，当归 15g，炒白术 15g，苍术 15g，防风 10g，葛根 30g，鸡血藤 15g，怀牛膝 15g，薏苡仁 30g，砂仁 10g，茯神 12g，豨莶草 15g，透骨草 12g，通草 10g，吴茱萸

10g。5剂，水煎服。

抄方心悟：产后气血亏虚，卫外不固，风邪乘虚而入，乃产后身痛发病之缘。正气不足，风邪乘虚而入是其发病的内外因素，经络闭塞，气血不通，脉络拘急是本病的关键病机。治疗上，应益气养血、祛风通络。结合经文："血痹阴阳俱微，寸口关上微，尺中小紧，外证身体不仁，如风痹状，黄芪桂枝五物汤主之。"故选用黄芪桂枝五物汤为主方治疗。本例患者在此主方基础上，合用玉屏风散益气固表；合用当归补血汤益气养血；脾胃化源充沛，则气血充足，肌肤得养而自能御寒，故选白术、苍术、茯神、薏苡仁、砂仁、吴茱萸温中醒脾，充益化源；"通则不痛"，故选用怀牛膝、鸡血藤、豨莶草、透骨草、通草养血通络。全方标本兼顾，颇有效验。

八、半夏白术天麻汤治疗头昏案

陈某，女，48岁。因"头昏半个月"就诊。头昏，伴眼花目干，无视物旋转。寐差多梦，眼睛胀痛，情绪低落，神倦乏力，口干不欲饮，带下少。舌质红润，苔薄白微腻，脉细弦滑。

辨证为眩晕，肝脾失调，清阳不升。主方选半夏白术天麻汤。

天麻30g，炒白术15g，茯苓20g，陈皮10g，法半夏15g，藿香10g，葛根30g，竹茹10g，苍术15g，竹叶10g，苏梗12g，钩藤15g，刺蒺藜15g，生麦芽60g，合欢皮15g，砂仁10g，炙甘草6g。5剂，水煎服。

抄方心悟：济白师傅强调，治疗疾病要注意抓住其关键，切勿被患者所述的诸多症状牵着鼻子走！本案为什么选用半夏白术天麻汤？徐主任指出，抓舌辨证，本例患者舌苔腻提示有湿，脾虚生湿蕴痰，湿痰壅遏，引动肝风，风痰上扰清空而致诸症。故以此方，燥湿化痰、平肝息风；加苍术运脾，藿香、苏梗化湿祛浊，砂仁、生麦芽醒脾，且生麦芽还有疏肝养肝之效；增竹叶、竹茹止虚烦；清阳之气不能上荣，也出现乏力、头昏，故加用葛根一味升举清阳；此外，女性年过七七，肝肾不足之象日益显著，肝气偏于旺盛，故加刺蒺藜、合欢皮、钩藤疏肝平肝。诸药合用，主次兼顾，收效显著。

徒弟临证心悟

加味柴朴肺疾疗，行气降逆化痰襄

治疗肺系疾病，笔者善用一方，即加味柴朴汤！

柴朴汤是由小柴胡汤、半夏厚朴汤相合而成，具体由柴胡、半夏、人参、黄芩、茯苓、苏叶、厚朴、生姜、大枣、甘草组成。方中柴胡行气解郁、透邪外出，黄芩清利肝胆，半夏利咽喉、止咳下气，人参、甘草、大枣补中，再兼生姜之温散，表里和而邪气散，寒热调而气机畅，厚朴下气，茯苓化饮止咳，紫苏叶宣肺发表。诸药合用，相辅相成，共奏行气解郁、降逆化痰之功。

笔者临床在柴朴汤基础上加蝉蜕、僵蚕及荆芥、防风，衍生出经验方蝉僵柴朴饮、荆防柴朴饮，用于治疗肺系病证，屡获良效。如急性支气管炎以咳嗽、咽喉异常感为主者，可径直选用本方。又因柴朴汤可抑制呼吸道组织的嗜酸性粒细胞浸润，减轻呼吸道亢进反应，为预防支气管哮喘的有效方剂。笔者常加用蝉蜕、僵蚕，即蝉僵柴朴饮，祛风平喘，疗效显著。

案 1：冯某，女，45 岁，职员。2018 年 3 月 21 日首诊。

主诉：间断咳嗽 1 个月。曾口服中西医药物，效果不显，完善胸部 CT 未见异常，经人介绍到笔者处中药调理。刻诊：咳嗽，咽痒，咽喉异常感，吞吐不爽，口干，口苦，纳食差，眠差多梦，时有头昏，二便正常。舌红苔薄腻，脉弦细。

中医诊断：咳嗽。辨证：少阳不和，痰气郁结。治法：和解少阳，顺气化痰。主方：加味柴朴饮。

荆芥 15g，防风 15g，柴胡 18g，法半夏 9g，党参 18g，黄芩 15g，茯苓 18g，苏梗 15g，厚朴 12g，蝉蜕 12g，僵蚕 12g，龙骨 30g，牡蛎 30g，大枣 18g，甘草 6g。7 剂，水煎服。

临证思路与心悟：患者间断咳嗽 1 个月，就诊时除咳嗽（宣肃失常）外，尚有咽痒（风邪留滞），咽喉异常感、吞吐不爽（水湿代谢异常），且存在口干、口苦、头昏（提示存在少阳枢机不利），故而选用柴朴饮行气解郁，降逆化痰。加荆芥、防风祛风，蝉蜕、僵蚕解痉；眠差多梦，故加龙骨、牡蛎，安神镇静。

2018 年 3 月 29 日二诊：咳嗽次数明显减少，咽喉异常感改善，余症同前。舌红苔薄黄腻，脉弦细。前法已经奏效，继续前方调治。加夏枯草，乃因考虑枢机不利，日久化热，故加之以清泻肝热。

处方：柴胡 18g，法半夏 9g，党参 18g，黄芩 15g，茯苓 18g，苏梗 15g，厚朴 12g，蝉蜕 12g，僵蚕 12g，夏枯草 30g，龙骨 30g，牡蛎 30g，大枣 18g，甘草 6g。7 剂，水煎服。

逍遥散牵线下的师徒传承

2018 年 4 月 10 日三诊：偶有咳嗽，痰少色白，咽部仍有异物感，纳食欠佳，舌淡红，苔薄白，脉弦细。

辨证：脾胃虚弱，运化无力。治法：健脾益气，燥湿化痰；主方：六君子汤合半夏厚朴汤。

太子参 30g，白术 18g，茯苓 18g，陈皮 12g，法半夏 9g，厚朴 12g，苏梗 15g，甘草 6g。5 剂而愈。

临证思路与心悟：此时调方，乃因证候发生改变之故。思索脾胃为生痰之源，健脾为杜绝痰源之本，现咳减但痰白，咽有异物感，故选用六君子汤健脾燥湿，半夏厚朴汤行气散结。

案 2：张某，女，59 岁，清洁工，重庆市垫江县人。2020 年 3 月 15 日首诊。

主诉：间断咳嗽、咳痰 3 年。3 年前，患者因受凉后出现咳嗽、咳痰，反复不愈，延续至今，非常苦恼，故而求诊。刻诊：稍微不注意则出现咳嗽，咽痒，痰阻，但是少痰，偶尔咳出少许白色黏痰，容易汗出，不耐寒热，口干，饮水稍缓解。纳食可，寐可，大便偏干，小便正常。舌质淡，苔薄白，脉弦细。

西医诊断：慢性支气管炎。中医诊断：虚体感冒。辨证：枢机不利，风邪留恋咽喉。治法：调和枢机，祛风利咽。主方：荆防柴朴汤。

荆芥 15g，防风 15g，柴胡 18g，黄芩 15g，党参 30g，法半夏 9g，生姜 10g，炙甘草 6g，大枣 18g，厚朴 10g，茯苓 18g，苏梗

15g，天花粉 18g。3 剂，水煎服。嘱如缓解，可连续取药 14 剂以巩固。

临证思路与心悟：荆防柴朴汤为门诊治疗感冒后咳嗽的常用方剂，用于此案，有以下几个原因。一是患者咳嗽、咳痰，且反复不愈，伴容易汗出，提示屏障功能障碍，枢机不利，故选用小柴胡汤调和枢机；二是痒则有风，患者咽痒，故选用荆芥、防风祛风；三是痰阻，表现为少痰，偶尔咳出少许白色黏痰，提示痰气交阻咽喉，选用半夏厚朴汤消痰理气。另加天花粉，意在生津止咳。

2020 年 4 月 18 日二诊：间断服药数剂，诸症改善。告知患者本方具有调和枢机、扶正祛邪之效，又开原方 5 剂以资巩固。

芍甘五藤五物汤，经络诸痛用后消

临证中，我们常常遇到各种经络痛症，有的患者经针灸等治疗很快缓解，有的患者则迁延日久，严重者影响生活和工作。西医学常用解热镇痛抗炎药、糖皮质激素等治疗，虽然短期效果明显，但是药效难以持久，且长期使用副作用明显。笔者在继承名医名家经验的同时，积极探索、总结，逐步形成自己的思路，临证常用自己拟定的经验方——芍甘五藤五物汤，疗效显著。

组成：白芍30g，赤芍15g，鸡血藤30g，海风藤30g，络石藤30g，钩藤30g，夜交藤30～60g，威灵仙15g，当归15g，黄芪30g，桂枝6g，延胡索15g，甘草10g。

功用：益气养血，通络止痛。

主治：辨证为气血不足、脉络凝滞，不通则痛的多种经络痛症，如坐骨神经痛、急慢性肩周炎等。

方义：经络痛症临床常见，其起病突然，疼痛剧烈，往往伴有活动受限，根据其临床表现，大抵属中医学"痹证"范畴。《素问·痹论》曰："风寒湿三气杂至，合而为痹也。"笔者通过临床实践认为，本病多为素体血虚气弱，复感风寒湿邪气，流注经络关节，凝滞气血，经脉不通而发病，总结出本病的基本病机为气血不足，脉络凝滞，不通则痛，治法益气养血、通络止痛，主方用芍甘五藤五物汤。

本方实际上是由芍药甘草汤、五藤汤、黄芪桂枝五物汤加味而成。芍药甘草汤源于《伤寒论》，方中白芍性微寒、味酸苦，有养血柔肝止痛之功，甘草性平、味甘，有补脾益气、缓急止痛之功；五藤汤由鸡血藤、海风藤、络石藤、钩藤、夜交藤组成，有祛风湿、舒筋活络的作用；黄芪桂枝五物汤原为治疗"血痹"而设，在此借其通阳助卫、和血行痹之功。在上述三方基础上，又加赤芍、当归以增强养血活血之效，威灵仙性温，善祛风湿、通经络，延胡索善行气活血止痛。诸药合用，共达益气养血、通络止痛之功。

加减：①伴有肌肉紧束感者，加葛根 30～60g；②瘀而化热者，加忍冬藤 30g；③肾不足者，加狗脊 15g，杜仲 15g，续断 15g，桑寄生 18g。

典型案例：
于某，男，46 岁，公务员。2018 年 9 月 26 日首诊。
主诉：腰部胀痛，伴左下肢后侧放射样疼痛半年。
患者因工作长期伏案，半年前因赶文稿，劳累后出现腰部胀痛，伴左下肢后侧放射样疼痛，自行口服止痛药物，症状改善，但是一般3～5天则症状复发。后曾前往某院做完善腰椎MRI，示"L4～L5椎间盘突出"，予以针灸治疗，疗效仍不佳。刻诊：腰部胀痛，伴左下肢后侧放射样疼痛，体位改变及行走时疼痛加重，伴颈部发紧，时头昏，易汗出，纳食不香，夜间休息差，大小便正常。舌质淡，两侧可见瘀痕，苔薄白根腻，脉弦细。

西医诊断：L4～L5椎间盘突出，根性坐骨神经痛。

中医诊断：痹证。辨证：气血不足，脉络凝重，不通则痛。治法：益气养血，通络止痛。主方：芍甘五藤五物汤。

处方：白芍30g，赤芍15g，鸡血藤30g，海风藤30g，络石藤30g，钩藤30g，夜交藤30g，威灵仙15g，秦艽15g，当归15g，黄芪30g，桂枝6g，葛根30g，延胡索15g，甘草10g。7剂，水煎服。

2018年10月8日二诊：能适当活动，未见腰部胀痛加重，左下肢放射样疼痛减轻，颈部发紧消失，仍易汗出，纳食不香，夜间休息尚佳，大小便正常。舌质淡，两侧可见瘀痕，苔薄白，脉弦细。前方奏效，继用调治。

处方：黄芪30g，当归15g，桂枝6g，白芍30g，赤芍15g，鸡血藤30g，海风藤30g，络石藤30g，钩藤30g，夜交藤30g，威灵仙15g，秦艽15g，杜仲15g，续断15g，桑寄生18g，延胡索15g，甘草10g。7剂，水煎服。

2018年10月16日三诊：左下肢放射样疼痛消失，现仍腰部胀痛，纳食可，夜间休息一般，大小便正常。舌质淡，苔薄白，脉弦细。

辨证：肾虚血瘀，脉络阻滞。治法：补肾活血止痛，柔筋强筋健骨。主方：益腰汤。

处方：熟地黄 18g，山茱萸 15g，山药 18g，茯苓 18g，泽泻 10g，牡丹皮 10g，土鳖虫 12g，丹参 18g，当归 15g，三七 10g，杜仲 15g，续断 15g，桑寄生 18g，淫羊藿 18g，怀牛膝 15g，威灵仙 15g，秦艽 15g，白芍 30g，甘草 10g。7 剂，水煎服。

2018 年 10 月 24 日四诊：腰部胀痛明显缓解，已经不影响休息、工作，纳食及夜间休息可，大小便正常。舌质淡，苔薄白，脉弦细。病去七八，继续上方治疗。

处方：熟地黄 18g，山茱萸 15g，山药 18g，茯苓 18g，泽泻 10g，牡丹皮 10g，土鳖虫 12g，丹参 18g，当归 15g，三七 10g，杜仲 15g，续断 15g，桑寄生 18g，淫羊藿 30g，怀牛膝 15g，威灵仙 15g，秦艽 15g，白芍 30g，甘草 10g。7 剂，水煎服。

2018 年 12 月 20 日、2019 年 3 月 16 日两次随访，症状未见反复。

临证思路与心悟：本例患者，西医学诊断明确，但是治疗效果欠佳。中医有"久病多虚""久病多瘀"理论，结合辨证，以芍甘五藤五物汤益气养血、通络止痛，加葛根解肌生津，7 剂见效，再予 7 剂下肢放射样疼痛消失。此时患者虚象逐渐显露，故调整为笔者经验方益腰汤治疗。益腰汤由六味地黄汤合芍药甘草汤加味而成。六味地黄汤是平补肾阴的经典方，芍药甘草汤调和肝脾、缓急止痛，加入淫羊藿温肾壮阳、强壮筋骨，杜仲、续断、桑寄生、威灵仙、秦艽补肝肾、强筋骨，丹参、三七、土鳖虫活血化瘀、通络定痛，当归活血行血，牛膝活血通经、补益肝肾、利尿通淋。

睿智岐黄喘咳灵，虚损肺病本方行

慢性阻塞性肺疾病（简称慢阻肺）是一种常见的、可以预防和治疗的疾病，以持续性呼吸道症状和气流受限为特征，老年人为慢阻肺的高发人群。慢阻肺患者大多数时间处于稳定期，现代研究表明，在长效 β_2 受体激动剂加吸入糖皮质激素的基础上，联合噻托溴铵，可降低慢阻肺发生肺炎的风险，改善患者肺功能和生活状态。但是，由于患者多为老年人，自身免疫力不佳，多有呼吸道感染及长期使用糖皮质激素史，易使患者处于高风险，导致症状反复，病情加重。近年来，笔者运用经验方睿岐喘咳灵治疗慢阻肺等多种虚损性肺系疾病，效果良好。

1. 睿岐喘咳灵简析

高风险慢阻肺患者常因天气突变、受凉或感染后诱发急性加重，此时病位主要在肺，如未及时纠正，肺的宣发肃降、主行水及朝百脉、主治节等功能失常，则影响脾、肾，导致津液失其常而表现为咳喘、纳差、水肿等；日久不愈，或者失于调理，则影响血脉的正常功能，而累及于心（脑），出现口唇紫绀、胸闷，甚至昏迷等。针对上述诸多证候，邓铁涛教授曾强调治疗要"以脾胃为中心，从肺论治，五脏相关"。

笔者基于对稳定期慢阻肺及五脏理论的认识，拟定睿岐喘咳灵一方以求丸剂缓图，并成功申报科研课题。本方方名中的睿岐是指"睿智岐黄"！

组成：太子参150g，蛤蚧100g，白术90g，茯苓90g，陈皮60g，法半夏45g，黄芪150g，熟地黄75g，五味子45g，紫菀90g，桑白皮90g，紫苏子150g，杏仁75g，厚朴60g，补骨脂90g，紫河车50g，紫石英150g，桔梗75g，枳壳60g，全瓜蒌150g，山楂90g，水蛭30g，甘草30g。

用法：制成水丸，每次9g，每日3次口服。

功效：补肺健脾，纳气平喘，活血化瘀通脉。

主治：辨证为肺脾两虚，肾气不足，兼夹血瘀证（心、肝）的稳定期高风险慢阻肺，以及其他慢性虚损性肺病，如慢性支气管炎、哮喘、肺心病等。

方义：本方实为补肺汤、参蛤散、六君子汤合方加味而成。方中蛤蚧补肺益肾，纳气定喘，助阳益精，太子参补肺健脾，两者实为参蛤散之变。太子参、白术、茯苓、陈皮、法半夏、甘草即六君子汤，能健脾益气，燥湿化痰，培土以生金。太子参、黄芪、熟地黄、五味子、紫菀、桑白皮即补肺汤，能补益肺气。研究表明，补肺汤合参蛤散联合伏九贴敷干预稳定期慢阻肺属肺肾气虚证患者，能减轻呼吸困难症状，改善运动耐量和生活质量，提高肺功能，减少急性加重次数等。基于肺气壅滞则易气逆于上，且肺与大肠相表里，故选用紫苏子降气平喘，杏仁、厚朴下气除满。肾主纳气，故加紫河车以大补元气，且药理研究表明，紫河车具有抗感染、增强机体免疫力等多种作用，紫石英固冲镇逆，补骨脂补肾助阳，三者合用，增强温肾纳气之力。"百病生于气也"，气机不调则百病丛生，故加枳壳、桔梗宣降肺气，恢复肺之功能，加全瓜蒌宽胸理气、润肠通便。久病多瘀，故加山楂、水蛭活血化瘀。诸药合用，功达健脾益肺、补肾活血、止咳平喘，用之临床，疗效良好。

临证证实，睿岐喘咳灵具有调和五脏之效，对慢性虚损性肺病（如慢性支气管炎、慢阻肺、哮喘、肺心病等）均具有良好的疗效。

2. 验案举隅

纪某，男，68岁，退休，重庆市垫江县人。2019年6月25日首诊。

主诉：间断咳嗽咳痰气促10年，加重3年。10年前，患者无诱因出现咳嗽、咳痰、气促，开始未引起重视，后症状逐日加重，3年来，患者喘促日益加重，影响生活质量，故而住院治疗，经检查诊断为"慢性阻塞性肺疾病（极重度）""慢性肺源性心脏病（重度肺动脉高压）"，因动则气促，肺功能提示极重度阻塞性肺通气功能障碍，经住院治疗症状缓解，并长期家庭氧疗（家用呼吸机）及规范用药，症状改善，但是始终咳喘，稍微受风受凉则加重，必须住院方可缓解，颇为苦恼，经亲戚介绍前来就诊。

刻诊：咳嗽，呈痉挛性，咳痰色白，晨起明显，咳嗽剧烈及活动则气促，夜间不能平卧，间断双下肢水肿，不经意就感冒，纳差，寐差，怕冷，大便偏干，小便频，口唇紫绀。舌质淡黯，舌苔薄白，脉沉细。

中医诊断：肺胀。辨证：肺脾两虚，肾气不足。治法：健脾益肺，补益肾气。主方：因患者拒绝服用汤剂，故选用睿岐喘咳灵为主治疗。

处方：太子参90g，蛤蚧6对，白术54g，茯苓54g，陈皮36g，法半夏27g，黄芪90g，生地黄54g，五味子27g，紫菀54g，百部54g，桑白皮54g，紫苏子90g，补骨脂54g，厚朴36g，苦杏仁45g，蝉蜕36g，僵蚕30g，地龙30g，水蛭12g，桃仁30g，防风45g。为水丸，每次9g，每日3次。

2019年7月27日二诊：口服丸剂后自觉与同时期比较，抵抗力较前增强，其间感冒1次，自行痊愈，面转红润，纳食改善，寐转佳，口唇暗红，舌质淡黯、中部腻，脉弦细弱。自行来院要求中药巩固，因基本病机无明显变化，继续以睿岐喘咳灵为主治疗。

处方：太子参90g，蛤蚧6对，白术54g，茯苓54g，陈皮36g，法半夏27g，补骨脂54g，黄芪90g，生地黄54g，五味子18g，紫菀54g，桑白皮54g，百部54g，苦杏仁45g，厚朴36g，蝉蜕36g，僵蚕36g，地龙36g，水蛭12g，山楂54g，防风45g，冬瓜子90g，薏苡仁90g，桔梗45g，枳壳36g，甘草9g。为水丸，每次9g，每日3次。

2020年9月23日三诊：自诉曾在2019年10月按照上方取药1次，服用1月余，后未再服。服药后病情同往年比较明显改善，至今为止，只住院1次，现气喘，活动后明显，无明显咳嗽，纳食欠佳，寐可，不易感冒，口干，口唇紫绀。舌质淡黯，舌苔白腻，脉弦。要求继续中药丸剂巩固，以求安全过冬。遵前法继续以睿岐喘咳灵为主治疗。

处方：党参90g，蛤蚧36g，白术54g，茯苓54g，陈皮36g，法半夏45g，浙贝母54g，黄芪90g，熟地黄45g，砂仁18g，五味子18g，紫菀54g，百部54g，补骨脂54g，杏仁45g，厚朴36g，紫石英90g，紫苏子90g，红景天54g，丹参54g，水蛭18g，沉香18g，鱼腥草90g。为水丸，每次9g，每日3次。

临证思路与心悟：本例患者虽为知识分子，但是对自身身体异样未引起足够重视，咳喘加重3年，未及时医治，迁延日久，导致肺、脾、肾三脏均出现虚损之象。即使在就诊之际，也对中医半信半疑，在家属再三劝说下，才同意服丸药。一诊时，患者咳喘，受风则加重，且纳食差，考虑肺、脾、肾三脏均有不足，基于"脾胃为后天之本，气血生化之源"的认识，考虑以脾肾虚损为本，肺气虚为标，且结合口唇紫绀、舌质淡黯，考虑日久成瘀，故选用睿岐喘咳灵以补肺健脾，纳气平喘，活血化瘀通脉；因咳嗽呈痉挛性，故加上蝉蜕、僵蚕、地龙、防风以祛风解痉止咳。二诊时患者虽只用药1个月，但已经感受到中药带来的变化，主动要求中药巩固，结合舌苔中部腻，考虑存在湿困中焦，遵效不更方原则，在睿岐喘咳灵基础上增加冬瓜子、薏苡仁，以化湿醒脾。三诊时，已经是1年以后，患者病情稳定，未出现加重之象，考虑病虽有转机，但是基础病机未变，故在上方基础上，加红景天、丹参活血化瘀，沉香纳气平喘，鱼腥草清热化痰，以巩固疗效，避免加重。

深悟姚派承师训，续桑逍遥疗痛经

痛经是指女性正值经期或经行前后，出现的周期性小腹疼痛，或痛引腰骶，甚则剧痛昏厥，亦称"经行腹痛"。本病呈周期性疼痛，很多年轻及育龄期女性因此而困扰，且影响日常生活质量。笔者在继承姚氏妇科"以阴阳气血为整体，以气化原理为辨证线索，治疗妇科诸疾，首重肝脾冲任"及"以血为本，以气为动"等学术思想基础上，从肝脾冲任论治痛经，并以续桑逍遥散为基础治疗本病，收效颇佳。

1. 病因病机

痛经的病位在子宫、冲任，以"不通则痛"及"不荣则痛"为主要病机，即实者由气滞血瘀、寒凝血瘀、湿热瘀阻等导致子宫的气血运行不畅而出现"不通则痛"，虚者由气血虚弱、肾气亏虚、心脾两虚等导致子宫失于濡养而出现"不荣则痛"。

笔者通过大量临证，观察到痛经的发生多由情志不舒、起居不慎或六淫所伤等引起，病因颇多，往往虚实夹杂，其病机"不通则痛""不荣则痛"也难以截然区分，故而总结出治疗宜执简御繁，从肝脾冲任入手。济白师傅指出，姚氏妇科流派治疗月经病，在病因病机方面与其他流派认识有所不同，主要在于其独重肝脾冲任。

2. 治法方药

姚氏妇科心法的核心在于重肝脾冲任，重中焦气化，所谓血生于中，统于脾，藏于肝，注之冲宫，任阴为养，然血不独行，必因气而动，气血之所以有运动升降之能，乃源肝有疏泄条达之功，脾有温煦散精之力，冲有渗灌之能，而任具当养之权，此四者，气血调和之要旨也！基于对肝脾冲任生理、病理的认识和临证实践，笔者选择从肝脾冲任论治痛经，并借鉴姚老提出的"女子多郁火"的观点，拟制经验方续桑逍遥散治疗，收效满意。

续桑逍遥散由醋柴胡18g，炒白术18g，炒白芍18g，茯苓18g，酒当归15g，续断15g，桑寄生18g，炙甘草3g组成。方中醋柴胡疏肝解郁，调经止痛，升发郁火；炒白术、茯苓、甘草益气健脾，助土培本；炒芍药、酒当归养血活血，补血以滋木；续断、桑寄生补肝肾，助冲任，且两药均走下焦，调补冲任治疗下焦妇科疾病；如存在肝郁之象，借鉴姚氏医派经验，再加入木蝴蝶，取其疏肝和胃之功；炙甘草调和诸药。诸药合用，疏肝健脾，调摄冲任，使肝疏泄有常，脾胃运化有序，冲任得以滋养，肝脾冲任调和，气血畅利，痛经可愈。

此外，诊治痛经需要注意服药时间，一般在月经来潮前5～7天开始服药，至月经来潮2～3天停服，意在经前因势利导，调理气血治其本。同时，还应重视心理疏导，嘱患者保持情绪舒畅，以利气机畅达，经行通畅。

3. 典型案例

刘某，女，30岁，公务员。2019年7月20日初诊。

主诉：间断痛经6年。患者13岁月经来潮，月经周期为28天，经期4～6天，经量适中，色红，无血块，无痛经等不适。末次月经2019年7月9日。6年前，患者因考试前月经来潮，出现痛经，经前腰酸、小腹胀痛明显，经后缓解，间断反复6年，其间热敷小腹可缓解，但是未能根除。刻诊：除上述症状外，时有头胀，睡眠不佳，多梦，余无不适。舌质淡，苔薄黄，脉弦。

中医诊断：痛经。辨证：肝郁化火兼脾虚证。治法：疏肝清热，养血健脾。主方：续桑丹栀逍遥散。

处方：牡丹皮10g，炒栀子10g，醋柴胡18g，炒白术18g，炒白芍18g，茯苓18g，当归15g，续断15g，桑寄生18g，蔓荆子18g，川芎10g，炒酸枣仁18g，甘草6g。3剂，水煎服。

2019年7月26日二诊：诉服药后头胀缓解，睡眠转佳。要求继续开中药调理痛经。继续予以原治法，以续桑丹栀逍遥散为主方治疗。

处方：牡丹皮 10g，炒栀子 10g，醋柴胡 18g，炒白术 18g，炒白芍 18g，茯苓 18g，当归 15g，续断 15g，桑寄生 18g，蔓荆子 18g，川芎 10g，炒酸枣仁 18g，炒艾叶 10g，醋香附 10g，甘草 6g。3 剂，水煎服。嘱患者于经前 5 天开始服用。

2019 年 11 月 10 日三诊：患者诉服上方 3 个月经周期，痛经基本消失，现面部、背部散在粉刺，经前乳房存在胀痛，1 周左右缓解。继续以丹栀逍遥散为主方调治。

处方：牡丹皮 10g，炒栀子 10g，醋柴胡 18g，炒白术 18g，炒白芍 18g，茯苓 18g，当归 15g，续断 15g，桑寄生 18g，川芎 10g，荔枝核 18g，路路通 15g，枇杷叶 18g，炒艾叶 10g，醋香附 10g，甘草 6g。3 剂，水煎服。嘱患者经前服用，同时保持情绪舒畅。

临证思路与心悟：患者因考试前月经来潮而出现痛经，考虑情志内伤为主要病因。患者忧郁太过，肝失条达，冲任气血郁滞，经血不利，故经前或经期小腹胀痛；待经血排出，郁滞减轻，气血暂通，故而经后疼痛缓解。肝气犯脾或思虑劳心致脾虚，脾虚则运化水谷不利，气血生化乏源，血虚不荣，致经期小腹疼痛而喜按揉，伴失眠、多梦。患者长期反复痛经又可致心情抑郁不舒，进而加重肝气郁结，气郁日久易化火、化热，故辨证为肝郁化火兼脾虚证，选用续桑丹栀逍遥散为主方进行调整治疗，收效颇佳。月经期间，阴血偏虚，肝气易于偏旺，嘱患者保持心情舒畅，消除忧郁、紧张、烦闷等情绪。

发热有时须细究，柴胡诸剂恰用良

发热作为一个症状，可见于多种病证中，临证时遇到定时或者定区间发热者，需考虑柴胡剂。因为柴胡诸剂（如小柴胡汤、大柴胡汤、柴胡桂枝汤、柴胡加龙骨牡蛎汤、柴胡桂枝干姜汤等）均包含调和枢机、和解退热的功效，即把不和的状态调整到和合的状态！

石某，男，75岁，农民，重庆市垫江县人。2020年2月1日首诊。

主诉：间断发热5天。1周前，患者因不欲进食，胃脘部饱胀前往我院脾胃科门诊就诊，胃镜检查提示胃多发溃疡，隐血试验阳性，遂收住入院，予以抑酸护胃治疗。入院第3天开始下午及夜间发热，体温在 38.5～39.6℃ 波动，清晨可自行消退，因反复查找发热原因无果而转入呼吸科，继续查找发热原因，仍然无阳性结果。由于患者下午及夜间发热，不排除结核，故予以隔离治疗，连续治疗5天发热依旧，遂请笔者用中药调治。

询问患者最难受的地方，患者回答：腰痛！问具体怎么个痛法，回答躺着不痛，起来则痛，如果大便通畅则腰痛也能减轻！再问患者腹部情况，回答：胃脘部痞满不舒服，不想吃东西。发热情况，最高体温39.6℃，下午开始发热，不处理要到后半夜才慢慢消退。舌质淡，舌苔黄腻，脉弦数。

中医诊断：发热。辨证：少阳阳明病。治法：和解少阳，通下阳明，清泄肺热。主方：大柴胡汤合四君子汤合泻白散。

处方：柴胡24g，黄芩15g，党参30g，法半夏9g，白术30g，茯苓18g，酒大黄6g，枳实12g，白芍18g，杜仲15g，续断15g，桑寄生18g，骨碎补30g，桑白皮18g，地骨皮18g，青蒿30g，连翘18g，仙鹤草30g。3剂，水煎服。

临证思路与心悟：《伤寒论》第165条"伤寒发热，汗出不解，心中痞硬，呕吐而下利者，大柴胡汤主之"。本条所述大柴胡汤证主要的症状有三个：第一个是发热，且汗出不解；第二个症状是心下痞硬；第三个是呕吐而下利。本例患者存在发热、心下痞硬、大便难，根据方证相应的原则，故选用大柴胡汤为主方。患者毕竟是胃溃疡，虽然无明显泛酸打嗝，但脾虚肯定存在，故合四君子汤健脾益气。因考虑到大柴胡汤清热有所不及，故增泻白散清肺热，加青蒿、连翘清透虚热，仙鹤草益气扶正；针对腰痛，予以"四合药"即杜仲、续断、桑寄生、骨碎补，以补肝肾、强腰膝。

2020年2月4日随访：向主管医生询问病情，得知服药后大便通畅，腰痛减轻，最重要的是第 1 天体温就有所下降，第 2 天没有再发热。后以香砂六君子汤加仙鹤草等调理。

　　临证思路与心悟：本案体悟有二。其一，该案在接诊过程中，患者滔滔不绝，说了一堆症状，可就没有提到主症发热，临证中常常会遇到这样的情况，此时就要注意抓住主症，不能被诸多次要症状所迷惑，这样才能保证疗效；其二，学习经典必不可少，重要条文最好烂熟于心，临证时并不是说刻意要用经方或者时方，当积淀到一定程度时，接诊后处方自然会在大脑中浮现。

莫名发热无不适，调和枢机是关键

所谓莫名发热，就是发热而未被察觉，也无任何不适，往往通过体温测定才被发现。遇到此类患者，如何辨证治疗呢？笔者常常从调和枢机入手，选用小柴胡汤或柴胡桂枝汤为基础方化裁调治。

严某，女，36岁，公务员，重庆市垫江县人。2020年1月31日首诊。

主诉：多次测体温均提示低热。近期由于预防新型冠状病毒肺炎需要而测体温，患者发现体温均在37.4～37.7℃波动，在发热门诊排查均无异常，予以对症处理也无缓解，故寻求中医治疗。询问患者无其他不适，查舌质淡红，舌苔薄白，脉弦细。

中医诊断：低热。辨证：少阳不和，枢机不利。治法：和解少阳，清透虚热。主方：小柴胡汤。

处方：柴胡18g，黄芩15g，党参30g，仙鹤草30g，法半夏9g，青蒿18g，大枣18g，炙甘草6g。2剂，水煎服。

临证思路与心悟：该患者虽然发热，但既无表证症状，也无里证表现，此时就应该更换思路，考虑是不是半表半里证？因枢机不利，开关不灵而导致，故而选用小柴胡汤调和枢机，另加仙鹤草益气扶正，青蒿清透虚热。

2020年2月2日二诊：服药后第1天即不发热，体温37.0℃，第2天则为36.5℃，恢复正常。

后随访数次，一切安好，多次测体温，均在正常范围。患者被中医药的确切疗效所折服，又介绍几名类似患者前来诊治，经用上方调治体温也都恢复到正常范围。

受凉咳嗽套路多，标本呼应很重要

咳嗽在外感、内伤中均常见，总的病机为肺失宣降，但是如果不详加辨别，则容易陷入窠臼，而获效不佳。笔者临证发现，部分患者虽为外感咳嗽，但内伤却是病本，一味宣肺止咳反而收效不佳，此时应该外感、内伤同治，方可收万全之效！

患者余某，女，37岁，主治中医师，重庆市垫江县人。2020年2月5日首诊。

主诉：间断咳嗽10天。10天前，患者开始出现咳嗽，自觉背受凉则咳嗽加重，夜间咳嗽比白天明显。平素怕冷，每年10月就开始用暖水袋。刚开始症状不重，未重视，后逐渐加重，昨晚咳嗽尤其明显。刻诊：咳嗽，痰少黏稠，不易咳出，怕冷明显，自觉背冷时咳嗽尤其明显，偶有咽痒。舌质淡，舌苔水滑，脉细弱。

中医诊断：咳嗽。辨证：体虚气弱，内有痰湿。治法：益气扶正，理气化痰。

处方：

①参苏饮：党参30g，苏叶12g，陈皮12g，法半夏9g，茯苓18g，甘草6g，桔梗15g，前胡15g，枳壳12g，木香6g，葛根18g，荆芥15g，防风15g，蝉蜕12g。2剂，水煎服。

②仙鹿苓桂术甘汤：鹿角霜30g，淫羊藿18g，桂枝10g，白术18g，茯苓18g，炙甘草6g。5剂，水煎服。

嘱方①服用完后，再服用方②。

临证思路与心悟：按此患者咳嗽特点，似乎应该选用苓桂术甘汤，但患者咳嗽痰不多，考虑还是由正气虚所致，故予以参苏饮加荆芥、防风，益气解表，宣肺止咳，祛风散寒。然而这仅是治标，背为督阳，背冷则咳嗽明显，考虑病本乃督阳不足，故用苓桂术甘汤温阳化气，加鹿角霜、淫羊藿补充督阳。

2020年2月13日二诊：服药后自觉咳嗽缓解30%，现痰较前容易咳出，仍有阵发性咳嗽，夜间睡下咳嗽明显。舌质淡，苔水滑，中部黄，脉细弱。

辨证：阳气不足，气化无力，痰湿内蕴，风邪克肺。治法：燥湿化痰，祛风宣肺止咳。主方：宣肺宁嗽汤合二陈汤。

处方：桑叶18g，菊花18g，杏仁15g，紫菀18g，百部18g，生甘草6g，厚朴10g，陈皮12g，法半夏9g，茯苓18g，钩藤30g，薄荷10g，前胡15g，白前15g，桔梗15g。2剂，煎服。

临证思路与心悟：患者服药后症状缓解，但仍有阵发性咳嗽，且舌质淡，苔水滑，考虑痰湿蕴肺，而风邪未罢，故与宣肺宁嗽汤宣肺止咳，二陈汤理气健脾、燥湿化痰。由于咳嗽痰少，为避免耗气，故加紫菀、百部一组对药润肺止咳；咳嗽为肺气上逆，故予以厚朴下气而止咳。

2020 年 2 月 15 日三诊：咳嗽基本消失，但是背部怕冷，夜间背部发凉则咳嗽数声，舌脉如前。改用仙鹿苓桂术甘汤以补充督脉阳气。

处方：鹿角霜 30g，淫羊藿 18g，桂枝 10g，白术 18g，茯苓 18g，炙甘草 6g。5 剂，水煎服。

临证思路与心悟：咳嗽基本痊愈，其所留咳嗽为阳气不足，气化无力所致，故予以苓桂术甘汤益气温阳，化气行水；因肾含元阳，故考虑从温肾阳入手，选用鹿角霜、淫羊藿二药温肾养阳。外感咳嗽向愈之际，应及时治本以巩固，避免反复。

乳汁不畅或乳少，下乳涌泉疗效好

乳汁乃血所化，乳头属肝，乳房属胃，肝主疏泄，故笔者在临证诊治产妇乳少或者乳汁不通时，抓住血、肝、胃三点，常以下乳涌泉散为主方治疗，效果明显，一般患者在服药3～5剂后主诉均能改善。

患者陈某，女，36岁，职员，重庆市垫江县人。2020年2月5日首诊。

主诉：产后3天，乳汁排泄不畅。3天前，患者在中医院顺产一男婴，产后乳汁排泄不畅，开始需人工挤奶可出乳汁，后此办法也不行，且出现乳房包块，胀满疼痛，但是皮温不高。刻诊：面色少华，舌质淡，脉细弱。

中医诊断：乳络不通。辨证：气血不足，肝络郁滞，乳络不通。治法：益气养血，理气通络。主方：下乳涌泉散。

处方：当归15g，生地黄10g，川芎12g，白芍18g，穿山甲6g，

288

王不留行 15g，白芷 12g，通草 12g，木通 10g，天花粉 18g，漏芦 12g，桔梗 10g，柴胡 18g，青皮 10g，丝瓜络 12g，路路通 12g，香附 12g。2 剂，水煎服。

临证思路与心悟：产后缺乳或者乳汁排泄不畅，其基础在于气血不足，常因产妇情志不畅诱发或者加重。肝体阴而用阳，妇女以血为本，气血皆虚，导致肝经疏泄功能失常。治应补气养血，疏肝通络。下乳涌泉散出自《清太医院配方》。方中当归、川芎、白芍养血补血，生地黄、天花粉滋阴补血，通草、桔梗理气通络，白芷散风通窍消肿止痛，柴胡、青皮、香附疏肝解郁理气通络，穿山甲、漏芦、王不留行、皂角刺、丝瓜络、路路通活血通络下乳。如皮温升高，可加蒲公英清热解毒散结。

笔者体会，穿山甲一味药不可少。《医学衷中参西录》载："穿山甲气腥而窜，其气窜之性，无微不至，故能宣通脏腑，贯彻经络，透达关窍，凡血凝血聚为病皆能开之。"但因本品日渐稀少，且穿山甲已被列为国家一级保护动物，故笔者常常通过加大皂角刺、路路通、王不留行等药的剂量，来达到治疗效果。

2020 年 2 月 10 日二诊：服药后自觉乳汁增多，排出通畅，乳房结块消退，嘱可暂停服用，保持情绪舒畅，如再次出现乳汁排出不畅且阻塞时，可原方索药。

临证思路与心悟：妇科类疾病，吾尤其重视情志调整，能事半功倍，姚氏医学流派所总结的情志疗法即此也。

慢性咳嗽重脾肺，健脾祛风愈顽疾

慢性咳嗽临证治疗颇费时费力，有的效果还不佳。笔者临证体悟，如果能把握慢性咳嗽的病理关键，抓住脾肺，有时还重视调肝，应用健脾宣肺、祛风止咳诸法，多能迅速起效，并最终愈疾。

患者吕某，女，62岁，农民，重庆市南岸区人。2020年2月5日首诊。

主诉：间断咳嗽3个月。3个月前，患者因探亲劳累出现感冒咳嗽，当时症状不重，未予重视，后咳嗽频繁，咳痰色白、量增多，咽痒则咳痰明显，予以羌活胜湿丸口服，自觉症状稍缓解。舌边红，中白腻，脉弦。既往有"慢性胃炎"病史。

中医诊断：咳嗽。辨证：脾虚生痰，肺失宣降。治法：健脾燥湿，宣肺止咳，兼清痰热。主方：宁肺止咳汤。

处方：陈皮12g，法半夏9g，茯苓18g，生甘草6g，苏子18g，苏叶10g，莱菔子12g，白芥子10g，杏仁15g，紫菀18g，厚朴

10g，白前15g，桔梗15g，胆南星6g，地龙12g。5剂，水煎服。

临证思路与心悟：临床上，因感冒导致咳嗽迁延不愈的案例非常多，此时，由于人体体质差异及药物干预，临床表现可能多种多样，因而需要因人制宜，辨证论治。本例患者，感冒后咳嗽痰多，考虑为肺失宣降所致。此外，脾为生痰之源，脾胃虚弱，痰从中生，故而脾虚也必然存在，痰湿日久，必定蕴肺，故此也需考虑。故治疗时，抓住脾肺，并重视祛风药物的运用，选用以成肇仁老中医的经验方宁肺止咳汤为主治疗。方中二陈汤合紫菀、白前健脾燥湿，化痰止咳；三子养亲汤化痰消食，理气宽胸，又降气通腑；苏叶辛温，外散表邪，杏仁质降，理气止咳；厚朴降肺胃之气，宽胸利膈行腑，合杏仁乃仲景治咳喘常用对药，合苏叶、半夏、茯苓又取半夏厚朴汤理气开郁化痰之意；桔梗配杏仁，一升一降，理气宽胸，宣降肺气；因考虑到痰湿日久容易化热，故加地龙、胆南星一组对药，此为甘肃于己百老中医经验，能祛痰解痉止咳。全方共奏健脾燥湿、宣肺止咳，兼清痰热之功。

2020年2月12日二诊：服药后自觉症状缓解大半，现鼻子怕风吹，咽痒则咳嗽，且夜间咳嗽明显，但是痰已很少。舌质淡，舌苔薄白，脉弦细。

辨证：脾虚日久，肺气虚弱。治法：健脾益肺，祛风止咳。主方：玉屏风散合二陈汤合喉科六味汤。

处方：黄芪30g，炒白术18g，防风15g，陈皮12g，法半夏9g，茯苓18g，生甘草6g，荆芥10g，桔梗15g，薄荷10g，僵蚕12g，地龙 12g，杏仁 15g，紫菀 18g，百合 18g，白前 15g，前胡 15g。5剂，水煎服。

临证思路与心悟： 患者服药后症状改善，目前鼻子怕风，考虑卫气不固。依笔者经验，此时常用处方本有两个选择，一是桂枝汤，一是玉屏风散，考虑桂枝汤是通过调和营卫而达到固护卫气的目的，玉屏风散是通过益气固表祛风达到护卫的目的，本例患者并无营卫失调的相应表现，故玉屏风散更为合适。继用二陈汤理气健脾、燥湿化痰。咽痒则咳嗽，且夜间明显，考虑合并喉源性咳嗽的可能，故选用喉科六味汤祛风止咳，并加地龙增强祛风解痉之力，加杏仁宣肺止咳。由于咳嗽时间较长，肺气阴均有损伤，故选紫菀、百部润肺止咳；前胡、白前宣降肺气止咳，为治标之药对。

眩晕病因多又杂，柴陈泽泻试探佳

眩晕一病，原因颇多，治疗不当，或者循规蹈矩，往往疗效不佳，笔者临证曾借鉴四川名医江尔逊经验，收效显著。后体悟到：如果患者眩晕无法找到确切原因，则根据中医辨证论治来选方用药，多可收效。

患者陈某，女，56 岁，农民，重庆市石柱土家族自治县人。2020 年 3 月 7 日首诊。

主诉：感冒未愈，突发眩晕 3 天。患者 2019 年 12 月因受凉感冒，出现咳嗽咳痰，鼻塞流涕，因未重视迁延成肺炎，先后在某中医院及某西医院住院治疗，症状缓解出院，但是自觉感冒症状始终存在，具体表现为轻微咳嗽，阵发寒热，口苦。3 天前，患者出现眩晕，头重，伴恶心呕吐感，呈瞬间性，发生频繁，无视物旋转，无痰多等不适，睡眠差而多梦，纳食不佳。因病困扰，患者表现出现焦虑不安、抑郁状态，其女为我院主治医师，故来我院脑病科治疗，治疗3天没有什么效果，故请笔者会诊。查舌质淡，苔薄白腻，脉弦细。

中医诊断：眩晕。辨证：少阳不和，痰浊上犯。治法：和解少阳枢机，燥湿化痰止眩。主方：小柴胡汤合二陈汤合泽泻汤。

处方：柴胡18g，黄芩15g，党参30g，姜半夏12g，炙甘草6g，大枣18g，陈皮12g，茯苓18g，泽泻30g，白术30g，天麻18g，钩藤30g，菊花18g，合欢皮30g，酸枣仁30g，夏枯草30g。3剂，水煎服。

临证思路与心悟：患者因外感未愈而发病，存在轻微咳嗽、阵发寒热及口苦、眩晕，与小柴胡汤证的"口苦、咽干、目眩"类似，故而选用小柴胡汤和解少阳枢机，协调整体阴阳；眩晕毕竟是清阳被蒙蔽，而痰浊则是常见诱因，且患者之前有外感病史，故选用二陈汤燥湿化痰；舌质淡、苔薄白腻为内有水饮，导致清阳不升，浊阴不降，故选用泽泻汤利水消饮、健脾利水，同时加天麻、钩藤、菊花祛风止眩，清利头目；久病多郁，郁则扰及心神，故选用合欢皮、酸枣仁养肝血、安心神，夏枯草、姜半夏一阴一阳，潜阳入阴而安眠，这两组药对临床也常用于不寐的治疗。

2020年3月11日二诊：服药后症状缓解但未消除，伴乏力。舌脉同前。

主方：前方加仙鹤草30g。3剂，水煎服。

临证思路与心悟：药中病机，诸症改善，但病难速愈，加仙鹤草一味，既能扶正，又避免眩晕反复以致前功尽弃。

2020 年 3 月 14 日三诊：情绪大好，已无眩晕、头重，无恶心呕吐感，纳可，眠佳，唯双下肢自觉无力，动则易汗出。舌质淡，苔薄白，脉弦细。

主方：小柴胡汤合二陈汤、泽泻汤、生脉散。

处方：柴胡 18g，黄芩 15g，党参 30g，姜半夏 12g，生姜 10g，炙甘草 6g，大枣 18g，陈皮 12g，茯苓 18g，泽泻 20g，白术 18g，天麻 18g，钩藤 30g，菊花 18g，麦冬 18g，五味子 6g，防风 15g，仙鹤草 40g。5 剂，水煎服。

临证思路与心悟：患者症状消失，为避免反复，遵基本病机不变、方不变的原则，继用原方调理巩固。因考虑到患者动则易汗出，故合用生脉散益气敛阴。

后患者症状完全消失，因要返回家乡，担心疾病复发，故而取上方 7 剂带回以求巩固。半年后随访，一切安好。

泄分湿热与寒湿，辨证准确用药精

患者周某，女，17岁，学生，重庆市垫江县人。2020年1月25日首诊。

主诉：进食鱼干后出现泄泻3天。春节临近，患者亲属从外地带回来一袋鱼干，患者一次吃了大半后出现泄泻，呈水样便，势急不可挡，其后两天进食则泄泻。舌质淡，苔薄黄腻，脉细。

中医诊断：泄泻。辨证：脾运不佳，湿热蕴结肠道。治法：健脾清热祛湿。主方：葛根黄芩黄连汤合痛泻要方。

处方：葛根18g，黄芩15g，黄连10g，生甘草6g，炒白术18g，白芍18g，陈皮12g，防风12g，法半夏9g，马齿苋30g。3剂，水煎服。

临证思路与心悟：此类患者，临证较为多见，一次进食大量肉食，脾虚运化不及，蕴结肠道，酿湿生热，故选用葛根黄芩黄连汤燥湿清热，痛泻要方祛风健脾止泻。临床遇到急性泄泻，大多是实证，湿热为患，用葛根黄芩黄连汤合痛泻要方治疗，收效不错。

2020年2月5日二诊：服药后泄泻次数明显减少，但是不欲进食，乏力懒动。舌质淡，苔白腻而厚，脉细。

辨证：脾胃虚弱，运化无力。治法：健脾益气。主方：六君子汤。

处方：党参30g，白术18g，茯苓18g，陈皮12g，姜半夏9g，薏苡仁30g，白扁豆18g，山药18g，炙甘草6g。3剂，水煎服。

临证思路与心悟：药后缓解，但是脾胃未复，运化不及，故而无食欲，选用六君子汤健脾理气，加白扁豆、山药醒脾开胃，加薏苡仁渗湿以祛湿邪。

牙痛虽属口腔疾，胃热肾虚常见悉

案1：廖某，男，62岁，农民，重庆市垫江县人。2020年1月27日首诊。

主诉：左下侧大牙及周围牙龈疼痛半个月。半个月前，患者出现左下侧大牙及周围牙龈疼痛，影响吞咽及休息，曾口服牛黄解毒片及消炎药，效果不明显。舌质红，苔薄黄而腻，脉弦。

辨证：胃火旺盛，上冲牙龈。治法：清胃泻火。主方：清胃散合玉女煎。

处方：当归12g，生地黄18g，升麻15g，黄连10g，牡丹皮10g，夏枯草30g，白芷10g，石膏30g，知母10g，怀牛膝15g，骨碎补20g。3剂，水煎服。

临证思路与心悟：牙痛一病，甚为常见，虽为口腔小疾，却也是"痛起来要命"。其病变多与胃、肾有关，如叶天士所云："齿为肾

（骨）之余，龈为胃之络。"证也有虚有实，其辨证关键，在于肿与不肿，痛而肿者多为实证，不肿则为虚证。实证多为胃火上冲，治以清胃降火，常选用清胃散与玉女煎治疗，有时也合用大黄黄连泻心汤；虚证多见肾虚阳浮，治以滋肾潜阳，选用玉女煎，或吾师王焕生的验方——引火归元汤（生地黄30g，熟地黄30g，肉桂3～6g，附片3～6g，怀牛膝9g）。

本例患者，在清胃散与玉女煎基础上，加夏枯草清肝火，白芷止痛；"齿为骨之余"，骨碎补苦温，善补肾活血止牙痛；升麻辛甘微寒，能升能散，可引诸药至病牙处而清热解毒止牙痛。

临床上诊治牙痛，如常规方法获效不明显时，还可以试用双骨蜂韦汤。双骨蜂韦汤是20世纪60年代初鄢荣光老中医传授给马有度的经验方。方中以地骨皮泻肾火、祛伏热为君，使肾火去、骨髓生而齿得固，阳明经伏热得清，则牙龈肿痛消除；骨碎补补肾生髓以固齿，露蜂房祛风镇痛，共为臣；石韦利尿凉血，引热下行以消肿止痛，为佐使。四药合用，共奏补肾泻火、益髓固齿、消肿止痛之功，使齿得髓养而固，邪去、络通、气血畅行则牙痛消失。据马有度介绍，无论何种原因引起的牙痛，均可用此方治疗。基本用量为地骨皮15～20g，骨碎补15～20g，露蜂房10～12g，石韦12～15g。

2020年2月1日复诊：服药后牙痛及周围组织红肿缓解近痊愈，询问是否要继续服药，再取2剂巩固。

案 2：简某，女，57 岁，农民，重庆市垫江县人。2020 年 6 月 25 日首诊。

主诉：牙齿松动疼痛 3 天。患者平素容易抑郁，以前从未牙痛过。3 天前无诱因而牙痛，开始不剧烈，只是影响进食，但是近 2 天疼痛日益加重，昨日夜间疼痛剧烈，如钻心样痛，辗转反侧，不能入睡，白天不能进食，大便偏干。舌质淡红，苔薄白腻，脉弦。

辨证：阳明热盛，肾阴不足，火郁牙龈。治法：清解阳明，滋养肾阴，火郁发之。主方：玉女煎。

处方：麦冬 30g，生地黄 30g，生石膏 60g，知母 10g，怀牛膝 15g，白芷 12g，细辛 6g，川椒 3g，防风 6g，骨碎补 18g。2 剂，水煎服。

临证思路与心悟：本例患者素来抑郁，气机容易郁滞，且年过七七，肝肾不足。此次起病急，病情重，乃阳明热盛，肾阴不足，虚火上炎，火郁牙龈所致，故而选用玉女煎为主方治疗。

玉女煎出自《景岳全书》，为治疗郁火牙痛的专方。方中石膏、知母清热，麦冬、生地黄凉血滋阴，牛膝引火下行。另加防风、白芷、细辛、川椒：一则取其温通发散之性，宣畅气机，使郁火能够发越透达，即所谓"火郁发之"，并防止寒凉之品碍滞气机；二则细辛、白芷、川椒又是治疗牙痛专药。骨碎补补肾活血，《本草纲目》记载其"入骨治牙"。全方标本兼治，照顾全面。

"火郁发之"，首见于《素问·六元正纪大论》，即火热之邪被郁遏于内，当发而越之，以返其本然之性。国医大师李士懋论"火郁发之"时指出，火郁时应当展布气机，使郁火得以透发，切不可一见火郁就苦寒降泄，使得冰伏气机，病情更重。如应用酸枣仁汤治疗失眠，常常加一味防风6g，即是此意。

2020年6月26日二诊：患者服药3次后夜间牙痛明显缓解，已经不影响休息。嘱将剩余药物服完。

2020年6月27日三诊：牙齿已经完全不痛，但是出现胃脘部痞满，大便不畅快，夜间休息差，入睡困难，自觉眼睑胀，素来忧愁善感，常独自哭泣。

主方：百合地黄汤合栀子豉汤、栀子厚朴汤。

处方：百合30g，生地黄18g，炒栀子10g，豆豉20g，龙骨30g，牡蛎30g，夜交藤60g，枳壳12g，厚朴10g，夏枯草30g，姜半夏12g，合欢皮30g。2剂，水煎服。

临证思路与心悟：患者牙齿已经完全不痛，但是出现以下几方面问题。一是胃脘部痞满，考虑是用生石膏后出现的；二是大便不畅快；三是睡眠障碍；四是忧愁善感。借鉴《伤寒论》抓主症方法，选用百合地黄汤合栀子豉汤、栀子厚朴汤。方中用百合，安心补神，能祛中热，利大小便，导涤痰积；生地黄凉血，血凉则热毒解而蕴结自行，大便当畅；栀子、豆豉清郁热；厚朴、枳壳消中满；龙骨、牡蛎重镇安神，夜交藤、合欢皮养血安神。三方针对四方面问题，可谓照顾全面。

2020年6月29日四诊：服药2剂，胃脘部痞满缓解，大便通畅，睡眠改善，情绪起伏较前稳定，但是诸症均未彻底消失。

主方：四逆散、百合地黄汤合栀子厚朴汤。

处方：柴胡18g，赤芍12g，郁金15g，百合30g，生地黄18g，炒栀子10g，龙骨30g，牡蛎30g，夜交藤60g，枳壳12g，厚朴10g，夏枯草30g，姜半夏12g，合欢皮30g，黄连9g。2剂，水煎服。

临证思路与心悟：用药后诸症虽缓解，但是依旧存在，故继续乘胜追击。本次处方，遵"百病生于气"之旨，选用四逆散舒调气机，百合地黄汤滋阴清热，栀子厚朴汤治疗"心烦腹满，卧起不安"，余用药同前。

汗出无主气必虚，日久肺脾宜兼顾

汗证其实临证非常常见，甚至许多患者单纯因为汗证而就诊，要求中药调理。笔者临证体悟到，汗证如若不及时调理加以纠正，日久则容易出现睡眠障碍、反复易感呼吸系统疾病。汗证多少会伴有气虚，益气固表止汗之品是不可少的。辨证为气阴两虚，多选用生脉散、固表敛汗汤；阴虚火旺明显，径直以当归六黄汤为主；如果为实火，则选用黄连解毒汤苦寒直折。

患者傅某，男，27岁，中医师，重庆市铜梁区人。2020年8月13日首诊。

主诉：不自主汗出3个月。3个月前，患者因劳累大汗出，其后出现不自主汗出，具体表现为稍微活动则汗出明显，午睡、夜间盗汗，怕风畏寒，少气懒言，口淡，纳食尚可，入睡困难，大便黏滞。舌质淡，舌苔薄白，脉沉细。

西医诊断：自主神经功能紊乱。中医诊断：汗证。辨证：肺脾气虚，心气不足，气不摄阴。治法：健脾益肺，调和营卫、益气养阴。主方：固表敛汗汤合生脉散。

处方：桂枝 10g，白芍 18g，太子参 30g，麦冬 18g，五味子 9g，白术 18g，茯苓 18g，黄芪 30g，龙骨 30g，牡蛎 30g，旱莲草 30g，仙鹤草 30g，桑叶 30g，浮小麦 30g，炙甘草 3g。3 剂，水煎服。

临证思路与心悟：本例患者源于劳累后大汗出，基于"汗为心之液""脾主肌肉""脾土生金"等理论，再结合《伤寒论》第 53、54 条原文，拟定健脾益肺、调和营卫、益气养阴法，选用固表敛汗汤合生脉散治疗。固表敛汗汤方中桂枝、白芍调和营卫；四君子汤健脾益气，培土生金；太子参、黄芪益气固卫；另外，选取桑叶、仙鹤草、浮小麦收敛止汗，以治其标；汗出过多，必伤营阴，故加旱莲草养阴，兼具收敛之性；此外，借鉴《局方》牡蛎散之意，加生龙骨、生牡蛎益阴潜阳，重镇安神；炙甘草调和诸药。因考虑到汗多伤阴，故合用生脉散益气养阴止汗。

关于桑叶止汗，《本草从新》载："严州有僧，每就枕，汗出遍身，比旦，衣被皆透，二十年不能疗，监寺教采带露桑叶，焙干为末，空心米饮下二钱，数日遂愈。"笔者临床多借鉴用于止汗。

2020 年 8 月 20 日二诊：服药后盗汗缓解，但是动后仍容易汗出，要求继续服药。因外出不便，只取 3 剂予以调理。

2020 年 8 月 27 日三诊：服药 3 剂，盗汗即消失，现白天汗出明显，活动更甚，部位又以手足心更明显，仍怕风畏寒，乏力、口淡，纳食尚可，入睡困难，大便黏滞。舌质淡，舌苔薄白，脉沉细。

辨证：肺脾气虚，心气不足，气不摄阴。治法：健脾益肺，调和营卫，益气养阴。主方：固表敛汗汤合生脉散、泻白散。

处方：桑白皮18g，地骨皮18g，桂枝10g，白芍18g，太子参30g，麦冬18g，五味子9g，白术18g，茯苓18g，陈皮12g，黄芪30g，龙骨30g，牡蛎30g，旱莲草30g，仙鹤草30g，桑叶30g，浮小麦30g，炙甘草3g。5剂，水煎服。

临证思路与心悟：抓住肺脾两虚、营卫不和的病机关键，用药后症状迅速缓解。本次询问得知手足心热，而且是白天，考虑合并存在肺热，故而合用泻白散清肺热。

2020年10月16日四诊：服完上方后，出汗基本控制，也就没有继续开药。近日汗出症状又有反复趋势，故而就诊。刻诊：胃肠功能不强，下午打嗝都是午饭的味道，且出现胃脘部胀满，汗出，活动尤甚，且头汗明显，口腔异味，无明显口苦。舌质淡，舌苔白腻。

辨证：脾虚肺弱，土不生金，兼肝气犯胃。治法：疏肝健脾益肺，固表止汗。主方：柴芍异功散合桂枝加黄芪汤。

处方：党参30g，白术18g，茯苓18g，陈皮12g，藿香12g，黄连9g，佩兰15g，桂枝10g，白芍18g，黄芪30g，龙骨30g，牡蛎30g，桑叶18g，浮小麦30g，柴胡15g，龙胆草6g。5剂，水煎服。

临证思路与心悟：患者症状缓解一段时间又出现反复迹象，其根本原因还是在于脾胃不健，土不生金，导致肺气虚弱，故而健脾益肺是关键。治疗上，选用柴芍异功散疏肝健脾，具体用柴胡、白芍疏肝柔肝，用异功散健脾助运；桂枝加黄芪汤调和营卫固表；龙骨、牡蛎、桑叶、浮小麦止汗；柴胡调和枢机，小剂量龙胆草具有开胃之功，藿香、佩兰、黄连化湿燥湿醒脾。

后随访，诸症基本消失，因畏惧反复，常常选用三诊、四诊方巩固，至今未复发。

脑出血后遗症顽，调肝活血祛湿显

脑出血患者，多数遗留这样或者那样的症状，甚至伴随其后半生。笔者临证体悟到，积极进行中医药干预，在缓解症状、提高患者生活质量及改善预后等方面具有明显优势。那么如何治疗呢？笔者体会应该把握好以下几点：

第一，久病多虚，久病多瘀。笔者临证发现，脑出血患者在前期或者急性期往往脉弦，实证征象显著；出血后或者恢复期，脉象则出现虚象，故而适当补虚非常重要。虚则全身功能低下，多伴有瘀象，故又得兼顾应用活血之品。

第二，患病多郁。其实不管是患什么病，没有人是高兴的，尤其像脑出血及其后遗症这类病证，恢复期长，患者往往伴有气郁，故而临证治疗要注意解郁。

第三，重视湿瘀。当下，由于生活水平的提高，人们往往多食少动，日久则易出现湿瘀之象，治疗时需兼顾。

第四，重视调理睡眠。脑出血后遗症患者多伴有睡眠障碍，积极调整睡眠能缓解焦躁情绪，对患者康复至关重要。至于选方，笔者常选用柴胡加龙骨牡蛎汤、补阳还五汤、逍遥散、抵当汤、下瘀血汤、十味温胆汤、解语丹等方剂。

案1：杨某，男，71岁，退休，重庆市垫江县人。2019年12月28日首诊。

主诉：右侧肢体活动不利伴言语含糊1月余。1月余前，患者突然口不能言，右侧肢体活动不利，急送医院，诊断为"脑出血"，治疗至今恢复不理想，故请笔者会诊。刻诊：言语含糊，右侧肢体活动不利，伴口干舌燥，咽干，饮水后缓解不明显，纳食不佳，其性情急躁，小便不畅，大便干。舌质淡，苔薄黄，脉弦。既往有高血压、垂体腺瘤、前列腺增生病史。

西医诊断：脑出血后遗症。中医诊断：中风。辨证：肝郁脾虚，血脉阻滞。治法：疏肝健脾，破血逐瘀。主方：逍遥散合当归补血汤合抵当汤。

处方：柴胡18g，赤芍12g，白术30g，茯苓18g，当归15g，黄芪30g，鸡血藤30g，芦根30g，桂枝6g，酒大黄6g，桃仁12g，水蛭6g，土鳖虫10g，生甘草6g。5剂，水煎服。

临证思路与心悟："百病生于气也"，而脑出血后遗症患者，更与气有关，尤其与肝气关系密切。结合本例患者，选用逍遥散疏肝健脾，抵当汤破血逐瘀；加黄芪益气，与当归合用，益气养血；鸡血藤养血活血，增强当归补血之力；芦根生津；小剂量桂枝通阳。用抵当汤，是取法于裴永清老中医的经验。

2020年1月18日二诊：服药15剂后，口干改善，但是仍然存在，言语仍含糊，右侧肢体活动不利缓解，小便欠利，余症同前。

辨证：肝郁脾虚，血脉阻滞，气不化水。治法：疏肝健脾，破血逐瘀，祛湿行水。主方：逍遥散合当归补血汤合抵当汤合五苓散。

处方：柴胡18g，赤芍12g，白术18g，茯苓18g，猪苓30g，泽泻10g，当归15g，黄芪30g，鸡血藤30g，芦根30g，桂枝6g，酒大黄6g，桃仁12g，水蛭6g，土鳖虫10g，生甘草6g。15剂，水煎服。

临证思路与心悟：前法已经奏效，但是仍口干，以化气行水而取效，考虑药力不够，故选用五苓散化气行水。

2020年3月19日随访：一直用逍遥散合当归补血汤、抵当汤化裁治疗，患者生活基本能自理。

案2：闫某，男，29岁，警察，重庆市垫江县人。2020年4月17日首诊。

患者父亲代诉：小脑出血术后3个月失语伴睡眠障碍。患者由于职业原因，长期处于紧张状态，失眠，3个月前因夜班后出现剧烈头痛，急诊诊断为"小脑出血"，因当地无手术条件，耽搁3天后方转大医院行手术，手术顺利，但是至今一直处于失语状态，寐差，夜间容易惊醒，颈部发紧，大便干结，有时需要用开塞露。舌质淡，舌苔薄黄腻，脉弦紧。查体：四肢张力较高，肌力5级。

西医诊断：小脑出血术后。中医诊断：中风；失语。辨证：风痰阻滞头窍，心神失养。治法：祛风燥湿，安神开窍。主方：黄连温胆汤合解语丹。

处方：黄连9g，陈皮12g，姜半夏12g，茯苓18g，枳壳12g，竹茹10g，石菖蒲15g，远志9g，郁金15g，胆南星9g，夜交藤60g，珍珠母30g，葛根30g，天麻18g，全蝎3g，羌活6g，酒大黄6g。3剂，水煎服。

临证思路与心悟：患者手术顺利，但是术后一直失语，且睡眠不佳。考虑为长期精神紧张，肝失疏泄，肝阳上亢，上扰头窍，日久脾虚生痰，心神失养所致，故治以燥湿化痰、开窍醒神，选用黄连温胆汤清热燥湿化痰，《妇人大全良方》神仙解语丹（禹白附、石菖蒲、远志、天麻、全蝎、羌活、僵蚕、胆南星、木香）息风化痰、开窍醒神、行瘀通络。加郁金、远志与石菖蒲配伍，乃为一组角药，具有醒脑聪智、开窍宁神之功。全方还蕴含涤痰汤方义以涤痰开窍。因颈部发紧，考虑津液不足，加葛根生津，载药上行。大剂量夜交藤既能养血安神，又能通络帮助肢体恢复。珍珠母重镇安神。因大便干结，腑气不通，可上犯脑窍，故加酒大黄活血通腑。全蝎、羌活取自《焦树德学术思想临床经验综论》所载转舌散（全蝎6～9g，羌活6～9g），专治不能语。

2020年4月21日二诊：患者父亲对治疗效果非常满意，诉患者服药后昨日能自主发声，但是家属询问则又不发声，颈部发紧改善，大便干结改善。舌质淡，舌苔白腻，脉弦，未见明显紧脉。

主方：温胆汤合解语丹。

处方：陈皮 12g，法半夏 12g，茯神 30g，炙甘草 6g，竹茹 10g，枳壳 12g，炙甘草 3g，石菖蒲 15g，郁金 15g，远志 9g，合欢皮 30g，夜交藤 50g，珍珠母 30g，天麻 18g，全蝎 4g，羌活 6g，胆南星 9g，木香 6g。3 剂，水煎服。

临证思路与心悟：药后症减，提示法中病机，故仅对前方做细微调整。本例似可考虑合用抵当汤。

2020 年 4 月 24 日三诊：现已经能间断发音，偶尔能缓慢吐词，口水多，颈部发紧，大便偏干。舌质淡，舌苔薄黄腻，脉弦。

主方：温胆汤合解语丹、抵当汤。

处方：陈皮 12g，法半夏 12g，茯神 30g，炙甘草 6g，枳壳 12g，竹茹 10g，远志 9g，益智仁 20g，石菖蒲 15g，郁金 15g，龙骨 30g，牡蛎 30g，珍珠母 30g，酒大黄 4g，桃仁 12g，水蛭 3g，天麻 18g，全蝎 3g，羌活 9g，胆南星 12g，葛根 30g。3 剂，水煎服。

临证思路与心悟：患者症状不断改善，超过预期，考虑手术后，瘀血内停，扰及神明，故合抵当汤；因口水多，而"脾主涎，肾主唾"，故加益智仁温脾摄唾。

2020 年 4 月 28 日四诊：已经能与妻子交流，吐词欠清楚，口水减少，大便偏干，2 日 1 次。舌质淡，舌苔薄黄腻，脉弦。

主方：温胆汤合解语丹、抵当汤。

处方：陈皮 12g，法半夏 12g，茯苓 18g，炙甘草 3g，枳壳 12g，竹茹 10g，远志 9g，益智仁 30g，石菖蒲 15g，郁金 15g，胆南星 12g，夜交藤 60g，合欢皮 30g，龙骨 30g，牡蛎 30g，酒大黄 6g，桃仁 12g，水蛭 4g，天麻 18g，全蝎 4g，羌活 9g，木香 6g。5 剂，水煎服。

临证思路与心悟：久病耗伤肝血，故加合欢皮疏肝解郁、安神养血，夜交藤养血通络。

2020 年 5 月 8 日五诊：服用药物后症状持续改善，现在已经能用短句交流，有时能说长句，但是需要停顿，余同前。效不更方，继服。

2020 年 5 月 12 日六诊：说话成句，但是吐词欠清晰，需要停顿，颈部及肌肉发紧。余同前。

主方：温胆汤合解语丹、抵当汤。

处方：陈皮 12g，法半夏 12g，茯苓 18g，炙甘草 3g，枳壳 12g，竹茹 10g，远志 9g，益智仁 30g，石菖蒲 15g，郁金 15g，胆南星 12g，夜交藤 60g，合欢皮 30g，龙骨 30g，牡蛎 30g，酒大黄 6g，桃仁 12g，水蛭 4g，野天麻 18g，全蝎 4g，羌活 9g，木香 6g，葛根 30g。5 剂，水煎服。

临证思路与心悟：因其肌肉发紧，故加葛根解肌。

2020 年 5 月 15 日七诊：症状同前，说话断续，一句话中间需要停顿休息，否则难以接续。舌质淡，苔干，脉弦细。

主方：前方合升陷汤。

处方：陈皮 12g，法半夏 9g，茯苓 18g，炙甘草 3g，枳壳 12g，

逍遥散牵线下的师徒传承

竹茹 10g，远志 9g，益智仁 30g，石菖蒲 15g，郁金 15g，夜交藤 60g，合欢皮 30g，龙骨 30g，牡蛎 30g，酒大黄 9g，桃仁 12g，水蛭 4g，野天麻 18g，全蝎 4g，羌活 9g，葛根 30g，黄芪 30g，升麻 6g，柴胡 6g，知母 15g，桔梗 9g。3 剂，水煎服。

临证思路与心悟：舌质淡，苔干，与其长时间张口呼吸有关，但也需考虑药物的燥性，故去掉胆南星、木香，减少半夏剂量，并合升陷汤升提宗气。

后坚持以温胆汤、解语丹、抵当汤三方为基础调治数月，诸多症状均明显改善，生活基本能自理。

感冒虽为常见疾，诱发病证却难治

感冒为再常见不过的疾病了，笔者临床有这样的体验，那就是感冒易治，而感冒所诱发的诸多病证，如鼻炎、咽炎、咳嗽、气喘等，反而不好治疗，往往迁延难愈。笔者的体会是，诊治这类病证，应当根据各自的特点，灵活组方，千万不能因为诊断而有所拘束。

案1：刘某，女，23岁，医学硕士在读，山东省济宁市人。2020年11月7日首诊。

主诉：间断咳嗽半年。半年前，患者因受凉后出现感冒咳嗽，经治疗感冒好了，但就是劳累或受凉后即出现咽干、咳嗽，比较苦恼，希望用中药调理。伴晨起恶心，咽部感觉有痰。舌质淡，舌苔薄白腻，脉沉。

中医诊断：咳嗽。辨证：肺气宣降失常，日久痰湿蕴着。治法：燥湿化痰，宣肺止咳。主方：二陈汤合桑杏汤。

处方：陈皮 12g，法半夏 9g，茯苓 18g，炙甘草 6g，杏仁 15g，桑叶 18g，北沙参 30g，浙贝母 18g，麦冬 18g。5 剂，水煎服。

临证思路与心悟：本患者症状单一，乃肺的宣降功能失常所致。故选用桑叶、杏仁宣降肺气；合二陈汤燥湿化痰；加浙贝母化痰散结；其咽干，并结合此时属于燥邪当令，加北沙参、麦冬润燥。

2020 年 11 月 17 日二诊：服药 5 剂后自觉症状缓解大半，现大便后特别想咳，咽部不痒，大便偏干。舌脉同前。

主方：二陈汤合桑杏汤。

处方：陈皮 12g，法半夏 9g，茯苓 18g，炙甘草 6g，杏仁 15g，桑叶 18g，北沙参 30g，浙贝母 18g，麦冬 18g，紫菀 18g，炒白芥子 10g。4 剂，水煎服。

临证思路与心悟：用药后症状缓解明显，提示药中病机，而大便后欲咳，联系"肺与大肠相表里"，结合大便偏干，提示腑气不通，肺宣降失常。故加紫菀既能润肺止咳，又有润肠通便功效；白芥子祛风止咳。

2020 年 11 月 24 日随访，症状基本消失。

案 2：徐某，女，31 岁，产科医师，重庆市垫江县人。2020 年 1 月 3 日首诊。

主诉：鼻塞流涕半个月。半个月前，患者因受凉感冒，随后出现鼻塞，流黄脓鼻涕，然后头昏脑涨，偶有咳嗽，咳痰偏黄。舌质淡，舌苔薄白，脉沉细。

中医诊断：伤风鼻塞。辨证：肺气不宣，鼻窍阻塞，湿热阻窍。治法：疏风宣肺，通窍利鼻。主方：苍耳子散。

处方：荆芥 15g，防风 15g，苍耳子 12g，辛夷 12g，白芷 12g，薄荷 10g，鱼腥草 30g，冬瓜子 30g，薏苡仁 30g，石菖蒲 15g，浙贝母 18g，蒲公英 30g。2 剂，水煎服。

临证思路与心悟：患者因感冒而发，根据其临床表现，归属于《中医耳鼻咽喉科学》伤风鼻塞范畴，即为风邪犯鼻，需祛风宣通鼻窍。用荆芥、防风祛风宣肺；苍耳子散宣通鼻窍；风邪郁于鼻窍而化热，用鱼腥草、冬瓜子、薏苡仁、蒲公英祛湿清热；浙贝母化痰；石菖蒲利鼻窍。

2020 年 1 月 5 日二诊：服药 1 剂后症状改善，但因上班受凉又加重，现主要症状为鼻塞，躺着更厉害，只能靠嘴呼吸，喉咙有痰堵塞，鼻涕和痰都呈黄绿色，头晕，眼睛胀。舌质淡，舌苔薄黄腻，脉沉细。

辨证：风邪犯鼻，鼻窍阻塞，湿热阻窍。治法：疏风宣肺，通窍利鼻。主方：苍耳子散合苇茎汤。

处方：浙贝母 18g，陈皮 12g，法半夏 9g，苍耳子 12g，辛夷 12g，白芷 12g，薄荷 10g，鱼腥草 30g，冬瓜子 30g，薏苡仁 30g，石菖蒲 15g，芦根 18g，桃仁 12g，桑叶 18g，菊花 18g。2 剂，水煎服。

临证思路与心悟：用药缓解，受凉后再发。故继续选用苍耳子散宣通鼻窍；苇茎汤清肺热；加陈皮、法半夏、浙贝母燥湿化痰；

桑叶、菊花疏风清热。

患者服上方 4 剂后而愈。

案 3：廖某，男，67 岁，农民，重庆市垫江县人。2020 年 7 月 20 日首诊。

主诉：感冒后咳喘 3 天。患者既往有慢性支气管炎病史，平素控制尚可。3 天前，患者因天气变化受凉后出现咽痒咳嗽，痰黄黏稠，气喘，活动时明显，且自觉怕热，多汗，以致夜间睡觉可不盖被子，但是体温不高，伴脚软，纳食可，口不苦，大便不干。舌质淡，苔薄黄。

中医诊断：咳喘。辨证：感受外邪，枢机不利，肺失宣降。治法：调和枢机，宣肺止咳平喘。主方：调肺汤。

处方：柴胡 18g，黄芩 15g，太子参 30g，法半夏 15g，炙麻黄 10g，杏仁 15g，厚朴 10g，石膏 50g，甘草 6g，五味子 6g，瓜蒌皮 18g，浙贝母 18g，天花粉 18g，桔梗 9g，枳壳 12g。3 剂，水煎服。

临证思路与心悟：调肺汤是山西名医刘绍武先生的经验方，具体由小柴胡汤合麻杏石甘汤，加北沙参、五味子、瓜蒌、罂粟壳而成，笔者借鉴，临床以此为基础化裁治疗肺系病证，效果显著。此外，笔者学习胡希恕先生经验后发现，调肺汤也蕴含着胡老的经验。胡老指出，外感 3 天后，多转入少阳，故常选用小柴胡加石膏汤治疗，伴微恶寒者，加少许麻黄，即小柴胡加石膏麻黄汤，这即为调肺汤的主要组成部分。本例患者，除用调肺汤外，还加厚朴，与杏仁配，取桂枝加厚朴杏仁汤之意，止咳平喘；加枳壳与桔梗，调畅气机；其痰黏稠，考虑为津液不足之象，加天花粉生津，浙贝母化痰，以利于痰液排出。

2020年7月22日二诊：服药1剂后，咳嗽即减少，且最明显的表现就是痰液变稀，不黏稠，但服药后约1小时即汗出明显，活动更甚。询问后得知乃因患者在乡镇，药店无炙麻黄，而用生麻黄6g代替所致。进一步询问患者有无心悸、失眠等其他不适，嘱减少服药量，避免风寒、淋雨等。

临证思路与心悟：该患者为体力劳动者，虽年近七旬，但身体素来壮实，可仅用了生麻黄6g，且有小剂量五味子收敛监制，仍大汗出，可见生麻黄发汗作用之强。此时大致有三种预后：一是汗出而解；二是汗出后暂时缓解，由于受凉受湿（如阴雨天或者淋雨）又出现既往症状，有的患者还可能伴身重，不可不防！三是汗出过多，出现心慌、心悸等不适。故临床应用麻黄时，尤其要注意药物的炮制及剂量，医嘱也非常重要。

双膝关节肿又胀，四妙芍甘可助参

膝关节肿胀且伴有小腿肿胀，如何治疗呢？临证时，笔者首先想到的就是诸如顾步汤、四味健步汤、芍药甘草汤、四妙丸、四神煎之类的方剂，如辨证方向准确，多能取效！

邓某，女，62岁，农民，重庆市垫江县人。2020年2月19日首诊。

主诉：双膝关节肿胀伴小腿肿胀3天。患者曾经多次出现全身疼痛，曾在我处予以"黄芪桂枝五物汤"为主治疗，症状缓解，但是一直未根治，已经停药半年，症状相对稳定。3天前，出现双膝关节肿胀感，开始尚可承受，逐渐加重不能自持，伴小腿肚肿胀感。舌质红，苔黄腻，脉弦。有2型糖尿病病史。

中医诊断：膝痹。辨证：湿热痹阻经络，血脉不通则痛。治法：清热利湿，通络止痛。主方：四妙丸合芍药甘草汤。

处方：苍术15g，黄柏10g，薏苡仁30g，怀牛膝15g，木瓜

18g，威灵仙 15g，虎杖 12g，白芍 30g，赤芍 12g，炙甘草 10g，鸡血藤 30g，夜交藤 30g。2 剂，水煎服。

辨治思路与临证心悟：患者双膝关节肿、小腿肚肿胀感，舌质红，苔黄，均为湿热之象，故而选用四妙丸清热利湿，芍药甘草汤又被誉为去杖汤，能濡养筋脉、缓急止痛；加木瓜舒筋活络，鸡血藤、夜交藤通络活血安神，威灵仙通行十二经络；虎杖一味，有去杖草之美誉，能活血定痛、清热利湿，故而选用。

2020 年 2 月 21 日二诊：服药后自觉症状缓解。现因其他原因未规律口服降糖药物，今晨餐前血糖 9.6mmol/L。要求继续调理。

辨证：湿热痹阻经络，血脉不通则痛。治法：清热利湿，通络止痛。主方：四妙丸合芍药甘草汤。

处方：苍术 15g，黄柏 10g，薏苡仁 30g，怀牛膝 15g，木瓜 18g，威灵仙 15g，虎杖 12g，白芍 30g，赤芍 2g，炙甘草 10g，鸡血藤 30g，夜交藤 30g，黄芪 30g，鬼箭羽 30g，葛根 18g，丹参 18g。7 剂，水煎服。

辨治思路与临证心悟：用药后症状缓解，提示药中病机，已经奏效，那么基础治法肯定不变，考虑到糖尿病控制不佳，而糖尿病的关键环节是气阴两伤，络脉瘀阻，故而在原方基础上加黄芪益气，葛根、丹参生津活血。鬼箭羽这味药，是笔者偶然间才关注到的。记得在一次饭桌上，一位朋友介绍陕西中医药大学杨景锋教授谈到他临床上应用抵当芪桂汤治疗糖尿病，疗效很好，让笔者印象深刻。回去后赶紧查询有关抵当芪桂汤的资料，原来这是杨教授的经验方，其团队曾从临床及实验等角度做了大量研究。本方内就有鬼箭羽，而且用量是20g。以前笔者从来没有接触过这味药，进一步查究方知鬼箭羽具有散瘀止痛、破血通经、杀虫等功效。现代研究表明，鬼箭羽能够促进胰岛素的分泌和增加葡萄糖的利用，改善糖耐量和血液循环，提高胰岛素与受体的亲和力。此后笔者临证时留心应用观察，确有疗效。

此外，《普济方·诸血门》提出"凡病经多日，治疗不愈，须当为之调血"，对于现代许多慢性疾病的诊治都很有参考价值，处方用药时，需要考虑到此。

此案后来基本以四妙丸合芍药甘草汤为基础调治近1个月，病情基本控制。

肝功异常莫紧张，疏养健脾祛湿康

肝功能异常的原因颇多，西医学在积极寻求到致病因素后，及时针对性治疗，多能获效，但是也有患者因反复出现，治疗效果逐渐下降，甚至无效。笔者临证体悟到，西医学的诊断非常重要，它有利于对疾病的整体评估，以及疗程和预后的判断。然而，作为中医，准确把握病机关键进行辨证施治更为重要，这样就能避免被西医学诊断牵着鼻子走。针对肝功能异常，笔者临证体悟到，熟稔各脏腑间的关系，把握好疏肝、养肝、健脾、祛湿四个环节，准确选方用药，多能快速取效。

张某，男，29岁，公务员，重庆市垫江县人。2020年1月31日首诊。

主诉：发现肝功能异常2个月。患者既往被诊断为"乙肝病毒携带者"，定期复查病情稳定。2个月前，体检发现肝功能异常，随即住院输液，虽经保肝降酶、抗病毒治等疗，但复查病毒量增加，肝功能异常较前更明显。刻诊：口苦，寐差，大便正常，小便黄。舌质淡，舌苔薄黄腻，脉弦细。

西医诊断：肝功能异常；肝细胞性黄疸。中医诊断：黄疸。辨证：肝失疏泄，湿热内蕴。治法：疏肝理气，清热利湿。主方：清肝降酶汤合四逆散。

处方：茵陈 20g，酒大黄 3g，栀子 10g，连翘 18g，板蓝根 30g，虎杖 15g，七叶一枝花 10g，土茯苓 30g，生甘草 6g，大枣 18g，五味子 12g，柴胡 18g，白芍 18g，枳壳 12g，灵芝 30g，合欢皮 30g。7 剂，水煎服。

临证思路与心悟：治疗肝病，无论是急性还是慢性，无论是肝炎还是脂肪肝，均需要保证肝疏泄、藏血功能的正常发挥，只有这样才利于肝功能的恢复。故此案选用四逆散疏肝解郁，另用祝谌予老中医的清肝降酶汤（茵陈、大黄、栀子、连翘、板蓝根、虎杖、蚤休、土茯苓、生甘草）清热利湿解毒，再加茵陈蒿汤增加解毒利湿之力。此外，针对寐差，加合欢皮、灵芝安神。

2020 年 2 月 8 日二诊：服药后大便次数明显增加，仍睡眠欠佳，无明显眼睑干涩。舌质淡，舌苔薄黄，脉弦细。

辨证：肝失疏泄，脾失健运，湿热内蕴。治法：疏肝健脾，清热利湿。主方：四逆散合异功散。

处方：柴胡 18g，白芍 18g，枳壳 12g，炙甘草 6g，党参 30g，炒白术 18g，茯苓 18g，陈皮 12g，白花蛇舌草 30g，贯众 18g，垂盆草 30g，五味子 10g，合欢皮 30g，夜交藤 30g，茵陈 30g，女贞子

18g。5 剂，水煎服。

辨治思路与临证心悟：第一次用药后大便次数明显增加，考虑为苦寒泻下药物所致，因此方药需加调整。用四逆散疏肝理气，保持肝疏泄功能的正常发挥；异功散健脾益气；白花蛇舌草、贯众、垂盆草、茵陈清热解毒；合欢皮、夜交藤养血安神；五味子安神收敛，且能降酶；女贞子养肝阴，目前患者虽无明显肝阴不足之征象，但病久必定伤肝阴。

2020 年 2 月 25 日三诊：患者服药后，自我感觉良好，二便恢复正常。睡眠欠佳，容易醒。舌质淡，舌苔薄黄，脉弦细。

仍守前法，上方加郁金、枸杞子。

处方：柴胡 18g，白芍 18g，枳壳 12g，炙甘草 6g，党参 30g，炒白术 18g，茯苓 18g，陈皮 12g，白花蛇舌草 30g，贯众 18g，垂盆草 30g，五味子 10g，合欢皮 30g，夜交藤 30g，茵陈 30g，女贞子 18g，枸杞子 18g，郁金 15g。5 剂，水煎服。嘱服完药后复查肝功能。

临证思路与心悟：用药后自我感觉良好，考虑到肝体阴而用阳，久而未痊愈，必然暗耗肝阴，故于前方基础上加枸杞子养肝阴（取一贯煎之意），郁金疏肝活血，避免瘀热互结。

2020 年 3 月 14 日四诊：患者间断服用上方 10 余剂，今日复查肝功能，各项指标均正常。嘱规律作息，避免劳累。患者及家属为中药的疗效所折服，后又介绍多名类似患者前来就诊，笔者均按照前述思路用药，疗效俱佳。

口臭无论大小儿，抓住病因最重要

　　临床上因口臭而来就诊的患者不少，其中不乏小儿。小儿口臭，往往与消化不及，脾运不佳，或者营养过剩有关，常有胃热浊气上犯。成人口臭，首先要排除牙源性的，此类口臭，无论中药如何调理，效果都欠佳或者容易反复；如果是消化系统原因所致，则中药疗效明显，且不易反复。此外，幽门螺杆菌感染者也有相当一部分存在口臭，此时万不可一味借鉴西医学诊断，而盲目大量应用所谓清热解毒、杀幽门螺杆菌中药，还是应该辨证论治，方可有效。

　　案 1：陈某，男，3 岁，幼儿，重庆市垫江县人。2020 年 3 月 5 日首诊。

　　患儿母亲代述，患儿口腔异味、口臭至少 1 年，旁人不能靠近，曾考虑消化不好，予以健脾开胃药物，无效。患儿平时喜欢吃零食，偶尔肚子痛，纳食较前减少，大便正常。舌质淡，中腻而厚。

中医诊断：口臭。辨证：湿浊中阻，浊气上犯。治法：芳香化湿，通腑泄热。主方：芳香化浊汤合大黄黄连泻心汤。

处方：藿香10g，佩兰15g，陈皮12g，法半夏9g，厚朴10g，连翘18g，薄荷10g，白芷10g，荷叶18g，大黄4g，黄芩12g，黄连10g，生甘草6g。取2剂，水煎服，做4天的量。

临证思路与心悟：小儿口臭，一般无基础疾病和牙龈疾病，此时应重视问诊，了解小儿平时饮食情况。临床实践表明，平时爱吃零食、暴饮暴食的小孩易发生口臭。因此治疗时在芳香化湿除臭的同时，需顾及肠道排泄的通畅。

本例患者，舌苔中部厚腻，说明存在积食，而积食容易化热上蒸，加重口臭。故在应用芳香化浊汤（藿香、佩兰、陈皮、半夏、茯苓、甘草、厚朴、连翘、薄荷、白芷、荷叶）的基础上，合用大黄黄连泻心汤，通腑泄热。由于方中有大黄，可能出现泄泻，故应提前告知患者家属，以防误认为是用药不当所致。

2020年3月16日二诊：服药后口臭缓解，因小孩服药困难，未能坚持连续服药以巩固。因基本病机未变，嘱原方续服。

临证思路与心悟：药中病机，几天症状即有所缓解，因小孩服药困难，未续服，但是基本病机无变化，嘱原方继续。

案2：廖某，男，38岁，农民，重庆市垫江县人。2020年2月2日首诊。

主诉：口臭口苦5天。5天前，患者开始出现口臭，晨起稍口苦口干，余无不适。舌质淡，苔薄黄，脉弦数。

中医诊断：口臭。辨证：湿热上犯口窍。治法：清热燥湿，芳香辟浊。主方：芳香化浊汤合柴胆牡蛎汤。

处方：藿香10g，佩兰15g，陈皮12g，法半夏9g，茯苓18g，厚朴10g，连翘18g，薄荷12g，白芷10g，荷叶18g，柴胡18g，龙胆草6g，牡蛎30g，麦芽18g。2剂，水煎服。

临证思路与心悟：口臭，尤其是非牙源性口臭，大多为湿热上犯口腔所致，借鉴《温病条辨》雷氏芳香辟浊法思路，拟定芳香化浊汤以燥湿醒脾，芳香辟浊；因口苦，考虑到肝胆之气不舒，故合用柴胆牡蛎汤，加麦芽助消化，疏肝解郁。

2020年3月14日二诊：首诊后久无联系，今来诊告知，服药后口臭缓解，口苦消失。目前纳食不馨，进食后自觉右胁肋部胀满感，且口臭有反复之势。舌质淡，苔薄黄微腻，脉弦细。

辨证：脾虚肝郁，疏泄失常而化热。治法：疏肝健脾，化湿理气。主方：四逆散合异功散合平胃散。

处方：柴胡18g，白芍18g，枳壳12g，炙甘草6g，太子参30g，白术18g，茯苓18g，陈皮12g，苍术15g，厚朴10g，藿香10g，黄连6g，木香6g，砂仁5g，苏梗15g，佩兰15g，薄荷9g，白芷12g，荷叶18g。3剂，水煎服。

临证思路与心悟：应用芳香辟浊法后口臭缓解，目前纳食不馨，且进食后右胁肋部胀满，口臭也有反复，提示肝失疏泄，脾失健运，且有化热上犯口腔之势。故选用四逆散疏肝，异功散健脾理气，平胃散燥湿，加藿香化湿醒脾除臭，黄连清热燥湿，木香、砂仁理气醒脾开胃，苏梗理气，佩兰、薄荷、白芷、荷叶均具有轻清芳香透化之功。

2020年3月22日三诊：电话接诊，诸症均缓解，嘱上方再进3剂以求巩固。

2020年4月14日四诊：右侧肋部隐痛，伴有发热感，余无不适。舌质淡，苔薄白，脉弦细。今日做完善腹部彩超未见异常。

辨证：肝气不舒，肝阴不足。治法：疏肝理气，柔养肝阴。主方：四逆散合金铃子散合一贯煎。

处方：柴胡18g，白芍18g，枳壳12g，延胡索15g，川楝子12g，香附15g，郁金15g，北沙参30g，枸杞子18g，当归15g，生地黄18g，麦冬18g，炙甘草6g。3剂，水煎服。

临证思路与心悟：患者右侧肋部隐痛，伴有发热感，考虑为肝气不舒，肝阴不足所致。选用四逆散疏肝理气；金铃子散疏肝泄热；一贯煎柔养肝阴；加香附、郁金增强疏肝作用。

鼻空额胀细究因，灵活治疗取佳效

贺某，女，69 岁，退休人员，青海省西宁市人。2020 年 3 月 11 日首诊。

主诉：自觉鼻空感及前额胀痛 10 年。10 年前，患者反复出现鼻腔出血，后自觉鼻空感，鼻子较前萎缩及塌陷，不耐风吹，吸入冷空气则鼻空感更加明显，多方治疗未果而延续至今。刻诊：自觉鼻空感及前额胀痛，受风及冷空气时明显，容易汗出，纳食不佳，喜进食稀食，寐差。舌质淡，中部少苔，脉沉细。既往有慢性非萎缩性胃炎病史 5 年。

辨证：脾胃虚弱，营卫不调，肺气不足。治法：益气健脾，调和营卫，健脾养阴。主方：玉屏风散合桂枝汤合六神汤。

处方：黄芪 30g，白术 18g，防风 15g，桂枝 10g，白芍 18g，炙甘草 6g，太子参 30g，茯苓 18g，白扁豆 18g，山药 18g，石斛 15g，玉竹 15g，川芎 20g，白芷 12g，酸枣仁 30g，蔓荆子 18g，菊花

18g。3剂，水煎服。

临证思路与心悟： 反复鼻腔出血，气血亏损，日久脏腑官窍失于荣养，出现鼻窍不荣而似有萎缩；鼻为肺之窍，吸入冷空气自觉鼻空感明显，说明"肺"不荣；喜进流食，舌中部少苔，提示胃阴虚；气血不足，不荣于心、脑，则出现不寐。故选用玉屏风散益气固表，桂枝汤调和营卫，六神汤健脾益气；加石斛、玉竹养胃阴，川芎、白芷祛头风、止头痛，菊花、蔓荆子清利头目，酸枣仁养肝血、安神助眠。

川芎用于头痛，借鉴杜雨茂老中医的经验，用量应大，但是考虑到患者有阴不足的一面，故用了20g，后根据情况调整。

2020年3月16日二诊：服药后头痛及鼻子不舒服感消失，患者担心复发。现仍纳差，不能吃干的食物，四肢乏力，寐差多梦。舌质红、少苔，脉沉细。

主方：玉屏风散合桂枝汤合六神汤。

处方：黄芪30g，白术18g，防风15g，桂枝10g，白芍18g，炙甘草6g，北沙参30g，茯苓18g，白扁豆18g，山药18g，石斛15g，玉竹15g，川芎20g，白芷12g，酸枣仁30g，菊花18g，仙鹤草30g。3剂，水煎服。

临证思路与心悟： 前用方药恰当，主要症状很快缓解，但是病本未除，须调理后天气血生化之源，故守方化裁。北沙参具有良好的益气养阴之功，临床常以之代替人参用于偏于气阴两虚者。

2020年3月21日三诊：头痛及鼻子不舒服感均消失，纳食较前增加，仍四肢乏力，夜间口干。舌质淡红、边有齿痕，苔少有裂纹，脉细。

主方：玉屏风散合桂枝汤合六神汤。

处方：黄芪30g，白术18g，防风15g，桂枝10g，白芍18g，生姜3片，大枣18g，炙甘草6g，北沙参30g，茯苓18g，白扁豆18g，山药18g，石斛15g，玉竹15g，酸枣仁30g，仙鹤草30g，麦冬18g，天花粉18g。3剂，水煎服。

临证思路与心悟：症有缓解，原疾未发，考虑川芎、白芷比较辛燥，不能长时间应用，故去掉，结合舌象，加重滋阴养胃力度。

后坚持服药调理数日，3个月后电话随访，病愈，未见反复。

哮喘急缓均须调，宣肺培后勿相忘

支气管哮喘为呼吸科常见疾病之一，笔者临证发现，部分患者虽经规范化的西医学治疗，但是在症状控制或减少发作等方面，仍效果不佳。此时，如果能积极用中医药干预，往往收效明显。笔者临证体悟，治疗支气管哮喘及其他呼吸类疾病，千万别只局限于肺，单纯大量用宣肺止咳平喘的药物，而应着眼于整体，从全局出发，或调畅气机，或健脾燥湿，或纳气平喘，或养心安神等，其中，"脾"更应该被重视。笔者常选用小青龙汤、射干麻黄汤、厚朴麻黄汤、麻杏石甘汤、定喘汤、三子养亲汤、玉龙六君汤、睿岐喘咳灵、金水六君煎、参蛤散等方化裁，取效明显。

贺某，女，34岁，农民，重庆市垫江县人。2020年3月15日首诊。

主诉：发作性喘息气急30年，加重4天。患者自幼患有哮喘，平素控制不佳，未规范应用平喘药物，导致喘促反复发作。4天前，患者因闻及异味又出现症状加重。刻诊：发作性喘息气急咳嗽，对油烟、异味等过敏，容易汗出，无口苦。舌质淡，苔薄白少津，脉细弦。

西医诊断：支气管哮喘急性发作。中医诊断：哮病。辨证：气阴两虚，肺失宣降。治法：益气养阴，宣肺平喘。主方：生脉散合定喘汤、过敏煎。

处方：党参30g，麦冬18g，五味子9g，桑白皮18g，炙麻黄10g，款冬花18g，杏仁15g，紫苏子30g，法半夏9g，白果9g，炙甘草6g，防风15g，柴胡18g，乌梅18g。3剂，水煎服。

临证思路与心悟：本案患者无小青龙汤证之征象，亦无麻杏甘石汤证之表现，细究主症，存在久病气阴两伤，故选用生脉散益气养阴，合定喘汤去黄芩宣肺定喘，本方实际也包含有三拗汤之意。因存在过敏时诱发或者加重，故又加过敏煎抗过敏。

2020年3月18日二诊：服药后汗出减少，气促已经不明显，仍咳嗽，以干咳为主，早晚明显，伴乏力。追问病史，平素性格偏急躁。舌质淡，苔薄白少津，脉细弦。

主方：百咳方合四逆散、过敏煎。

处方：柴胡18g，白芍18g，枳壳12g，炙甘草6g，防风15g，五味子6g，乌梅18g，百部18g，紫菀18g，百合30g，麦冬18g，天冬15g，黄精30g，荆芥15g，僵蚕12g，野马追3g。5剂，水煎服。

临证思路与心悟：患者现以咳嗽为主，早晚明显，由于本病反复发作，必然耗伤气阴，故借鉴郑邦本老中医的经验方百咳方（麦冬 15g，天冬 15g，百合 30g，百部 10g，紫菀 10g，枳壳 10g，诃子 10g，黄精 30g）养阴润肺止咳，加僵蚕、荆芥搜风通络（郑老常加蝉蜕、僵蚕、全蝎）。因患者平素性格急躁，与肝失疏泄有关，故合用四逆散疏肝理气，仍合用过敏煎抗过敏，另加野马追以定喘。

2020 年 3 月 26 日三诊：咳喘基本已止，诉平素纳食不佳，容易反复外感，因而诱发或者加重，要求巩固调理。舌质淡，苔薄白，脉细弦。

辨证：肺脾两虚。治法：健脾益肺，止咳平喘。主方：玉龙六君子汤。

处方：太子参 30g，白术 18g，茯苓 18g，陈皮 12g，法半夏 9g，黄芪 30g，防风 15g，桃仁 12g，杏仁 15g，地龙 12g，补骨脂 18g，建曲 18g，山楂 18g，厚朴 10g。3 剂，水煎服。

临证思路与心悟：在哮喘缓解期，正虚痰伏是该病易发难愈的主要病机，扶正化痰为主要法则，用药借鉴了江苏著名中医儿科专家黄馥华主任的经验方——玉龙六君汤。方中黄芪、太子参益气固表，白术、茯苓培土生金，防风走表而祛邪，半夏、陈皮、杏仁化痰宣肺，甘草和中调和诸药，地龙清热镇痉平喘，桃仁活血化痰，紫河车补肾纳肺。其中黄芪、太子参得防风刚表固而不留邪；防风得白术、茯苓则祛邪不伤正；茯苓性质平和，补而不峻，利而不猛，既能扶正，又能祛邪，正虚（脾虚）邪盛（痰湿）必不可缺，与太子参同用健脾益中。全方配伍得当，共奏益气健脾补肾、化痰活血平喘之功。笔者加厚朴一味，下气平喘，取肺与大肠相表里、大肠通泰则肺气顺畅之意。

坚持缓解期的固本调理，是控制小儿哮喘发作的关键所在，调情志、慎饮食、适寒温、宜环境，是防止小儿哮喘发作的重要环节。笔者将此运用于成人哮喘，也一样有效。

半年后随访，患者表示因多方面原因，未规律服药，只是间断地服用四诊方药，至今未复发。嘱患者入冬前1个月可口服睿岐喘咳灵丸剂1～2个月，以助安全入冬。

长期咳喘不间断，宗气不足必存在

笔者临证观察到，长年咳痰喘的患者，多伴有宗气不足，患者或表述为气不足以吸，或表述为气往上涌，或表述为气将脱状，此时应仔细斟酌，不能一味地宣肺纳气平喘，或者活血化瘀，而应补宗益气，常常选用升陷汤、补中益气汤、心康饮等，如兼有表证，则常用调肺汤。

曾某，女，78 岁，退休，重庆市垫江县人。2020 年 3 月 12 日首诊。

主诉：反复咳嗽咳痰气促 15 年，加重半个月。患者反复咳嗽咳痰气促 15 年，曾多次住院，诊断为"慢阻肺，肺心病"，经呼吸机辅助呼吸、止咳平喘等治疗，症状缓解出院。出院后患者长期家庭氧疗，症状控制尚可。半个月前，患者开始出现气喘加重，双下肢水肿日益明显，活动耐力降低，自行口服原有西药无缓解而就诊。现自觉吸气无力，有气脱感，伴有心悸、口干。脉弦。既往有糖尿病病史。

中医诊断：肺胀。辨证：宗气不足，心脉失养，水湿内停。治法：补益宗气，养阴生脉。主方：心康饮合生脉散。

处方：黄芪30g，党参30g，升麻3g，柴胡6g，桔梗15g，茯苓30g，桂枝10g，附片6g，薏苡仁30g，炙甘草3g，陈皮12g，大腹皮18g，麦冬18g，五味子6g，葛根30g，丹参20g，水蛭3g。5剂，水煎服。

临证思路与心悟：患者因咳喘及水肿反复住院，西医的治疗方案都差不多，无特殊处理，而中医则具有个体化诊疗优势。患者本次发病，除了气喘、双下肢水肿外，还自觉吸气无力，有气脱感，由此联系到宗气不足。我们知道，宗气积聚于胸中，贯注于心肺之脉，其贯入于心者，可推动心脏之搏动，其贯入于脉者，可推动气血之运行。如宗气虚弱，无力推动血液运行，血凝脉中，则化为瘀血；宗气来源于肺脾两脏，宗气虚弱，肺脾两脏俱虚，脾运化失常，肺宣发肃降无力，则出现气喘，津液代谢失常，则聚湿而为痰、为饮。可见宗气下陷、心肾阳虚、脾虚湿阻为长期咳喘的主要病机，治疗上需以升提宗气、温阳健脾为主，辅以利水渗湿，故选用毛以林教授经验方心康饮（生黄芪60g，制附片15g，白茯苓30g，白人参10g，柴胡5g，升麻3g，桔梗10g，薏苡仁30g，生姜皮10g，大腹皮10g，陈皮10g，桂枝10g，炙甘草10g）为主治疗。因存在心悸，心失所养，故合用生脉散益气养阴生脉；加葛根、丹参、水蛭活血化瘀，避免瘀阻形成。

2020年3月17日二诊：患者服药后，自觉吸气有力，心悸消失，水肿消退，喘累改善。现自觉腹部胀满，口苦，舌脉同前。

主方：前方加藿香10g。3剂，水煎服。

2020年3月20日三诊：症状持续改善，目前下肢水肿，下午明显，腹部饱胀，但是纳食及大便正常，舌脉同前。

主方：心康饮合枳术丸、生脉散。

处方：白术18g，黄芪40g，党参30g，升麻3g，柴胡6g，桔梗15g，茯苓30g，桂枝6g，附片9g，薏苡仁30g，炙甘草6g，陈皮12g，枳实10g，麦冬18g，五味子6g，葛根30g，丹参20g，水蛭3g。5剂，水煎服。

临证思路与心悟：纳食正常，但是自觉腹胀，考虑为脾虚气滞，饮食停聚所致，故合枳术丸健脾消痞；下肢下午水肿明显，考虑气虚推动无力，因而加大附片用量为9g。

2020年3月26日四诊：昨日心悸1次，持续约1分钟缓解，进食后1小时自觉腹部胀满，口干，双下肢轻微水肿。舌质淡、少津，苔薄白，脉弦细。

主方：心康饮合生脉散、枳术丸。

处方：苍术15g，白术18g，黄芪40g，党参30g，升麻3g，柴胡6g，桔梗15g，茯苓30g，桂枝6g，白附片6g，乌梅18g，炙甘草3g，陈皮12g，枳实10g，麦冬18g，五味子9g，葛根30g，丹参20g，水蛭3g。3剂，水煎服。

2020年3月30日五诊：自觉整体状况均明显改善，能自行缓慢行走 200m，下午双下肢水肿，休息后自行消退，纳食仍欠佳，活动后存在心悸。舌质淡，苔薄白，脉弦细。

辨证：肺脾两虚，肾气不足。治法：健脾益肺，补益肾气，兼养心阴。主方：睿岐喘咳灵合生脉散。

处方：太子参30g，蛤蚧2对，白术18g，茯苓18g，陈皮12g，法半夏9g，黄芪30g，熟地黄12g，五味子9g，紫菀18g，桑白皮18g，紫苏子30g，杏仁15g，厚朴10g，补骨脂18g，紫石英30g，麦冬18g，葛根30g，丹参30g，水蛭6g。3剂，为水丸，每次6g，每日3次。

临证思路与心悟：诸症缓解，但是毕竟存在慢性虚损性肺疾病，故选用以睿岐喘咳灵为主制成丸剂调理。

2020年11月随访，患者已经服用丸剂3料，与去年相比，今年少发4次，嘱坚持家庭氧疗，规范用药，继续中药调理以求安全过冬。

寐差肢肿无他故，温阳化气安神瘥

笔者临证发现，一些年轻患者，尤其是女性，休息后出现四肢肿胀，而完善相关检查并未见异常，深入询问后发现，此类患者多伴有寐差，且常常于睡眠不佳时四肢肿胀更为明显。笔者起初遇到此类患者感觉无从下手，曾借鉴相关临床报道试用天仙藤散治疗，效果并不好，后通过思索，从温阳化气安神论治，选用桂枝加龙骨牡蛎汤合苓桂术甘汤加减，效果不错。笔者接诊多例类似患者，均在三五剂之间获效。

刘某，女，28 岁，财务人员，重庆市垫江县人。2020 年 3 月 27 日首诊。

主诉：手指及双下肢肿胀伴失眠半个月。患者体型偏胖，半个月来，由于天气日渐转暖，自觉手指及双下肢水肿，第 2 天早上可自行消退，伴寐差多梦，一般睡眠不佳时肿胀更明显，余无不适。舌质淡，苔薄白，脉沉细。行尿常规检查未见异常。

逍遥散牵线下的师徒传承

西医诊断：功能性水肿。中医诊断：四肢肿胀伴不寐。辨证：心气虚推动无力，水湿内停。治法：温阳化气行水，佐以安神。主方：桂枝加龙骨牡蛎汤合苓桂术甘汤。

处方：桂枝10g，白芍18g，生姜3片，炙甘草3g，大枣18g，龙骨30g，牡蛎30g，茯苓18g，白术18g，白茅根30g，泽泻10g。3剂，水煎服。

辨治思路与临证心悟： 患者自觉肿胀，为排除肾性原因，而查尿常规未见蛋白及管型。从中医角度辨证，形体偏胖，肿胀于天气变暖时出现，结合《内经》"壮火之气衰""壮火食气""壮火散气"等论述，考虑人体不能耐受外界环境温度的变化，而导致体内阳气的耗散，从而导致气的推动无力，又结合"心主血脉"，故选用桂枝加龙骨牡蛎汤温心阳、安心神，合用苓桂术甘汤化气行水，另加白茅根、泽泻利尿。

2020年4月1日二诊：服药后睡眠改善，手指及双下肢水肿未犯。嘱原方再进3剂以资巩固。后多次随访，未出现反复。

失眠一病细斟酌，有的放矢疗效好

目前西医治疗失眠的常规药物，主要包括苯二氮䓬类受体激动剂、褪黑素受体激动剂、食欲素受体拮抗剂和具有催眠效应的抗抑郁药物，这些药物均有相应的适用范围，而且长期应用副作用明显。中医药治疗失眠有独特优势，且疗效确切，不易复发。笔者治疗来自全国各地的失眠患者，大多数均获效明显，且远期疗效稳定。现将自己的临证体悟整理如下，以供参考：

其一，治疗失眠要有整体观。遇到失眠患者，不要仅局限于心脑，而应该放眼于五脏。失眠虽属于一个疾病，但也可能为五脏功能失常的一个局部表现，故而需要从调和五脏治疗。

其二，治疗失眠切不可一味重镇安神，而是应该在把握关键病机、辨证处方用药基础上，适当选用重镇安神类药物，这样才能事半功倍。

其三，重视情志疗法，重视舒调肝气。笔者临证发现，有的失眠患者服强效安眠药物无效，而用了发散类中药反而睡眠得到改善。用中医理论解释，就是肝喜条达恶抑郁，失眠突发或者日久，患者情志必定受到影响，肝的疏泄功能肯定也受到影响，发散类中药虽然看似无疏肝理气解郁之功，但却能升发肝气，让肝木舒展，从而起到改善睡眠的功效。笔者受姚氏医派学术思想的影响，特别重视情志疗法，重视平时保健，这样往往比单纯应用中药治疗有效。

其四，重视服药方法和服药时间。笔者体会，正确的服药方法和服药时间，往往也是取效的重要因素之一。比如琥珀，笔者有时让患者冲服，有时也让患者一起熬药（特别是老年患者，本来记忆力就不好，往往弄不清楚），一般冲服剂量偏小，一次3g，熬药则剂量偏大，一般10g左右，熬药的话一般得先煎。服药时间对于失眠患者特别重要，笔者都会提前告知，一般是晚饭前半小时进药1次，睡前1小时再进药1次。

曾治疗一名四川成都的失眠患者，笔者开完处方后，并告知服药方法、时间及预期疗效等。患者服药后诉无效。我仔细审视处方，并无不妥，于是询问患者如何煎药、服药的，原来患者并没有按照医嘱来煎药及服药，于是再次叮嘱用正确的煎药方法及服药时间。患者服药5天即获效，告知5年来从未有过这么舒服的睡眠。

其五，重视主方选择。笔者临证体会到，每一病证必有一主方，而此方多能从前贤著作或经验中找到，适当调整多能取效，这比自己临时组方疗效要好。如针对失眠，就有治疗心胆气虚的安神定志丸，治疗痰热扰心的黄连温胆汤、十味温胆汤、清胆和胃安眠汤（成肇仁老中医经验方），治疗心脾两虚的归脾汤、健脾养心汤（杨廉方老中医经验方），治疗肝血不足的酸枣仁汤，治疗肝血不足、营卫失和、心脾两虚的三合安眠汤（笔者经验方），治疗少阳枢机不利、营卫失于调和、心脾气血失调的柴桂龙牡安神汤（笔者经验方），治疗肝脾失调的逍遥安神汤（王焕生老中医经验方），以及重镇安神的孔圣枕中丹、交通心肾的交泰丸等。根据辨证选定主方，然后再个体化调整。

附：①清胆和胃安眠汤组成：黄连 6 ～ 10g，陈皮 10g，法半夏 10 ～ 15g，茯苓 15 ～ 30g，炙甘草 6g，枳壳 10g，竹茹 12g，知母 10g，川芎 6g，炒酸枣仁 15 ～ 30g，生龙骨 30g，生牡蛎 30g，远志 6g。功用：和胃化痰，清胆宁心，养血安神。主治：胆胃痰热内扰，肝血不足之失眠。

②健脾养心汤组成：太子参 30g，麦冬 18g，五味子 9g，白术 18g，茯苓 18g，陈皮 12g，法半夏 9g，丹参 18g，瓜蒌 18g，甘草 6g。功用：健脾养心生脉。主治：心脾两虚型失眠症。

③三合安眠汤组成：炒酸枣仁 30 ～ 90g，知母 15g，茯苓 10g（有时用茯神 30g 代替），川芎 9 ～ 15g，桂枝 9g，白芍 18g，牡蛎 30g，浮小麦 30 ～ 120g，大枣 18 ～ 30g，生甘草 10 ～ 20g。功用：养脾血，调营卫，安心神。主治：肝血不足，营卫失和，心脾俱虚之失眠症。

④柴桂龙牡安神汤组成：柴胡 15g，黄芩 12 ～ 15g，党参 30g，姜半夏 15g，桂枝 10g，白芍 10g，龙骨 30g，牡蛎 30g，炒酸枣仁

30g，浮小麦 30g，大枣 15g，夏枯草 30g，炙甘草 6g。功用：调和枢机，调和营卫，安神助眠。主治：枢机不利，营卫失和型失眠症。

其六，重视药物恰当配伍。一般而言，失眠的出现预示着身体自我纠正系统已经失效，此时往往既存在肝血不足的一面，又存在神魂不安的一面，还存在阳不入阴的一面，故而选择恰当的药物配伍就显得尤其重要。笔者常常选用酸枣仁、合欢皮、夜交藤养血安神，选用龙骨、牡蛎、珍珠母、琥珀重镇安神，选用夏枯草、半夏引阳入阴。

案 1：许某，女，40 岁，职员，重庆市渝中区人。2020 年 4 月 4 日首诊。

主诉：入睡困难、不耐劳累 3 年。患者素来睡眠欠佳，但是尚且适应。3 年前因手术后睡眠障碍加重，具体表现为入睡困难，睡着后多梦，稍微有声响则惊醒，白天疲倦，且不耐劳累，月经量少色淡、持续 10 天左右才干净，余无不适。舌质淡边有齿痕，苔薄白，脉细。

中医诊断：不寐。辨证：心肝血虚，脾气不足。治法：健脾益气，养心安神。主方：健脾养心汤合安神定志丸、酸枣仁汤、当归补血汤。

处方：党参 30g，麦冬 18g，五味子 10g，白术 18g，茯苓 18g，陈皮 12g，茯神 30g，远志 9g，石菖蒲 12g，龙骨 30g，牡蛎 30g，夜交藤 50g，酸枣仁 15g，知母 10g，川芎 10g，仙鹤草 40g，黄芪

40g，当归 10g。5 剂，水煎服。

临证思路与心悟：患者以入睡困难、不耐劳累为主诉，虽饮食尚可，但是结合舌质淡有齿痕，应该存在脾虚，综合诸症，考虑为心肝血虚，脾气虚弱，拟定健脾益气、养心（肝）安神之法则。选用健脾养血汤健脾养心；安神定志丸安神定惊；酸枣仁汤养肝血，安心神；当归补血汤加仙鹤草、夜交藤益气养血安神；龙骨、牡蛎重镇安神。

2020 年 4 月 10 日二诊：患者服药后入睡改善，其他症状也缓解约 30%，要求继续服用中药巩固。效不更方，继续服用 5 剂再行调整。

2020 年 4 月 17 日三诊：服药后睡眠改善，但是停药 5 天后又出现入睡困难，睡着梦多，容易惊醒，月经来潮未干净、量少、持续时间长。舌质淡，舌苔薄白，脉细。

辨证：心肝血虚，脾气不足。治法：健脾益气，养心安神。主方：健脾养心汤合酸枣仁汤合当归补血汤。

处方：党参 30g，麦冬 18g，五味子 9g，白术 18g，茯神 30g，陈皮 12g，甘草 6g，龙骨 30g，牡蛎 30g，珍珠母 30g，知母 10g，川芎 10g，酸枣仁 15g，合欢皮 30g，夜交藤 60g，黄芪 40g，仙鹤草 30g，当归 10g。7 剂，水煎服。

临证思路与心悟：药后症减，但是因工作关系未能坚持服药，而导致症状反复。基本病机无变，故继续选用健脾养血汤健脾养心；酸枣仁汤养肝血，安心神；当归补血汤加仙鹤草、夜交藤益气养血安神；龙骨、牡蛎、珍珠母重镇安神；借鉴王辉武教授"病由心生"的临证经验，加合欢皮疏肝养心安神。

2020年4月28日四诊：服药后睡眠改善，乏力纠正，仍然未能坚持服药调理。舌质淡，苔薄白，脉弦细。

主方：健脾养心汤合酸枣仁汤合当归补血汤。

处方：党参30g，麦冬18g，五味子9g，白术18g，茯神30g，陈皮12g，姜半夏9g，夏枯草30g，仙鹤草30g，酸枣仁12g，知母10g，川芎10g，夜交藤60g，合欢皮30g，炙甘草3g，龙骨30g，牡蛎30g，远志9g，石菖蒲12g，黄芪30g，当归15g。5剂，水煎服。

临证思路与心悟：患者用药后症状缓解，基础病机无变化，继续上方调整。

后以此为基础调理，患者坚持服药1个月睡眠基本正常，3个月后随访未再反复。

案2：马某，女，36岁，公务员，重庆市垫江县人。2020年3月6日首诊。

主诉：入睡困难、睡后多梦3年。患者素来性格急躁，3年前因劳累后出现睡眠障碍，具体表现为入睡困难，睡着后梦多，晨起口干口苦，纳食欠佳，面色黄，月经前1周开始乳房胀痛。患者述，如果吃三九感冒颗粒入睡就容易，但是仍睡着后梦多。辗转多处求诊，效果不佳。刻诊：同上述，且容易惊醒，自觉心悸。舌质淡，苔薄白，脉弦细。

中医诊断：不寐。辨证：肝气不舒，心气虚弱。治法：疏肝养血，安神入眠。主方：逍遥散合酸枣仁汤。

处方：柴胡18g，白术18g，白芍18g，茯苓18g，当归15g，薄荷9g，炙甘草6g，龙骨30g，牡蛎30g，合欢皮30g，夏枯草30g，法半夏9g，知母10g，川芎9g，酸枣仁30g，珍珠母30g，防风15g。3剂，水煎服。

临证思路与心悟：患者性格急躁，此与肝关系密切；心悸易醒，此与心关系密切。服用宣散解表的三九感冒颗粒能缓解，也说明肝的疏泄功能不佳。治疗应疏肝养血，养心安神。选用逍遥散疏肝健脾，加龙骨、牡蛎，即为逍遥安神汤之意；酸枣仁汤养血安眠；加夏枯草、半夏一阴一阳，潜阳安神入眠；合欢皮合酸枣仁增强养血安神之力；加珍珠母重镇安神；加防风之意，意在于增强肝的舒展之力，恢复肝的疏泄之性。

2020年3月10日二诊：患者服药1剂无反应，服药第2剂能入睡，但是睡着梦多，如放电影。另述睡着四肢冰凉，身子暖和。舌质淡，苔白腻，脉弦细。

辨证：肝气不舒，心气虚弱。治法：疏肝养血，安神入眠。主方：逍遥散合酸枣仁汤、四逆散、交泰丸。

处方：柴胡18g，白术18g，白芍18g，茯苓18g，当归15g，薄荷9g，炙甘草6g，龙骨30g，牡蛎30g，合欢皮30g，夏枯草30g，法半夏9g，知母10g，川芎9g，酸枣仁30g，珍珠母30g，枳壳12g，黄连3g，肉桂6g。7剂，水煎服。

临证思路与心悟：药中病机，症有缓解，遵前法加味。患者四肢冰凉，故合用四逆散使阳气舒展以达四末；睡中梦多如放电影，乃心肾不交之症，故合用交泰丸。

交泰丸由黄连18g、肉桂3g组成，用于因心火偏亢、肾水不济之怔忡、失眠等症。本方取黄连清心以泻上亢之火为主，佐以少许肉桂，温肾以引火归原，为降火救水之剂。临床中凡心火偏亢、相火外越、水火不济所致失眠、临卧时精神兴奋、心悸不安、惊悸、怔忡、健忘、遗精、阳痿、口腔溃疡等症，均可合用交泰丸治疗。

2020年3月20日三诊：睡眠好转，入睡不再困难，睡着也不多梦，之前因睡眠不佳出现脱发明显。舌脉同前。

主方：逍遥散合酸枣仁汤、四逆散、交泰丸。

处方：柴胡18g，白术18g，白芍18g，茯苓18g，当归15g，薄荷9g，炙甘草6g，龙骨30g，牡蛎30g，合欢皮30g，夏枯草30g，法半夏9g，知母10g，川芎9g，酸枣仁30g，枳壳12g，黄连3g，肉桂6g，制何首乌18g，白蒺藜18g。5剂，水煎服。

临证思路与心悟：6剂中药缓解3年失眠之苦，患者感激之情溢于言表，但是由于病程长，基本病机不会在短时间内转变，故继续原方治疗。考虑到睡眠不佳则脱发严重，提示肝血不足，故加制何首乌养肝血、荣毛发，白蒺藜祛风止脱发。

2020年3月27日四诊：现在入睡不困难，但是有梦，醒后稍觉累，眼睛干涩，脱发，性欲减退。舌质淡，苔薄白，脉弦细。

主方：逍遥安神汤合四逆散、交泰丸。

处方：柴胡 18g，白术 18g，白芍 18g，茯神 30g，当归 15g，薄荷 6g，炙甘草 6g，龙骨 30g，牡蛎 30g，合欢皮 30g，夏枯草 30g，法半夏 9g，酸枣仁 30g，枳壳 12g，黄连 3g，肉桂 6g，制何首乌 18g，白蒺藜 18g，珍珠母 30g。7 剂，水煎服。

临证思路与心悟：症状持续缓解，基本病机不变，继续原法调整，考虑到梦多，故加珍珠母重镇安神。

2020 年 4 月 5 日五诊：入睡不困难，睡着后梦也不多，但是晨起自觉睡眠质量不高，非常疲倦，眼睛干涩，面部散在粉刺，无口苦，纳食可，大便黏滞。舌质淡，苔中部腻而微黄，脉弦细。

治法：清热燥湿，养血安眠。主方：清胆和胃安眠汤合枕中丹。

处方：黄连 6g，陈皮 12g，法半夏 9g，茯苓 18g，炙甘草 3g，枳壳 12g，竹茹 10g，酸枣仁 30g，知母 10g，川芎 10g，龙骨 30g，牡蛎 30g，远志 6g，石菖蒲 12g，龟甲 15g，枇杷叶 18g，防风 6g，合欢皮 30g，夏枯草 18g。5 剂，水煎服。

临证思路与心悟：本例患者经过几次调治，入睡困难消失，睡着梦也不多，但晨起乏力，眼睛干涩，自觉睡眠质量不高，如何解释？第一种可能是药物有效，人体恢复需要时间，需补充之前没有睡的觉，这也是刘绍武老中医的观点；第二种是药物不及，结合舌苔，确实有湿热之象，故而调整方药。本次方中，应用黄连温胆汤清胆（郁）热，燥湿热；酸枣仁汤养肝血，安心神；枕中丹滋阴降火，重镇安神；枇杷叶、防风宣肺祛痘，且防风有助于疏肝郁；合欢皮合酸枣仁，养血安神；夏枯草合法半夏，交通阴阳以安神。

2020年4月11日六诊：自觉睡眠质量较前改善，疲倦减轻，仍眼睛干涩，面部粉刺消失，无口苦，纳食可，大便黏滞。舌质淡，苔白腻，脉沉细。

治法：清热燥湿，养血安眠。主方：温胆汤合酸枣仁汤、枕中丹。

处方：陈皮12g，法半夏12g，茯神30g，炙甘草3g，枳壳12g，竹茹10g，知母10g，川芎10g，酸枣仁30g，夏枯草30g，合欢皮30g，五味子6g，远志6g，龙齿18g，牡蛎30g，龟甲18g，石菖蒲12g。5剂，水煎服。

临证思路与心悟：药中病机，症有改善，效不更方，继续上方调整。

2020年4月18日七诊：整体睡眠质量较前明显改善，但是入睡困难仍有反复，自觉睡觉时又无名热感，睡后多梦，无口苦，纳食可，大便黏滞。舌质淡，苔白腻，脉弦细。

主方：黄连温胆汤合酸枣仁汤、枕中丹。

处方：黄连9g，陈皮12g，法半夏12g，茯苓18g，炙甘草3g，枳壳12g，竹茹10g，炒酸枣仁15g，夜交藤50g，知母10g，川芎10g，龙齿18g，牡蛎30g，龟甲12g，远志6g，石菖蒲12g，防风6g，合欢皮30g，夏枯草18g。5剂，水煎服。

基本病机不变，守法再进，加用夜交藤50g。

临证思路与心悟：据《朱良春用药经验集》记载，朱良春常重用夜交藤30～60g治疗不寐，每每应手。他认为夜交藤入心肝二经血分，功擅引阳入阴，且善于养血，对血虚所致之失眠最为适宜，对于其他各种原因所致的失眠，亦可用为佐使之药。在诸多安神药中，以夜交藤催眠作用最佳，唯其用量宜大，少则不效。由于酸枣仁价贵，故笔者临床上也逐渐用夜交藤来替代以治疗失眠症。此药无毒性，很安全。

祝谌予先生经验：多梦加白薇……很多的病人特别是肝炎病人，老是那个乱梦纷纭的那些病人，白薇是清肝热的，白薇这味药确实对这个尽做乱七八糟梦的人非常之好用。(《名老中医传略·学术·传人丛书·祝谌予》第97页)

2020年4月24日八诊：诉几年来，睡眠从未有如此之好。嘱原方再进5剂以资巩固。

2020年4月30日九诊：整体睡眠质量较前明显改善，但是入睡困难仍有反复，自觉睡觉时无名热感，睡后多梦，无口苦，纳食可，大便黏滞。舌质淡，苔白腻，脉弦细。

主方：十味温胆汤合酸枣仁汤、枕中丹。

处方：黄连9g，陈皮12g，姜半夏12g，茯苓18g，枳壳12g，竹茹10g，甘草3g，石菖蒲12g，远志9g，炒酸枣仁15g，五味子6g，夏枯草30g，夜交藤60g，合欢皮30g，龙齿18g，牡蛎30g，知母10g。5剂，水煎服。

3月后电话随访，上方间断服用，睡眠已恢复正常。

案3：石某，男，18岁，学生，湖南省长沙市人。2020年5月

4 日首诊。

主诉：睡眠障碍 3 天。患者因去年高考落榜，选择复读，学习压力大，近 1 个月考试 2 次且退步均很大，对其打击较大。3 天前又因考试成绩退步，导致失眠，伴有心悸、胸闷、寒热往来，出虚汗、心烦、口渴、食欲不振，延续至今，而自己又渴望睡着，故而苦恼不已。现又出现眼眶痛，头痛。于某医院做心电图显示正常心电图。血压 124/86mmHg、心率 78 次 / 分。舌红苔黄腻，脉数。

中医诊断：不寐。辨证：肝失疏泄，胆热扰神。治法：疏肝和胃，燥湿化痰，安神助眠。主方：柴芩温胆汤合孔圣枕中丹。

处方：柴胡 18g，黄芩 15g，陈皮 12g，姜半夏 12g，茯苓 18g，枳壳 12g，竹茹 10g，龙骨 30g，牡蛎 30g，龟甲 15g，远志 9g，石菖蒲 15g，夏枯草 30g，合欢皮 30g，炙甘草 3g，大枣 18g。3 剂，水煎服。

临证思路与心悟：本例患者因学业压力大而失眠，如何选方呢？细究整体症状，既有肝气不舒的一面，又有胆热内扰的一面，治疗需两者兼顾，故选用小柴胡汤去人参调和枢机，温胆汤清胆和胃、燥湿化痰。另用孔圣枕中丹重镇安神，加夏枯草合姜半夏调和阴阳以助眠。不寐必然暗耗肝血，故加合欢皮疏肝解郁、养血安神。

2020 年 5 月 6 日二诊：5 月 4 日当天下午及睡觉前分别服药 1 次，晚上 12 点左右睡着，早上 5 点左右醒来，较前明显改善。嘱再服药 3 日，后根据情况调整。

2020 年 5 月 10 日三诊：上方服用 6 剂，已经有 3 天晚上正常入眠，且睡眠质量较佳，准备今日返校。嘱口服孔圣枕中丹以继续巩固。

临证思路与心悟： 患者药后症状大为改善，超出预期，嘱其口服孔圣枕中丹以巩固。孔圣枕中丹由龟甲、龙骨、远志、石菖蒲各等份组成，用于治疗思虑过多，阴虚火旺，健忘多梦，心悸怔忡，头晕失眠，遗精盗汗。方中龟甲滋阴降火，龙骨镇心安神，远志、菖蒲既能安神益智，又能祛痰利窍。配合成方，共奏滋阴降火、镇心安神之功，而以养阴宁神为主，阴足则火自平。该方主治中虽谓阴虚火旺，但亦以阴虚为主，火旺并不十分明显。

支扩治疗动态调，急性清解慢脾肾

中医治疗支气管扩张有一定优势，尤其在缓解症状、减少咳痰、提高免疫力、减少复发等方面效果显著。据笔者体会，支气管扩张急性期多伴有感染，需要清热解毒、宣肺止咳以迅速控制症状，多选用小陷胸汤、苇茎汤等治疗；慢性期则需健脾养肺益肾，从本论治，多选用笔者的经验方睿岐喘咳灵治疗，每能获效。

赵某，女，57岁，退休，重庆市沙坪坝人。2020年4月13日首诊。

主诉：咳嗽痰多伴气促3年。3年前，患者因受凉出现咳嗽，咳痰量多，且呈黄绿色，伴活动后气促，未引起重视，此后咳嗽、咳痰、气促反复出现，多在受凉后明显。10余天前，患者因受凉再次症状加重，经治疗后症状缓解不明显。刻诊：咳嗽，咳痰量多，呈黄绿色，活动后气促。舌质红，苔黄腻，脉弦。

西医诊断：支气管扩张伴感染。中医诊断：咳嗽。辨证：痰热蕴肺。治法：清热化痰，止咳平喘。主方：苇茎汤合小陷胸汤。

处方：薏苡仁30g，桃仁12g，冬瓜子30g，天花粉18g，黄芩15g，法半夏15g，瓜蒌皮18g，鱼腥草30g，金荞麦30g，浙贝母18g，杏仁15g，厚朴10g，炙麻黄6g。7剂，水煎服。

临证思路与心悟： 该病证属于痰热蕴肺无疑，拟定清热化痰、止咳平喘之法，选用苇茎汤合小陷胸汤加味治疗。其中苇茎汤清热排脓，小陷胸汤清热化痰；加鱼腥草、金荞麦清热解毒，麻黄、杏仁、厚朴宣肺平喘，浙贝母化痰散结。

裴永清教授有一经验方叫清热化痰解毒汤，具体由鱼腥草40g，冬瓜子40g，生薏苡仁40g，芦根30g，浙贝母9g，败酱草30g，马齿苋30g，山慈菇9g，桃仁9g组成，肺病患者舌苔黄腻或者白腻，证属湿热者均可应用。洪广祥老中医认为，支气管扩张总属本虚标实，本虚以气阳虚弱为主，标实以痰、瘀、热为主。其治疗关键在于缓解期和本虚，而本虚的治疗关键在治脾，并提出"见肺之病，当先治脾"的观点，自拟益气护卫汤。该方组成：生黄芪30g，防风10～15g，白术10～15g，桂枝10g，白芍10g，大枣6枚，生姜3片，炙甘草6g，仙茅10g，淫羊藿10～15g，具有温阳益气、调和营卫、振奋真元之功效。若阳虚明显者，可将仙茅、淫羊藿易为补骨脂10～15g，胡芦巴10～15g，名为温阳护卫汤。本方适用于卫阳（气）虚弱型支气管扩张，患者常见形寒肢冷、自汗畏风、不耐风寒、易伤风感冒等表现。

2020年4月21日二诊：服药7剂后，咳嗽次数减少，咳痰量少，仍活动后气促，伴心烦，容易汗出。舌质淡红，苔薄黄腻，脉弦。

辨证：痰湿蕴热，热扰心神。治法：清热燥湿，清心除烦。主方：黄连温胆汤合栀子豉汤、玉屏风散。

处方：陈皮12g，法半夏12g，茯苓18g，枳壳12g，竹茹10g，黄连9g，栀子10g，豆豉10g，黄芪30g，白术15g，防风15g，杏仁15g，蒲公英20g。7剂，水煎服。

临证思路与心悟：用药后症状改善，反映药中病机。现咳嗽及痰量均减少，故处方调整为黄连温胆汤清热燥湿化痰，栀子豉汤清心除烦，玉屏风散益气固表；同时加杏仁宣肺平喘，蒲公英清化余热。

2020年4月29日三诊：用药后患者自觉症状进一步改善，为避免复发，要求服中药丸剂巩固。现胃脘部进食不慎容易痞满。舌质淡红，苔白腻，脉弦细。

辨证：肺脾两虚，肾气不足。治法：健脾养肺，益肾止咳。主方：睿岐喘咳灵。

处方：太子参30g，蛤蚧2对，白术18g，茯苓18g，陈皮12g，法半夏12g，黄芪30g，防风12g，生地黄18g，五味子9g，紫菀18g，百部18g，百合30g，桑白皮18g，补骨脂18g，杏仁15g，厚朴10g，紫石英30g，木香6g，砂仁6g，苏梗15g，水蛭3g，柴胡

18g，白芍 18g，灵芝 30g。3 剂，做水丸，每日 3 次，每次 9g。

辨治思路与临证心悟：症状缓解，但是支气管扩张所致肺损伤非一日能缓解，其形成多半有肺脾两虚、肾气不足的基础，故予以健脾养肺、益肾止咳以治本，用经验方睿岐喘咳灵为主调理。

血脂高为湿作祟，祛湿泄浊为妙法

随着人们生活水平的提高，血脂异常者日益增多，有的日久发展为脂肪肝、肥胖。如何有效地防治血脂异常类疾患呢？笔者临证体悟到，血脂异常实为湿浊为患，祛湿泄浊为治疗关键！可以醒脾化湿，如芳香化浊汤；可以健脾燥湿，如六君子汤；可以祛湿活血，如当归芍药散等。具体患者具体分析，方可万全。

案1： 李某，男，32岁，工人，重庆市江北区人。2020年4月14日首诊。

主诉：身重身困伴口腔异味1年。患者素来体壮，身高166cm，体重90kg。每日必须吃肉食。1年前出现身困身重，中午明显，口腔异味，晨起明显，伴口腔黏腻感，大便黏滞。舌质淡，苔根部厚腻而白，脉沉缓。曾多次检查均提示重度脂肪肝。

中医诊断：湿阻；口臭。辨证：湿浊阻滞，痰湿上犯。治法：

芳香辟浊，祛湿泄浊。主方：柔肝降脂汤合芳香化浊汤。

处方：土茯苓 30g，苍术 18g，天花粉 18g，荷叶 18g，白芷 9g，薄荷 9g，茯苓 18g，厚朴 10g，姜半夏 9g，陈皮 12g，藿香 10g，佩兰 15g，决明子 18g，丹参 18g，泽泻 12g，生山楂 18g。7 剂，水煎服。同时嘱控制饮食，适当锻炼。

临证思路与心悟：本例患者，体型肥胖，肌肉丰满，一看就属于"痰湿"人。结合诸症，辨证为湿浊阻滞，痰湿上犯，选用芳香辟浊汤芳香辟浊，柔肝降脂汤祛湿泄浊；加天花粉清热生津，苍术运脾，土茯苓解毒除湿。

2020 年 4 月 21 日二诊：服药后头昏、身重改善，余症同前。

主方：柔肝降脂汤合芳香化浊汤。

处方：土茯苓 30g，石菖蒲 12g，荷叶 18g，白芷 9g，薄荷 9g，炙甘草 3g，茯苓 18g，姜半夏 9g，陈皮 12g，藿香 10g，佩兰 15g，决明子 18g，丹参 18g，泽泻 12g，生山楂 18g。14 剂，水煎服。

临证思路与心悟：首次服药不多，为 7 剂，但是服用后症状即有改善，考虑药证对路，继续前法调治。

2020 年 5 月 8 日三诊：用药后身困缓解，但是晨起口干，余同前。

主方：柔肝降脂汤合芳香化浊汤。

处方：荷叶 18g，白芷 12g，薄荷 6g，炙甘草 3g，厚朴 10g，连翘 18g，茯苓 18g，姜半夏 9g，陈皮 12g，藿香 10g，佩兰 15g，苍术 12g，白术 18g，决明子 18g，丹参 18g，泽泻 12g，生山楂 18g，

天花粉 18g，芦根 18g。7 剂，水煎服。

临证思路与心悟：症有转机，用药有效，继续前法调整。

2020 年 5 月 20 日四诊：今日患者联系，告知诸症消失，问是否继续服用药物。嘱加强锻炼及控制饮食，如条件允许，可坚持服三诊方一段时间。

2020 年 6 月 30 日随访，告知复查腹部彩超提示轻度脂肪肝。嘱停药并坚持控制饮食，适当锻炼。

案 2：杜某，女，38 岁，工人，重庆市渝中区人。2020 年 4 月 4 日首诊。

主诉：体检发现血脂高 1 个月。患者身高 168cm，体重 82kg。患者 1 个月前体检提示脂肪肝（中度）、高脂血症，且自觉腹部长大一圈，伴口干口苦，背部散在皮疹，伴瘙痒，触之油腻感。舌质淡，苔薄白，脉沉。

中医诊断：湿阻。辨证：脾虚湿阻中焦。治法：健脾降脂。主方：柴芍异功散合柔肝降脂汤。

处方：党参 30g，生白术 18g，茯苓 18g，陈皮 12g，柴胡 18g，白芍 18g，丹参 18g，泽泻 15g，生山楂 18g，决明子 18g，枇杷叶 18g，地肤子 18g，生甘草 3g。7 剂，水煎服。嘱低盐低脂饮食，适当锻炼。

临证思路与心悟：脾虚运化不及，水湿困阻，日久则成膏脂，故选用异功散健脾理气；柔肝降脂汤降脂祛浊。脾虚肝旺，出现口干口苦，故加柴胡、白芍疏肝；湿蕴肌肤，故选枇杷叶宣肺，地肤子止痒。

2020年4月13日二诊：服药后背部皮疹消退，瘙痒减轻，但是触之仍有油腻感。自觉脾气急躁，不易控制。舌质淡，苔薄白，脉沉。

主方：柴芍六君子汤合柔肝降脂汤。

处方：柴胡18g，白芍18g，党参30g，白术18g，土茯苓30g，陈皮12g，姜半夏9g，丹参18g，泽泻12g，决明子18g，山楂18g，枇杷叶18g，地肤子20g，郁金15g。7剂，水煎服。

临证思路与心悟：症已改善，提示药中病机，继续于前法修正。选用柴芍六君子汤疏肝健脾；柔肝降脂汤祛湿泄浊；加郁金疏肝，枇杷叶清肺，地肤子止痒。

2020年4月29日三诊：自觉症状大为改善，但是背部仍散在粉刺，容易急躁。舌质淡，苔薄白，脉沉。

主方：柴芍六君子汤合枇杷清肺饮、柔肝降脂汤。

处方：柴胡18g，白芍18g，太子参30g，白术18g，茯苓18g，陈皮12g，枇杷叶18g，杏仁15g，黄连10g，桑白皮18g，黄柏10g，生甘草6g，山楂18g，泽泻12g，丹参18g，决明子18g，黄精18g，紫草6g，麦冬18g，五味子9g，栀子6g，薏苡仁30g。3剂，为水丸。每日3次，每次9g。

临证思路与心悟：症状缓解，继续选用柴芍六君子汤疏肝健脾；枇杷清肺饮清肺热；柔肝降脂汤祛湿泄浊。以此为基，加味调整。

后患者坚持以二诊方为基础，再调治 1 个月复查，提示血脂各指标在正常范围，脂肪肝已为轻度，嘱坚持饮食控制及适当锻炼，以收全功。

水肿虽及肺脾肾，通阳行水不可少

水肿一病，涉及肺、脾、肾三脏，治疗上也应三脏同调，并各有侧重，分别选用越婢汤、麻黄连翘赤小豆汤、五皮饮、实脾饮、济生肾气丸等方。笔者临证体悟，除此以外，还应该重视通阳化气行水。笔者常选用退肿汤化裁，多能获效。

卢某，女，47岁，农民，重庆市垫江县人。2020年4月15日首诊。

主诉：间断眼睑及双下肢水肿半年，复发加重2天。半年前，患者开始出现间断眼睑及双下肢水肿，能自行消退，故而未引起重视。2天前，患者在洗脚过程中发现双下肢明显水肿，按之凹陷不起，伴有腰困酸痛，小便次数正常但是量少，左侧肋部隐痛，纳食可，寐差多梦。舌质淡，苔薄黄，脉沉弦。既往有2型糖尿病病史2年。辅助检查：尿常规示白细胞179/μL。血糖8.26mmol/L。肾功未见异常。

｜逍遥散牵线下的师徒传承｜

中医诊断：水肿，不寐。辨证：脾肾不足，水湿内停。治法：温补脾肾，利水消肿。主方：退肿汤合降糖对药方。

处方：黄芪30g，防己18g，白术18g，茯苓30g，桂枝6g，草薢15g，石韦15g，车前草30g，旱莲草30g，茵陈30g，白茅根30g，夜交藤60g，生地黄18g，苍术15g，玄参18g，葛根30g，丹参18g，黄连6g，延胡索15g。5剂，水煎服。

临证思路与心悟：本例患者，以水肿、腰困痛、寐差为主症，考虑脾的运化不及、肾的气化不利为病机关键，从而导致水湿内停、心神失养等。故选用退肿汤（祝谌予经验方，由黄芪、防己、白术、茯苓、桂枝、草薢、石韦、车前草、旱莲草组成）合降糖对药方（祝谌予经验方，由生地黄、黄芪、苍术、玄参、葛根、丹参组成）益气养阴，兼予活血。加茵陈、白茅根清热利尿；大剂量夜交藤既能利尿，又能养血安神；黄连清热燥湿，现代药理研究提示本药能降低血糖；左侧肋部隐痛，考虑为气机不舒所致，加延胡索理气止痛。

夜交藤为安神三药（夜交藤、酸枣仁、合欢皮）之一，甘平无毒，能通补心肝二经，养心安神，祛风通络，活血止痛。其药性平和，故大剂量应用较为安全。

2020年4月21日二诊：服药后自觉周身顺畅，水肿明显减轻。寐差，舌脉同前。

主方：退肿汤合降糖对药方。

处方：黄芪30g，防己18g，白术18g，茯苓30g，桂枝6g，草薢15g，石韦15g，车前草30g，旱莲草30g，茵陈30g，白茅根

30g，夜交藤 60g，合欢皮 30g，龙骨 30g，牡蛎 30g，生地黄 18g，苍术 15g，玄参 18g，葛根 30g，丹参 18g，黄连 6g，延胡索 15g。5剂，水煎服。

临证思路与心悟： 诸症缓解，目前水肿十去七八，仍寐差，故于前方加合欢皮、龙骨、牡蛎。

2020 年 8 月 28 日三诊：服用上药后近几个月均相安无事，但是 1 周前因农务繁忙，劳累后出现休息后水肿也不消退，故而就诊。刻诊：眼睑及上下肢凹陷性水肿，怕冷，不敢吹空调，夜间平卧时两小腿自觉无处安放，易汗出，入睡困难，睡着梦多。舌质淡，舌苔白腻，脉沉细。

辨证：心肺脾肾不足。治法：益卫固表，养心安神，利尿消肿。主方：玉屏风散合生脉散、异功散、退肿汤。

处方：黄芪 30g，白术 18g，防风 15g，太子参 30g，麦冬 18g，五味子 6g，茯苓 18g，陈皮 12g，冬瓜子 30g，桂枝 10g，白芍 30g，木瓜 18g，防己 18g，车前草 30g，旱莲草 30g，白茅根 30g，琥珀 6g，龙骨 30g，牡蛎 30g。3 剂，水煎服。

临证思路与心悟： 患者间断水肿，曾在内分泌肾病科就诊，考虑绝经前后激素改变所致，无特殊处理，但是患者自觉不适，故而寻求中医治疗。据所述证候，均提示虚的一面，故而用玉屏风散益卫固表，生脉散益气养阴，异功散培土生金以助水湿代谢，退肿汤温补脾肾；另加琥珀、龙骨、牡蛎重镇安神。

2020 年 8 月 31 日四诊：服药后水肿随即消退，睡眠改善，但是仍觉得怕风，不敢吹空调，两小腿自觉无处安放。舌质淡，舌苔白腻，脉沉细。

治法：益卫固表，养心安神，利尿消肿。主方：玉屏风散合生脉散合异功散合退肿汤。

处方：黄芪 30g，白术 18g，防风 15g，太子参 30g，麦冬 18g，五味子 6g，茯苓 18g，陈皮 12g，冬瓜子 30g，桂枝 10g，白芍 30g，木瓜 18g，防己 18g，车前草 30g，旱莲草 30g，白茅根 30g，琥珀 6g，龙骨 30g，牡蛎 30g。3 剂，水煎服。

临证思路与心悟：药后水肿即消退，但考虑到病机不可能短期彻底消失，且基本病机并未发生变化，故用原方 3 剂，以求巩固。

2020 年 9 月 19 日五诊：双下肢水肿晨起仍存在，头重头昏，夜间口黏，周身如鸡啄样痛，纳食可，寐差，入睡困难，易醒，梦不多，身痒，夜间明显，二便正常。舌质淡、边有齿痕，苔白，脉沉细。

主方：退肿汤合四物汤合半夏白术天麻汤。

处方：琥珀 6g，黄芪 30g，防己 18g，白术 18g，茯苓 30g，桂枝 6g，萆薢 15g，石韦 15g，车前草 30g，旱莲草 30g，当归 15g，生地黄 18g，川芎 9g，赤芍 9g，姜半夏 9g，钩藤 30g，陈皮 12g，龙骨 30g，牡蛎 30g。3 剂，水煎服。

2020 年 9 月 21 日患者带其家属前来就诊，述服药当晚睡眠好，第二天水肿即消退，余症状也随即消失。

慢性鼻炎多烦恼，抗敏通窍养阴保

慢性鼻炎或者过敏性鼻炎患者，因症状反复出现，其生活质量也因此而下降。笔者临证体悟到，如果能在易发时间段之前开始用中药调理，往往能避免复发或者减少复发，或者减轻症状。其总的治则，想必大家都清楚，那就是宣肺通窍。然而，宣肺通窍并不意味着只有苍耳子散类的方剂，还应该结合患者个体化辨证施治，以达到宣肺通窍的目的。

盛某，女，33岁，主治中医师，重庆市垫江县人。2020年4月2日首诊。

主诉：鼻塞、流鼻涕伴鼻腔干燥3年。患者自小有过敏性鼻炎，春季症状尤其明显（鼻塞、流涕、打喷嚏等），予以抗过敏治疗症状可缓解，但始终未根治。3年前，患者出现秋冬鼻腔干燥，晨起有黄鼻痂，非常不舒服，曾在耳鼻咽喉科2次行鼻镜检查均提示慢性鼻炎，予以复方薄荷油滴鼻只能暂缓解。刻诊：近日春季来临，繁花盛开，鼻塞、喷嚏、流鼻涕频发，但是过后又出现鼻腔干燥不适，晨起有干燥黄鼻涕，余无任何不适。舌质淡，苔薄白，脉弦细。

中医诊断：鼻鼽。辨证：肺阴不足，风邪克肺。治法：滋养肺阴，祛风止痒。主方：过敏煎合养阴清肺汤。

处方：防风15g，柴胡18g，五味子10g，乌梅18g，百合30g，百部18g，麦冬18g，天冬15g，玄参15g，白芍18g，生地黄18g，薄荷10g，桔梗6g，生甘草3g。3剂，水煎服。

临证思路与心悟： 患者鼻部疾患，余无不适，结合辨证，选用过敏煎祛风止痒；鼻为肺之窍，故选用养阴清肺汤养肺阴；加百部、百合增强养阴之力；桔梗载药上行，甘草调和诸药。

2020年4月13日二诊：服药后自觉症状改善，故按照原方再取6剂。现自觉鼻腔干燥缓解，仍反复出现鼻塞、流涕、打喷嚏，受风后明显。舌质淡，苔薄白，脉弦细。

辨证：肺阴不足，风邪克肺。治法：滋养肺阴，祛风止痒。主方：玉屏风散合过敏煎、养阴清肺汤、苍耳子散。

处方：黄芪30g，白术18g，防风15g，柴胡18g，五味子10g，乌梅18g，地榆12g，苍耳子10g，辛夷10g，白芷6g，薄荷9g，玄参18g，白芍18g，麦冬18g，生地黄18g，牡丹皮9g，百合30g，生甘草6g，桔梗6g。3剂，水煎服。

临证思路与心悟： 病有转机，症有改善，继续在前方基础上，合玉屏风散益气固表、苍耳子散宣通鼻窍。

全国名老中医李寿彭认为，变应性鼻炎发作期应重在宣通鼻窍、祛风散寒清热，兼以益气固表；疾病缓解期应重在益气固表扶正，兼祛风清热通窍。常以苍耳子散合玉屏风散加味，药用苍耳子、辛夷、白芷、薄荷、黄芪、白术、防风、桑叶、菊花、黄芩、槐米、紫河车、灵芝。方中苍耳子、辛夷祛风散寒通窍，黄芪、白术、防风补益肺脾之气、祛风固表，桑叶、菊花、黄芩祛风清热，槐花具有抗过敏作用，灵芝、紫河车增强免疫功能。此经验值得借鉴。

2020年4月18日三诊：服药后鼻腔干燥进一步缓解，仍鼻塞、流涕、打喷嚏，但是程度减轻，晨起及受凉易流清涕、打喷嚏。舌质淡，苔薄白，脉弦细。

辨证：肺阴不足，风邪克肺，营卫不足。治法：滋养肺阴，祛风止痒，调和营卫。主方：玉屏风散合过敏煎合养阴清肺汤合苍耳子散合桂枝汤。

处方：黄芪30g，白术18g，防风15g，柴胡18g，五味子10g，乌梅18g，苍耳子10g，辛夷10g，白芷6g，薄荷9g，槐花15g，玄参18g，白芍18g，麦冬18g，生地黄18g，牡丹皮9g，百合30g，生甘草6g，桔梗6g。3剂，水煎服。

临证思路与心悟：症有转机，其晨起及受凉易犯，考虑存在营卫不足，故合桂枝汤，同时加槐花抗过敏。

2020年4月21日四诊：症有减轻，但是出现大便次数增多，日4～5次。舌脉同前。

主方：三诊方中白术、生地黄、玄参都减为12g。3剂，水煎服。

2020年5月8日五诊：间断服药至今，症状全部消失，要求再行巩固。询问得知，患者一直有磨牙，达10年之久。舌质淡，苔薄白，脉弦细。

主方：玉屏风散合过敏煎、苍耳子散、养阴清肺汤。

处方：黄芪30g，白术12g，防风15g，柴胡18g，五味子10g，乌梅18g，苍耳子10g，辛夷10g，白芷6g，薄荷9g，槐花15g，玄参12g，白芍18g，麦冬12g，生地黄12g，牡丹皮9g，百合30g，生甘草6g，桔梗6g，葛根18g，藿香10g，荷叶18g。3剂，水煎服。

临证思路与心悟： 症状缓解，针对磨牙，在原方基础上，加葛根、藿香、荷叶清胃热。临证体会，荷叶治疗磨牙，效果尚可。

2020年12月初随访，患者诉冬季来临，症状偶有反复，但是较往年已大有改善，不影响工作及日常生活。

便秘虽属肠道疾，着眼整体方取效

笔者临证发现，短时间便秘患者一般很少就诊，多自己购买泻药解决了事，而前来门诊就诊的，往往是长期便秘，而且经过对症处理效果不明显者。此时，尤其要多留心，千万别认为，便秘嘛，吃吃通便药就能解决问题。

那么，临证时我们应该如何把握治疗的关键点呢？笔者有以下几点心得：

其一，新发多实，久病多虚。人一生难免遇到便秘，如果是偶发，或者出现时间短的，一般实证比较多，此时可选用番泻叶、大黄等药物及大承气汤、宣白承气汤等组方，一般会达到药到病解的目的；如果是长期反复出现，或者身体本身就存在虚象者，往往是虚实夹杂，而以虚为主，此时切不能盲目导泻，而应该辨证用药。如属于脾虚者，选用六君子汤；属于肾虚者，选用济川煎；属于血虚者，选用润肠丸；属于阴虚者，选用增液汤；属于正虚者，选用黄龙汤等。

其二，重视肺与大肠相表里，开宣肺气而通便。笔者临证发现，许多患有慢性肺系疾病患者，往往伴有不同程度的便秘，方药如果增加杏仁、苏子等，往往在止咳平喘的同时，便秘一症也随之缓解。对长期便秘患者，即使没有肺系疾病，也可以适当加入开宣肺气的药物，同样能取到通便之疗效。

其三，把握组方及药物剂量。把握组方，前面已经提到，除此之外，药物的剂量也很重要，所谓"中药之秘在于量"。比如辨证为脾虚便秘，选用以六君子汤为主治疗，需要注意白术的用法和剂量，此时应以生白术为宜，且剂量要大，在30g以上，并逐步递增；又如治疗血虚便秘，用润肠丸，笔者的体会，当归至少用18g，并逐步增加；治疗肾虚便秘，用济川煎，笔者体会，肉苁蓉用20g以上通便效果显著，并常与20g锁阳搭配应用。

其四，重视气机调畅。便秘患者，往往存在气机不畅的征象，如打嗝、腹胀、频繁矢气等。治疗时，须重视调畅气机，气机调则门路开，效果自然提高。笔者常选用枳壳、升麻、柴胡、厚朴、陈皮等。

雷某，女，50岁，工人，重庆市垫江县人。2020年4月21日首诊。

主诉：大便干结难解10年，频繁放屁1个月。10年来，患者长期便秘，需要用润肠通便药物方能缓解，延续至今。1个月来患者频繁放屁，伴寐差。刻诊：大便干结难解，需手抠，频繁放屁，伴寐差，颈部发紧。舌质淡，苔白腻，脉弦细。

西医诊断：习惯性便秘，睡眠障碍。中医诊断：便秘；不寐。

辨证：肾阳不足，肠道失养，兼气血不足。治法：温肾润肠，养心安神。

主方：济川煎合当归补血汤、四逆散。

处方：黄芪 30g，当归 15g，怀牛膝 15g，肉苁蓉 20g，升麻 6g，枳壳 12g，锁阳 20g，火麻仁 30g，杏仁 15g，白术 30g，柴胡 18g，白芍 30g，葛根 30g，夜交藤 50g，木香 8g，砂仁 6g，槟榔 12g，炙甘草 6g。3 剂，水煎服。

临证思路与心悟：本例患者，便秘达 10 年，结合年龄，考虑肾阳不足必然存在，故选用济川煎温肾益精、润肠通便，同时加锁阳、火麻仁、杏仁、白术增强润肠通便之力；腑气不通，必然影响脾胃运化，出现气血不足，故选用当归补血汤益气养血；频繁打嗝，肝气不舒，选用四逆散加木香、砂仁、槟榔疏肝理气；颈部发紧，提示津液不足，加葛根生津解肌；寐差，考虑气血不足，心神失养，选用夜交藤养血安神。

2020 年 4 月 28 日二诊：服药后大便通畅，每日 1 次，放屁减少，睡眠即颈部发紧改善。舌质淡，苔白腻，脉弦细。

主方：济川煎合当归补血汤、四逆散。

处方：黄芪 30g，当归 15g，怀牛膝 15g，肉苁蓉 20g，升麻 6g，枳壳 12g，锁阳 20g，火麻仁 30g，杏仁 15g，白术 30g，柴胡 18g，白芍 30g，葛根 30g，夜交藤 60g，木香 8g，砂仁 6g，槟榔 12g，炙

甘草 6g。5 剂，水煎服。

临证思路与心悟： 药后症减，效不更方，继续上法调治。

2020 年 5 月 4 日三诊：患者欣喜告知，服药后全身舒服，大便每日 2 次，且顺畅痛快，睡眠障碍、颈部发紧也明显改善。舌脉同前。应患者要求，再予原方 5 剂以求巩固。

临证思路与心悟： 从患者的反馈来看，当时的诊治思路是正确的。年过七七或者八八者，肾阳不足必然存在，如果出现大便难解，需要考虑到此因素，灵活选用济川煎治疗。

2020 年 5 月 23 日患者主动联系，告知大便恢复正常，每日 1～2 次。

不孕调经为首选，肝脾冲任肾为先

治疗月经不调合并不孕患者，笔者遵姚氏妇科以阴阳气血为整体，以气化原理为辨证线索及重视肝脾冲任等思想，常常选用逍遥散、姚氏新加五子汤、四物五子汤、姚氏资生丸等治疗，以求调经助孕。

李某，女，26岁，教师，重庆市垫江县人。2019年7月2日首诊。

主诉：月经排出不畅1年，要求孕前调理。患者既往月经周期规律，排出通畅，1年前月经无诱因出现排出不畅，时而量多，排出血块，时而量少，排出少量暗红色血液。现已生育1胎，备孕1年未孕，曾行输卵管造影提示输卵管通而欠畅，要求一起调治。查舌质淡，苔薄白，脉弦滑细。

中医诊断：月经不调，不孕。辨证：肝脾不和，疏泄不利。治法：疏肝健脾，益气养血。主方：逍遥散合四逆散、当归补血汤。

处方：柴胡 18g，白术 18g，白芍 18g，茯苓 18g，当归 15g，黄芪 30g，甘草 6g，川芎 12g，香附 15g，续断 15g，桑寄生 18g，枳壳 12g，淫羊藿 15g。3 剂，水煎服。

临证思路与心悟：月经排出不畅，与肝的关系密切，而脾胃为后天之本、气血生化之源，故需要肝脾共调。选用逍遥散疏肝健脾，四逆散舒调气机，当归补血汤益气养血；加川芎、香附行气活血，续断、桑寄生补肝肾、益冲任，淫羊藿补肝肾。

2019 年 8 月 7 日二诊：月经 8 月 3 日来潮，量少色淡，自觉无不适，尤以月经来潮前乳房胀痛等症状消失最突出。舌质淡，苔薄白，脉弦滑细。

主方：逍遥散合当归补血汤、四物汤。

处方：柴胡 18g，白术 18g，白芍 18g，茯苓 18g，黄芪 30g，当归 15g，甘草 6g，薄荷 12g，续断 15g，桑寄生 18g，川芎 10g，生地黄 18g，山楂 18g，益母草 15g，白茅根 30g。3 剂，水煎服。

临证思路与心悟：月经量少色淡，提示血虚，故于前方合用四物汤养血活血。

2019 年 9 月 4 日三诊：一切安好，要求月经前调理巩固。

主方：逍遥散合当归补血汤、四物汤。

处方：柴胡 18g，白术 18g，白芍 18g，茯苓 18g，黄芪 30g，当归 15g，甘草 6g，薄荷 12g，续断 15g，桑寄生 18g，川芎 10g，生地黄 18g，山楂 18g，益母草 15g，白茅根 30g。3 剂，水煎服。

临证思路与心悟： 患者无任何不适，要求继续调理，继用前方以巩固。

2020 年 8 月 6 日随访，患者按医嘱间断服用三诊方共计 26 剂，现已怀孕 5 个月。

月经量少虚与实，把握病机是关键

中医学认为，月经过少的常见病因为肾虚、血虚、血瘀及痰湿，其病位主要在冲任，以冲任血海亏虚、冲任壅塞、血行不畅为主要病机。《景岳全书》记载：经血为水谷之精气，和调于五脏，洒陈于六腑，乃能入于脉也。凡其源源而来，生化于脾，总统于心，收藏于肝，宣布于肺，施泄于肾，以灌溉一身，在男子则化而为精，妇人则上为乳汁，下归血海而为经血。但使精气无损，情志调和，饮食得宜，则阳生阴长，而百脉充实，月经自调。笔者思其意，并遵姚氏医派之旨要，准确把握病机，选用归肾丸、姚氏新加五子汤等组方灵活运用，收效明显。

胡某，女，25岁，职员，重庆市垫江县人。2020年7月9日首诊。

主诉：月经量少半年。患者素来性格急躁，既往月经规律，结婚后连续生产2子，出现月经量少，开始未重视，后逐月减少，末次月经（LMP）6月29日。刻诊：月经量少，血块多，月经前腰酸胀。眼睛干涩，头晕，寐可，纳食可，二便正常，白带少，阴道干涩。舌质淡，舌苔薄白，脉弦细。

中医诊断：月经过少。辨证：肝郁脾虚，冲任失养。治法：调肝健脾，温养冲任。主方：逍遥四物汤合当归补血汤、姚氏新加五子汤。

处方：柴胡18g，炒白术18g，白芍18g，茯苓18g，当归12g，黄芪30g，炙甘草3g，熟地黄15g，川芎9g，菟丝子30g，覆盆子18g，车前子15g，女贞子18g，茺蔚子18g，淫羊藿30g，续断15g，桑寄生18g。5剂，水煎服。

临证思路与心悟：患者产后出现月经量少半年，遵姚氏妇科流派理论，从肝脾冲任入手，结合辨证，选用逍遥散疏肝健脾，四物汤养血活血，当归补血汤益气养血，姚氏新加五子汤补肝肾，调冲任；加续断、桑寄生补肝肾，淫羊藿补肾阳。

2020年8月16日二诊：服药后月经量明显增多，而且睡眠也明显改善，眼睛及阴道干涩仍然存在，因工作原因，未能坚持服药，现要求继续调治，余症同前。

继用上方15剂，水煎服，经期停服。

临证思路与心悟：服药后月经量明显增多，且睡眠也明显改善，处方中并没有安神类药物，考虑为血不养心，心神失养，而用四物汤养血活血后，心血充盛，睡眠自安。

2021年3月21日患者主动联系，告知连续服药近3个月，现已痊愈，并介绍其好友前来就诊。

流产术后气血虚，益气养血佐疏调

流产术后，患者大多存在气血不足，如果从远期来看，相当一部分患者还有冲任损伤的征象，出现月经量少，甚至闭经等，有的患者还会出现术后身痛等，故而积极进行中医药调理就显得尤其重要。笔者基于气血不足的基本病机，常选用以八珍汤为主治疗，多能取效。如有术后身痛，常常合入黄芪桂枝五物汤或者选用沈宝藩老中医的补虚除痹汤（黄芪15g，桂枝10g，白芍10g，熟地黄10g，当归13g，秦艽10g，威灵仙10g，防风10g，桑枝13g，川续断10g，牛膝10g）治疗。

田某，女，30岁，中药师，重庆市垫江县人。2020年10月14日首诊。

主诉：流产术后5天，自觉头晕。患者孕5产2，流产3。5天前行流产手术，术后休息为主，但是仍出现活动后头晕，说话费力，感觉提气无力，腰痛，寐差多梦，恶露不多为淡红色。舌质淡，舌苔白腻，脉细。

中医诊断：小产后头昏。辨证：气血不足，血不养脑。治法：益气养血，温养子宫。主方：生脉散合八珍汤合生化汤。

处方：太子参 30g，麦冬 18g，五味子 6g，黄芪 30g，白术 18g，茯苓 18g，陈皮 12g，当归 12g，熟地黄 15g，川芎 9g，白芍 18g，续断 15g，桑寄生 18g，合欢皮 30g，炮姜 10g，益母草 18g，炙甘草 6g，桃仁 8g。3 剂，水煎服。

临证思路与心悟：患者孕 5 产 2，本次又流产，必定冲任损伤，气血不足，血不养脑，故而头晕；气虚不荣，故而活动后加重。治法以益气、养血、暖宫并施，选用生脉散益气养阴，八珍汤益气养血，生化汤活血化瘀；加续断、桑寄生补肝肾，合欢皮养血安神，益母草加强生化汤活血之功。

2020 年 10 月 18 日二诊：服药后精神状态改善，头昏缓解，腰痛消失，能睡着，但是多梦，恶露少许色淡。患者已经上班，嘱其注意休息，少动。舌质淡，舌苔白腻，脉细。

主方：八珍汤合当归补血汤、生脉散。

处方：太子参 30g，麦冬 18g，五味子 6g，黄芪 30g，白术 18g，茯苓 12g，陈皮 12g，当归 10g，熟地黄 15g，川芎 9g，白芍 18g，续断 15g，桑寄生 18g，合欢皮 30g，仙鹤草 30g，珍珠母 30g，炒麦芽 18g。3 剂，水煎服。

临证思路与心悟：用药后症状改善，提示前面的辨治思路是正确的，继续在原来基础上调整。患者虽多梦，但是安神药如龙骨、牡蛎类有收涩之性，不适合应用，所以加合欢皮、珍珠母。因恶露量少色淡，故加仙鹤草益气扶正。

2020年10月24日三诊：药后症状消失八九，恶露完全消失，唯劳累后自觉头晕眼花。

主方：八珍汤合当归补血汤、生脉散。

处方：太子参30g，麦冬18g，五味子6g，黄芪30g，白术18g，茯苓12g，陈皮12g，当归10g，熟地黄15g，川芎9g，白芍18g，续断15g，桑寄生18g，合欢皮30g，仙鹤草30g，珍珠母30g，炒麦芽18g，钩藤30g，茺蔚子18g。3剂，水煎服。

临证思路与心悟：劳累后出现头晕，考虑还是气血未复所致，继用前方，加钩藤祛风止晕，茺蔚子养肝肾明目。

跋

余览罢全书，欣慰而慨然！喜姚氏医派又添新卒，师承延绵，人才济聚！慨中医药学，博大精深，理奥方繁，玄脉幽微，变化无穷，非勤于学习又善于习研者，难以窥其真要，登堂入室！

廖成荣同志正是跋涉于中医药传承路上的青年才俊之一！

他习医十余年，辛勤以求，孜孜不倦，笔耕不息。从识症、辨脉、跟师抄方、病例搜集等基础而枯燥的细节着手，再到临证体验，习处方药，反复着实践、理论、再实践、再理论的循环往复，十年一剑，总结写就了《十年扎实中医路》一书，同时为多位名老中医协助整理出数十篇学术论文及专著，练就了较为过硬的中医传承基本功！

因于对名方"逍遥散"的习研与探索，成荣君于中国知网搜寻论著时，得知了"擅用逍遥"的姚派踪迹，有心结识，学习求道，然几经冷遇与周折，难遂其愿，却仍初心不改，执着寻呼。功夫不负有心之人，最终我们有缘相识，结成师徒之谊！

成荣君不远路途之艰辛，携妻专程来昆行拜师礼，其心也诚，其志愈坚！

本书正是作者入门以来，拜师访贤，不断习研、探索、揣摩姚氏医派学术思想及经验，又临床跟师，并携手其他门人、医助搜集、整理第一手临床资料，循症痕迹，再结合自身学识经验而写就的一本青年中年的师承心旅之作。

本书既是对自身习研姚氏医派学术的感悟与思索，更在此基础之上，不宥于一门，博采众长，将自身在临床实践和跟随全国其他名老中医的见识、心悟乃至一方一药之效能与运用心得一一记述，融会贯通，以达增进学识水平之目的。昔日程门雪拜师十余，始成一方名医，博学谆行，假以时日，流水不争先，功到自然成，成荣君之执着，值得效仿、借鉴！

目下，中医药学术发展正承国运盛世而迅猛前行，中医学术流派的传承创新更是提升到了国家级的层面而被高度重视。姚氏中医学术流派不仅在学术思想及学术观点上有鲜明独到之处，而且有大量的专病专药作为临床支撑，是理、法、方、药体系完备，且历史悠久的中医学术流派，值得进一步挖掘、整理、传承、创新。其姚氏妇科流派继成为首批国家中医药管理局重点建设项目后，现又被选定为第二批全国十大妇科学术流派而进一步开展全方位的建设工作。亟待后辈弟子及传人们努力进取，孜孜不倦，脚踏实地，更上一层楼！将姚氏医学流派发扬光大，名耀医林！

姚济白

2021 年仲春于云南昆明